新生児・幼小児の耳音響放射とABR

新生児聴覚スクリーニング，精密聴力検査，
小児聴覚医学，小児神経学への応用

[編集] 加我 君孝
東京大学名誉教授
東京医療センター・感覚器センター名誉センター長
国際医療福祉大学教授

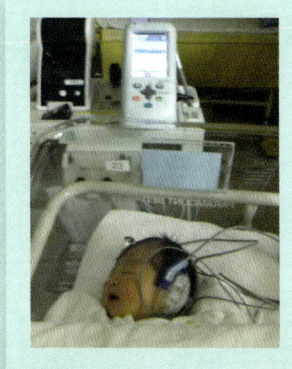
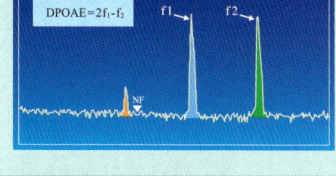
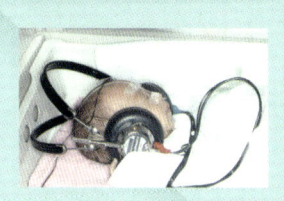
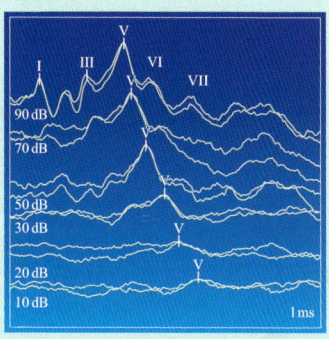

診断と治療社

口絵カラー

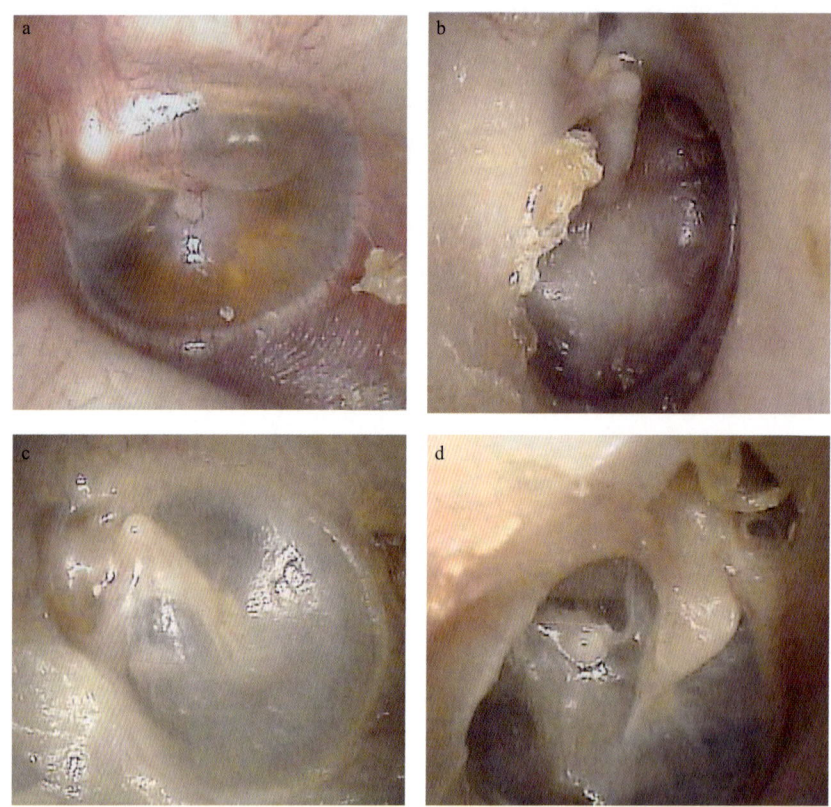

口絵カラー 1　滲出性中耳炎の鼓膜所見(p. 82)
a. 黄色の液体の貯留を認める，b. 全体的な陥没を認める，c. 上鼓室に黄色の液体の貯留を認める，d. 上鼓室にポケットの形成を認める

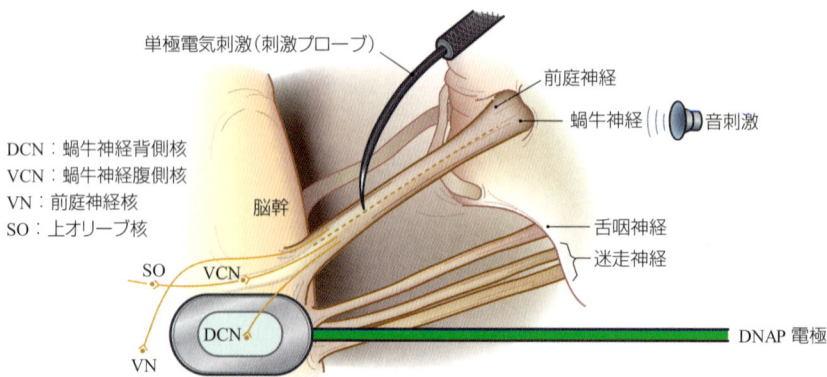

口絵カラー 2　DCN の位置と DNAP 電極の設置部位(p. 145)

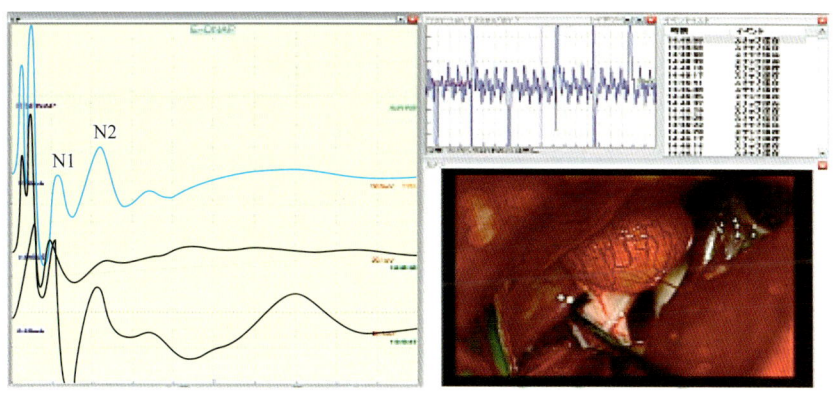

口絵カラー 3　腫瘍摘出前の小脳橋角部での蝸牛神経マッピング(p. 148)

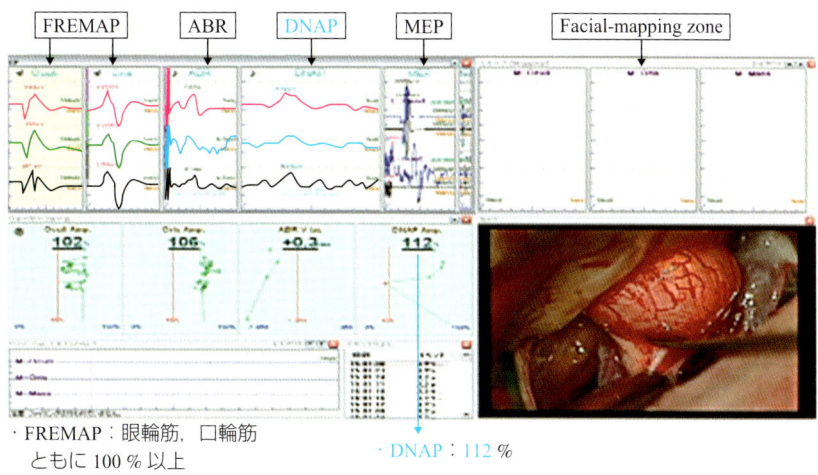

口絵カラー 4　腫瘍摘出開始時のモニタリング画面(p. 148)

ABR，DNAP ともに計測開始時の波形が一番上に表示されている（赤線）．その下の波形（青線）が現在のモニタリング結果である．

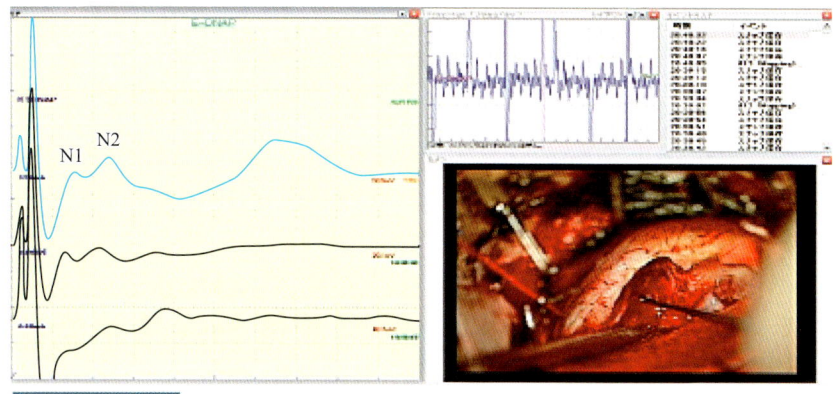

口絵カラー 5　腫瘍摘出後の内耳道内での蝸牛神経マッピング(p. 149)

序　文

　新生児聴覚スクリーニングが2001年より全国的に産科や新生児科で実施されるようになり，難聴疑いの"refer"という判定がされると，次のステップとして精密聴力検査に聴覚の専門医のいる耳鼻咽喉科に紹介されるようになりました．ここに至るまでに新生児聴覚スクリーニングでは自動聴性脳幹反応（AABR：automated auditory brainstem response），耳音響放射（OAE：otoacoustic emission）検査が行われます．

　精密聴力検査ではクリック刺激によるABR，ティンパノメトリー，歪成分耳音響放射，聴性定常反応（ASSR：auditory steady-state response）という各種の他覚的聴力検査と同時に，聴性行動反応聴力検査（BOA：behavioral observation audiometry），少し成長が進むと条件詮索反応聴力検査（COR：conditioned orientation response audiometry）を行います．これだけでも多種類の聴覚検査になりますが，それぞれによい点と問題点があり，それを理解していないと過大あるいは過小な診断につながりかねません．

　新生児聴覚スクリーニングがはじまって以来，耳鼻咽喉科医はもとより産科医，新生児科医，小児科医，言語聴覚士が難聴児の問題にかかわりを多くもつことが増え，聴覚が専門であってもなくても検査の原理や限界について理解が必要になっています．

　本書は，このような現実を考慮し，各検査法についてわかりやすく解説し，実践的ですぐに役立つテキストとなるように企画しました．さらに，この問題の周辺の聴神経腫瘍，神経疾患，中枢聴覚伝導の障害も取り上げました．また，新生児・幼小児，小児の末梢から中枢の聴覚障害を取り上げ，聴覚障害の全体像もわかりやすく工夫しました．

　本書の刊行にあたっては診断と治療社編集部の柿澤美帆さんに初めから最後まで御協力いただいたことに感謝申し上げます．

2012年9月

東京大学名誉教授
東京医療センター・感覚器センター名誉センター長
国際医療福祉大学教授

加我君孝

Contents

新生児・幼小児の耳音響放射と ABR
新生児聴覚スクリーニング，精密聴力検査，
小児聴覚医学，小児神経学への応用

口絵カラー	ii
序文 ………………………………………………………………… 加我君孝	v
執筆者一覧	viii

第Ⅰ部　基本的事項

1　先天性難聴児 ……………………………………………………………… 2
　1) 早期発見の歴史的発展 …………………………………………… 加我君孝　2
　2) どのようなときに疑うか ………………………………………… 加我君孝　6

2　検査の目的と原理，検査の実際 ……………………………………… 8
　1) ティンパノメトリー ……………………………………………… 竹腰英樹　8
　2) 耳音響放射(TEOAE，DPOAE，SOAE) ………………………… 中川雅文　12
　3) アブミ骨筋反射 …………………………………………………… 神崎　晶　20
　4) 蝸電図 ……………………………………………………………… 千原康裕　24
　5) ABR　①気導 ABR ………………………………………………… 加我君孝　29
　　　　　②骨導 ABR ………………………………………………… 坂田英明　35
　　　　　③EABR(電気刺激聴性脳幹反応) ……………………… 加我君孝　38
　6) チャープ ABR ……………………………………… 増田　毅，加我君孝　41
　7) AABR(自動聴性脳幹反応) ……………………………………… 新正由紀子　45
　8) ASSR(聴性定常反応) …………………………………………… 伊藤　吏　49
　9) VEMP(前庭誘発筋電位) ………………………………………… 金　玉蓮　56
　10) 事象関連電位(mismatch negativity，P300) ………… 加我牧子，軍司敦子　62
　11) 乳幼児・小児の各種誘発電位を正確に記録するための注意点 … 中村雅子　67
　12) 聴覚行動発達と聴性行動反応聴力検査 ……………………… 進藤美津子　73

第Ⅱ部　臨床応用

1. 中耳疾患 ...... 中原はるか　80

2. 内耳疾患（感音難聴） 86
   1) ABR と COR の関係 ...... 安達のどか　86
   2) ABR，ASSR とオージオグラム ...... 坂田英明，浅沼　聡　93
   3) 内耳奇形と人工内耳手術 ...... 南　修司郎　100
   4) 脳性麻痺 ...... 力武正浩，加我君孝　106
   5) 染色体異常 ...... 守本倫子　112
   6) Usher 症候群 ...... 岩崎　聡，吉村豪兼　118
   7) 盲聾児と髄膜炎 ...... 新正由紀子，加我君孝　123

3. 蝸牛神経疾患 127
   1) Auditory Neuropathy と Auditory Neuropathy Spectrum Disorder ...... 加我君孝　127
   2) 蝸牛神経低形成 ...... 浅沼　聡　132
   3) 聴神経腫瘍 ...... 井上泰宏　139
   4) 聴神経腫瘍の術中モニタリング ...... 宮崎日出海　144

4. 中枢神経系の障害 150
   1) 脳幹障害 ...... 加我君孝　150
   2) 先天性大脳白質形成不全症 ...... 田中　学　154
   3) 先天性代謝異常 ...... 加我牧子　157
   4) Landau-Kleffner 症候群 ...... 加我牧子　163
   5) 聴覚失認 ...... 加我君孝　166

索引 169

執筆者一覧

■ 編集
加我君孝	東京大学名誉教授
	東京医療センター・感覚器センター名誉センター長
	国際医療福祉大学教授

■ 分担執筆(50音順，肩書略)

浅沼　聡	埼玉県立小児医療センター耳鼻咽喉科
安達のどか	埼玉県立小児医療センター耳鼻咽喉科
伊藤　吏	山形大学医学部耳鼻咽喉・頭頸部外科
井上泰宏	慶應義塾大学医学部耳鼻咽喉科
岩崎　聡	信州大学附属病院人工聴覚器学講座
加我君孝	東京医療センター・感覚器センター
	国際医療福祉大学三田病院耳鼻咽喉科
加我牧子	国立精神・神経医療研究センター精神保健研究所
神崎　晶	慶應義塾大学医学部耳鼻咽喉科
金　玉蓮	中国　延辺大学附属医院耳鼻咽喉科
軍司敦子	国立精神・神経医療研究センター精神保健研究所知的障害研究部
坂田英明	目白大学クリニック
新正由紀子	東京医療センター・感覚器センター
進藤美津子	上智大学言語聴覚研究センター
竹腰英樹	国際医療福祉大学三田病院耳鼻咽喉科
田中　学	埼玉県立小児医療センター神経科
千原康裕	シドニー大学耳鼻咽喉科
中川雅文	国際医療福祉大学病院耳鼻咽喉科
中原はるか	帝京大学医学部附属溝口病院耳鼻咽喉科
中村雅子	国際医療福祉大学三田病院耳鼻咽喉科
増田　毅	日本大学医学部耳鼻咽喉・頭頸部外科学分野
南　修司郎	東京医療センター・感覚器センター
宮崎日出海	コペンハーゲン大学耳鼻咽喉科・頭頸部外科
守本倫子	国立成育医療研究センター感覚器・形態外科部耳鼻咽喉科
吉村豪兼	信州大学医学部耳鼻咽喉科
力武正浩	東京慈恵会医科大学耳鼻咽喉科

第 I 部
基本的事項

1. 先天性難聴児

1）早期発見の歴史的発展

［東京医療センター・感覚器センター，国際医療福祉大学三田病院耳鼻咽喉科］加我君孝

　わが国の聴覚検診の歴史は古く，半世紀の歴史があり，保健所の乳幼児健診の一部に含まれている．難聴に関するアンケート法を用い，仮死，新生児黄疸，奇形などの有無をチェックし，疑いのある場合，精密聴力検査のため耳鼻咽喉科専門医に紹介される．3歳児聴覚検診はおもに滲出性中耳炎発見のために行われる．アメリカでは自動聴性脳幹反応（automated auditory brainstem response：AABR）による新生児期にチェックする方法が発展した．

　アメリカでの事情は，①出産での入院は1泊2日程度に限られている，②わが国の保健所のような小児保健の監視機構がないため，乳幼児の難聴をチェックして早期発見をするには新生児期に行うほかない，③オージオロジストという難聴児の評価，補聴器の適応，聴覚リハビリテーションの専門職があり，一度発見されると充実したアフターケアが可能なシステムがある．このような社会的条件の違いのほかに，コロラド大学のあるデンバーに，Marion Downs教授という1960年代より難聴児の早期発見・早期教育の運動を行ってきた指導者がいたことも大きな原動力であった[1]．わが国では同じ頃，岡山と東京で同様の運動があった．21世紀になって普及した新生児聴覚スクリーニングは，アメリカよりIT（information technology）を用いた方法で始まり，世界に普及した．

A 聴覚検診の他覚的診断方法

1 ABR（auditory brainstem response：聴性脳幹反応）

　新生児の難聴を正確に判定できるようになったのは，1970年にJewettにより聴性脳幹反応（ABR）が発見されてからのことで，難聴の疑われる乳幼児・小児はABR検査で診断されてきた．ABRは衝撃音のクリックを1,000〜2,000回音刺激として与え，両耳後部と頭頂部に貼った3つの電極から脳幹の誘発電位を記録する．正常であれば脳幹の聴覚伝導路に起源をもつ7つの波が出現する．5番目の波が閾値付近まで出現するので指標とする（図1）．このABR検査は被験者を眠らせて行うため，検査の終了までに約60分が必要である．また，聴覚の仕組みや検査装置の理解ができ，かつ結果を判定できるような検査技師あるいは医師が必要である．

　ハーバード大学耳鼻科のThorton博士は，誰でも検査機器の扱い方を覚えれば難聴の有無をチェックできるAABRのアルゴリズムを考え，それをアメリカのNatus社が製品化した．ABRが10 dBステップで厳密に調べるのに対し，第1段階では35 dBで反応の有無をチェックし，それで不合格であると第2段階で40 dBと70 dBの両方でチェックをするだけの簡単な自動判定装置である．これはアメリカでは10年前からよく研究されており，精度が高いことが証明されている[2]．

2 OAE（otoacoustic emission：耳音響放射）

　耳に音を与えると内耳の外有毛細胞が収縮し，それに伴って音が生じ外耳道へ伝わる．まるで

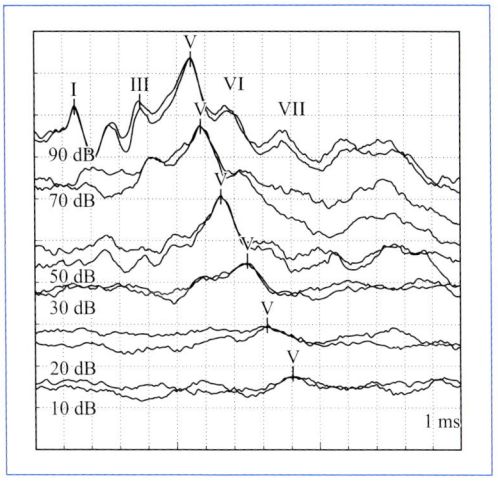

図1 ABR
正常児ではⅤ波は90〜10 dBまで確認できる

山に行って「ヤッホー」というと「ヤッホー」とこだまとして戻ってくるのに似ているのでエコーともいうが，正式には耳音響放射(OAE)という．OAEはクリック音だけでも出る．これをTransient OAE(TOAE)という．一方，f_1, f_2という周波数の異なる音を与えると，$2f_1-f_2$という差音が生じる．これをDistortion Product OAE(DPOAE)という．この検査装置は英国のKempが1980年代に開発した．現在では市販され新生児でも出現するので新生児聴覚スクリーニングとして使われるようになった[1〜3]．ただし，OAEは中耳に滲出液がたまり軽度の伝音難聴があると出現しなくなる．新生児では中耳に病変が多く，偽陽性(false positive)が多いのが欠点である．そのために正常例を多く取り込む問題があるが，5〜10分で簡単に検査できる利点は大きい．

B 聴覚検診の問題点と意義

アメリカでは1998年にDownsの弟子で日系のYoshinaga Itano[4]が，「新生児期に難聴を発見し，生後6か月までに補聴器をフィッティングして聴能学習を始めると，その難聴が重度であれ軽度であれ，3歳になるとふつうの子どもの90％の言語力を身につける」という論文を発表した．その結果，新生児聴覚スクリーニングが認識されるようになり，当時のクリントン大統領が国として支援する署名をしたこともあり，アメリカでは，現在ではほとんどの州で実施が義務化されるに至った．

わが国では難聴児の早期発見は保健所の3〜4か月健診に重点をおき，アンケートで疑わしい症例は大学病院で検査するか，あるいは6か月，9か月，1歳，1歳半，2歳，3歳健診で再チェックしてから精査を依頼する仕組みになっている．この方式では真の難聴が0〜3か月で発見されることはまれで，1〜3歳で初めて発見されることが多かった．わが国でも厚生労働省のモデル事業として，平成12年(2000年)度より手あげ方式で新生児聴覚スクリーニングをはじめることになった[5〜7]．その結果，早期に発見され，補聴器装用下に聴能訓練がはじまる難聴乳幼児が増加の一途を辿っている．しかしスクリーニングを経ずに1〜2歳で発見される場合が約40％あり，そのため補聴下の療育の開始年齢が遅い例がいまだあり，両極端となっている(図2)．このような背景で，わが国の新生児聴覚スクリーニングの実施率は約60％である．

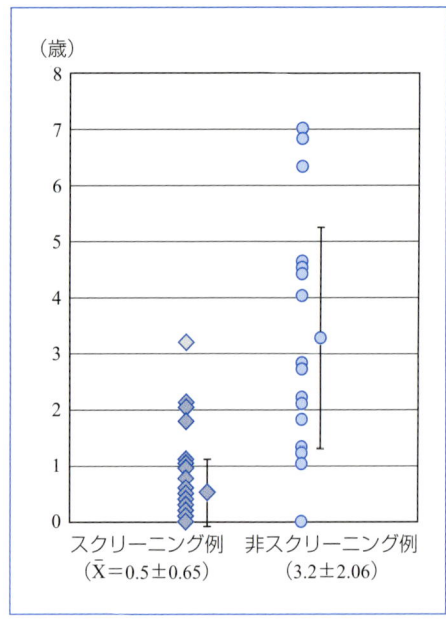

図2 新生児聴覚スクリーニングの有無と初診時年齢
難聴を疑われ紹介を受け，精密聴力検査で難聴が確定した例はスクリーニング例では約5か月，スクリーニングを経ない例では平均1～2歳で受診することが多い

　わが国では，AABRの輸入業者が厚生労働省を訪ね，新生児聴覚スクリーニングの意義をPRしたことがきっかけで班会議が編成された．班会議ではこのAABRを用いて約2万人の新生児聴覚スクリーニングを行い，意義のあることを報告した．しかしすでに海外では実施されていることを考慮し，直ちにわが国にも導入すべく，厚生労働省が手あげ方式でモデル事業をスタートさせるに至った．アメリカでは耳鼻科，小児科，オージオロジスト，教育者などからなる合同会議が編成されて20年以上ボトムアップで取り組んで努力してきたのと全く異なる．5年間の手あげ方式の終了後に厚生労働省が現在は地方に任せたことが問題を複雑にしている[7]．

C　新生児聴覚スクリーニングの費用

　アメリカと比較すると，①わが国の出産のための入院期間は約1週間であるため，スクリーニングはその間，繰り返し可能，②保健所があるので3～4か月健診までにスクリーニング検査が間に合う（0か月から3～4か月の間にどこで行うのが最も効率的か，それぞれの地域で検討する必要がある），③わが国のスクリーニングはおもに産科で行われており，産科の看護師が検査している場合が多いので，聴覚についての知識は不十分である．④スクリーニングの方式は，現在ではAABRとスクリーニング用のOAEの2種類があり，わが国での販売価格は前者のAABRは約400万円（通常のABRも約400万円する），ポータブル型でも200万円以上と高価で，アメリカにおける価格の2倍以上である．しかも，使い捨ての電極とイヤホンがセットになったイヤパットは約3,000円で，アメリカの3倍である．このように価格が高いのは，輸入品の流通機関が複雑なためである．わが国でももっとコンパクトで低価格なものの開発が望まれる．後者のOAEのほうは200～300万円であり，これも海外の2倍の価格である．このように高価では普及が妨げられる．産科では自費扱いで希望者には1人当たり5,000～10,000円請求している[1,2]．スクリーニングの要再検査（refer）のために精密聴力検査を目的に耳鼻咽喉科専門医に紹介されると，徹底的に難聴の有無，程度，性質などを調べる．①行動反応聴力検査450点，②ABR 670点，③DPOAE，TOAE 300点，④ティンパノメトリーが340点，である．他に内耳奇

形が疑われる場合，側頭骨のCT，MRIを撮り画像診断を行う．難聴が確定すると，身体障害者診断書と補聴器意見交付書を発行する．

D 精密聴力検査機関での対応

　スクリーニング直後，産科や新生児科で「耳が聞こえていません」と言われた新生児の両親は，耳鼻科の幼小児難聴の専門医へ紹介され受診する[8]．思いがけない説明に衝撃を受け，ノイローゼやうつ病のような状態で乳児を連れて受診する母親が少なくない．この説明は「何も聞こえていない」ととれるため，両親が希望を失いかねないので，厳に慎まなければいけない．スクリーニングでふるいにかけられた新生児は，軽～重度難聴まで幅広く含まれ，どの程度であるか不明である．むしろ「少し聞こえに問題がある可能性が否定できないので，専門の先生に耳のほうをよく調べてもらいましょう．専門の先生を紹介します」のような表現のほうがよい．その後は聴覚の専門医がよく調べ，70 dB以上の難聴と診断されれば身体障害者手帳の発行をし，補聴器を交付し聴能学習あるいは聴能訓練のための適切な難聴幼児通園施設や教育機関へ紹介する．

　聴覚スクリーニングの対象となるのは，現在，全国の新生児の60％程度と見込まれる．ホームページに「生後6か月までに発見して補聴をし，教育する必要がある」と書いてあることが多いため，6か月以後に発見され，耳鼻科の幼小児難聴の専門医の前で，「もう手遅れでしょうか」と尋ねる母親が少なくない．しかし，決して遅すぎることはない．ただし発見が2歳以降では言語習得での教育に時間がかかる．わが国では言語聴覚士は制度化されている．しかしオージオロジストの育成や，耳鼻咽喉科医の講習，乳幼児の聴覚学習聴能訓練の機関の整備などが必要であるが，現状はどれも不完全のままである[9]．

　例外として両親聾の場合，難聴のハイリスク例として新生児のうちに検査を受けることが多い．難聴が発見されてもショックを受けることはなく，両親と同じ聾の世界の新しい仲間が加わったとみなされる[10]．

文献
1) 加我君孝（編）：新生児聴覚スクリーニング—早期発見・早期教育のすべて．金原出版，2005
2) Marsh R：小児耳鼻咽喉科 2002；23：1-8
3) Akram P, Kaga K, et al.：Int J Pediatr Otorhinolaryngol 2002；64：217-223
4) Yoshinaga-Itano C, et al.：Pediatrics 1998；102：1161-1171
5) 加我君孝：小児科 2001；42：1807-1820
6) 加我君孝：耳鼻咽喉科展望 2003；46：268-278
7) 加我君孝：小児耳鼻咽喉科 2003；24：27-33
8) 新正由紀子，加我君孝：Otology Japan 2002；12：568-574
9) 加我君孝：チャイルドヘルス 2010；13：337-340
10) 坂井有紀，加我君孝ほか：Otology Japan 2005；15：234-237

1. 先天性難聴児

2）どのようなときに疑うか

[東京医療センター・感覚器センター，国際医療福祉大学三田病院耳鼻咽喉科] 加我君孝

A 新生児で疑うときはどのような場合か．喃語があれば難聴はないか．

1 音による反射から音の条件付きの成立

新生児期の音に対する反応は，反射で生じる．音刺激で生じる目を閉じる眼瞼反射，泣き出す驚愕反射，Moro 反射などがある．反射の機序は，音刺激によって刺激されると脳管網様体を介して顔面神経や錐体路に伝わって生じる（図1）．生後数か月を過ぎると大脳レベルの条件付けが可能になる．たとえば視覚刺激と音刺激を同時に与えて練習すると音刺激だけで，視覚刺激の人形のある方向を見る条件付けが成立する．音刺激を少しずつ小さくして，最後に反応のあったところを閾値とする．伝声管による反応の観察は，多忙な外来で便利である（図2）．わが国で開発された条件詮索反応聴力検査（conditioned orientation response audiometry：COR）や海外で開発された visual reinforcement audiometry がこれにあてはまる（図3）．これらの反応は脳に障害があると反応が低下する．

以上の検査は両耳の検査であるが，1歳半を過ぎるとインサートイヤホンを使うことで片耳ずつの検査が可能となる．

2 正常児の場合

正常新生児の場合は，たとえ難聴があってもなくても見かけ上から疑うのはむずかしい．この

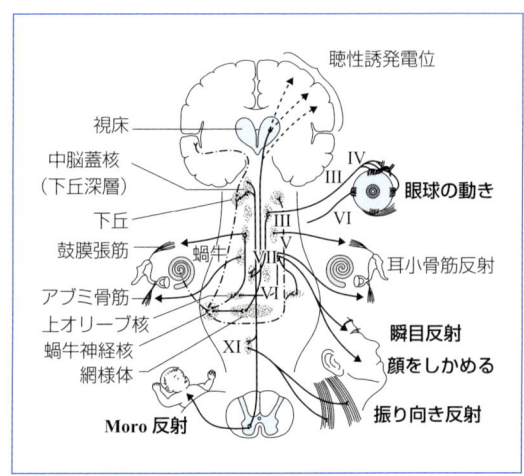

図1　音による驚愕反射の神経回路

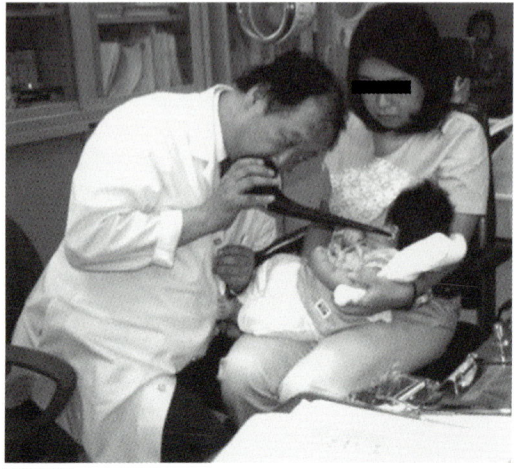

図2　伝声管（俗称，ベートーベンの補聴器）による反応の観察

時期の喃語は叫声期とも原始的喃語ともいい，難聴の有無にかかわらず出現する．そのために他覚的検査法である自動聴性脳幹反応（AABR）や耳音響放射（OAE）を使用して新生児聴覚スクリーニングを行う．小児科医の中には喃語があるので難聴はないと伝えることがあるがそれは正しくはない．なぜなら，難聴児にも喃語があるからである．正常例であっても生後3か月前後は見かけ上，音に対して鈍感な印象を受ける乳児が少なくない．そのため，母親や他の家族が難聴を疑って受診することが多い．

3 ハイリスクファクターを認める場合

アメリカの小児科と小児耳鼻咽喉科の合同委員会は1982年と1994年，2000年と2007年に**表1**に示すような周産期難聴のハイリスクファクターを提唱してきた．その後の周産期医療と小児の難聴医学および分子遺伝学の進歩から，筆者らは厚生労働省の難治性疾患克服研究事業の支援を受けて，majorとminorに分けてその有用性を検討している（**表2**）．脳の発達障害を合併すると喃語は乏しくなる．このような症例では，見かけ上，音に対する反応が乏しくとも聴性脳幹反応（ABR）は正常で難聴はないことがわかる．

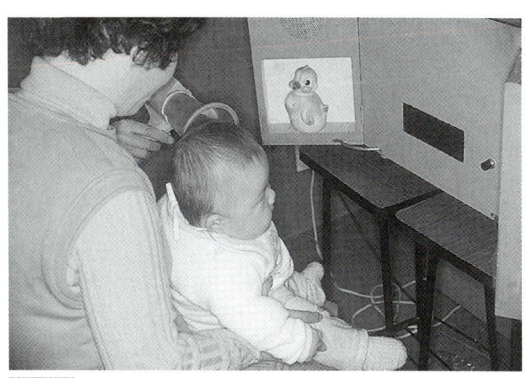

図3 条件詮索反応聴力検査（COR）

表1 ハイリスクファクター（米国）
① 家族性難聴
② 胎内感染
③ 頭蓋顔面奇形
④ 生下時体重1,500 g以下の低出生体重児
⑤ 交換輸血の必要な高ビリルビン血症
⑥ 聴器毒性薬物の使用
⑦ 細菌性髄膜炎
⑧ Apgarスコアの低値
⑨ 機械的人工換気
⑩ 伝音難聴・感音難聴をきたす症候群

（米国の小児科・小児耳鼻咽喉科合同委員会，1982，1994，2000，2007）

表2 厚生労働省難治性疾患克服研究事業「周産期の難聴のハイリスクファクターの新分類と診断・治療方針の確立」班が提唱するハイリスクファクター（2011）

I. major 6項目
  ① 超低体重児
  ② 胎内感染（CMV）
  ③ 細菌性髄膜炎
  ④ ダウン症候群
  ⑤ 奇形症候群
  ⑥ 難聴遺伝子変異

II. minor 7項目
  ① 人工換気（低酸素障害）
  ② 耳毒性薬物，筋弛緩剤
  ③ CMV以外のウイルス感染
  ④ 新生児高ビリルビン血症
  ⑤ 21トリソミー以外の染色体異常
  ⑥ 内耳奇形
  ⑦ その他の稀少な新たなハイリスクファクター

2. 検査の目的と原理，検査の実際

1）ティンパノメトリー

[国際医療福祉大学三田病院耳鼻咽喉科] 竹腰英樹

検査の目的

　伝音難聴は新生児聴覚スクリーニング異常の最も一般的な原因である．客観的な中耳評価で最もよいのはティンパノメトリーである．ティンパノメトリーは外耳道から空気圧を変化させ，鼓膜の動きを変化させることによって測定している．ティンパノメトリーの定性的，定量的解析により滲出性中耳炎や耳小骨奇形，鼓膜穿孔の診断に役立つ．

検査の原理

　スピーカー，マイクロホン，圧力ポンプの役割をもつイヤープローブを外耳道内に挿入し空気圧を変化させて，中耳のコンプライアンス（鼓膜，中耳伝音系の可動性：静的コンプライアンス）の変化を測定する（図1）．コンプライアンスは等価空気容量で表す．横軸に外耳道腔の空気圧，縦軸に等価空気容量をとり，図示したものがティンパノグラムである．ティンパノグラムには外耳道腔容積と静的コンプライアンスが含まれる（図2）．外耳道を密閉し内部の圧力を＋200 daPaにすると鼓膜が過度に押され振動できないため，探査音は中耳に伝わらず外耳道内で反射し音圧は高くなる．外耳道の圧を減少させていくと鼓膜は次第に可動性を増し，鼓膜内外の圧が等しくなると鼓膜は最も振動しやすく，探査音は中耳に伝播され反射音圧は低くなる．圧力をさらに減少していくと鼓膜は外耳道側に引っ張られるようになり−200 daPaでは振動しなくなるため，外耳道内の反射音圧は再び高くなる．鼓膜の可動が制限される±200 daPa時のコンプライアンス値が外耳道腔容積とされている．ティンパノグラムのピークコンプライアンス値から外耳道腔容積を引いたものが静的コンプライアンスである．静的コンプライアンスの正常値はおよそ0.3〜1.5 mLである[1,2]．プローブからの音を出して，密閉された外耳道内の反射音圧を測定しコンプライアンスを示している．プローブからの音は，1960年にTerkildsenがティンパノメトリーを臨床応用して以来の220 Hzまたは226 Hzが用いられることが一般的である[3]．最近では678 Hzや1,000 Hzの高周波を用いて測定できる機種もある．成人の場合，プローブ音を高音域にすると静的コンプライアンスのピークが二峰性を示してくる．生後6か月以内の乳幼児に対して滲出性中耳炎の検出率は1,000 Hzプローブ音のほうが高いことが報告されている[4]．

検査の方法

　以下の手順で検査を行う．
①外耳道に耳垢がないか検査前に調べる．

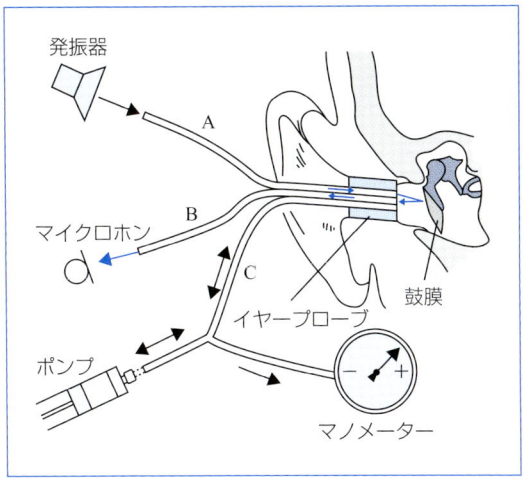

図1 ティンパノメトリー記録の解説

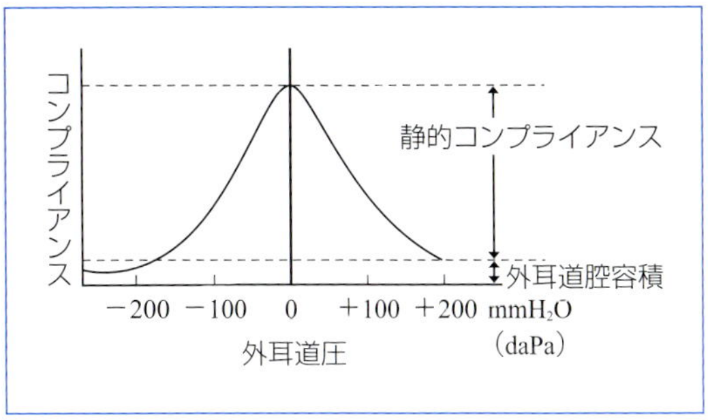

図2 正常ティンパノグラム
静的コンプライアンスはティンパノグラムのピークコンプライアンス値から外耳道に±220 daPaの加圧をしたときのコンプライアンス値を引いた値である．

②被験者に音が聞こえている間，頭部や口を動かしたり，嚥下をしたり，喋ったりしないことを説明する．
③外耳道入口部をみて適当な大きさのイヤープローブを選択し，外耳道に挿入する．
④測定を開始する．
⑤測定ができない場合は，外耳道内の圧が安定していないので，イヤープローブの位置を変えたり，プローブ自体を変えたりしてみる．

　小児の場合では，検査中に患児が動かないで安静にしていることが大切である．小児は安静を保つことが難しく，圧の変化に敏感な反応を示したり，検査音に驚いたりする．検査前に，被験者である患児と保護者に対して，短時間で行われる検査内では頭部や口を動かしたり，嚥下をしたり，喋ったりしないことを説明する．模型を使って説明するとより理解しやすい．患児を保護者の膝に座らせ，検査するのも安静を保ちやすい．最初からイヤープローブを挿入しようとすると嫌がる場合があるので，耳を触られることに慣れさせるのも効果的である．そのため，最初に耳垢の有無を診察するときに，痛みを伴ったり恐怖感を生じさせたりすると後の検査に支障をきたす．イヤープローブなしで患児が耳を触られることを嫌がらない場合は，ほとんど検査が可能である．患児の安静が保て，外耳道内の圧が安定すると自動的に検査は開始される．

検査の読み方

ティンパノグラムからは定性的な情報と定量的な情報を得ることができる．

A　ティンパノグラムの定性的評価[5]

ティンパノグラムの形から以下に分類される（図3）．
　A型：コンプライアンスの最大値が±100 daPa以内にあるもの．中耳腔の圧が正常であることを意味する．
　As型：A型でピークが低いもの．耳硬化症，鼓膜肥厚などに認められる．
　Ad型：A型でピークが高いもの．耳小骨連鎖離断や鼓膜萎縮などに認められる．

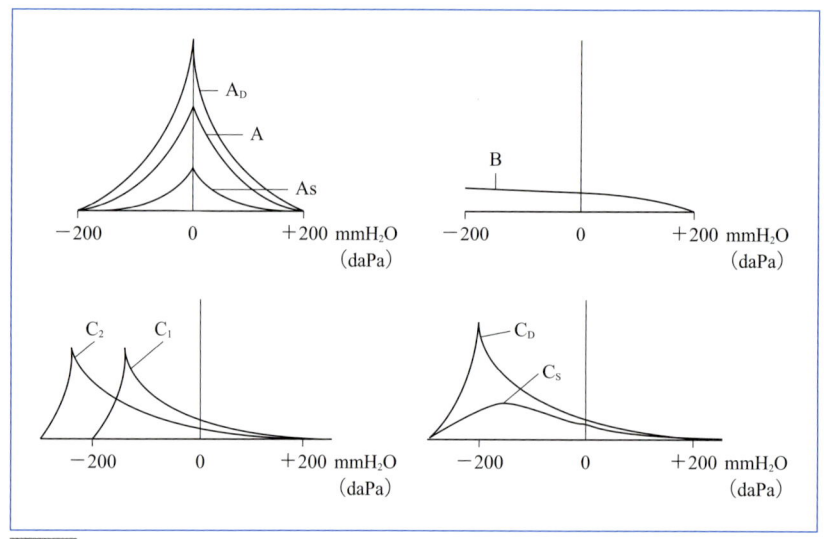

図3　ティンパノグラムの分類

B型：圧の変化でピークを認めず平坦なもの．滲出性中耳炎，鼓膜穿孔，耳垢栓塞などで認められる．

C型：コンプライアンスの最大値が－100 daPa以下に認められるもの．中耳腔の圧が大気圧より陰圧となっていることを意味する．滲出性中耳炎や耳管狭窄症などに認められる．ピークの位置，ピークの型で各二つの型に分類されている．

C1型：ピークが－100～－200 daPaにあるもの．
C2型：ピークが－200 daPa以下にあるもの．
CS型：ピークの位置が－100 daPa以下でピークが低いもの．
CD型：ピークの位置が－100 daPa以下でピークが高いもの．

実際の滲出性中耳炎の例を図4に示す．

B　ティンパノグラムの定量的評価

先述したが，ティンパノグラムには外耳道腔容積と静的コンプライアンスが含まれる．外耳道腔容積は外耳道圧が±200 daPa時のコンプライアンス値とされている．平均で0.8～1.5 cm^{3}と報告されている[2,6]．成長とともに外耳道容積が大きくなることを考えなくてはならない．7歳以下では外耳道腔容積は平均0.6 cm^3 [3,7]，6～15歳では平均0.8 cm^3 [3,2]，成人では平均1.4 cm^3 [6]と報告されている．鼓膜穿孔がある場合，外耳道腔容積は外耳道，中耳，乳突洞，乳突蜂巣の容積を含めることになる．Shanksは外耳道腔容積が2.5 cm^{3}以上の場合は鼓膜穿孔があると予測できるとしている[8]．これは，鼓膜ドレーンチューブが機能しているかを判断するのにも役立つ．年齢が1歳以下ではピークの低下や，幅広さが認められることが多く，中耳炎や貯留液との関係が示唆されている[1]．De Chicchisらはピークの上昇は6か月～5歳までに認められ，特に3歳までに大きくピークが変化することを報告している[9]．新生児の場合，226 Hzプローブ音では静的コンプライアンスのピークが二峰性となることがある．生後5～11時間の新生児では全例に認められ，生後1週間の70％，生後2週間の30～46％，生後1～2か月の24％に二峰性ピークが認められると報告されている[10]．この原因についてはまだ不明であるが，新生児の外耳道径が小

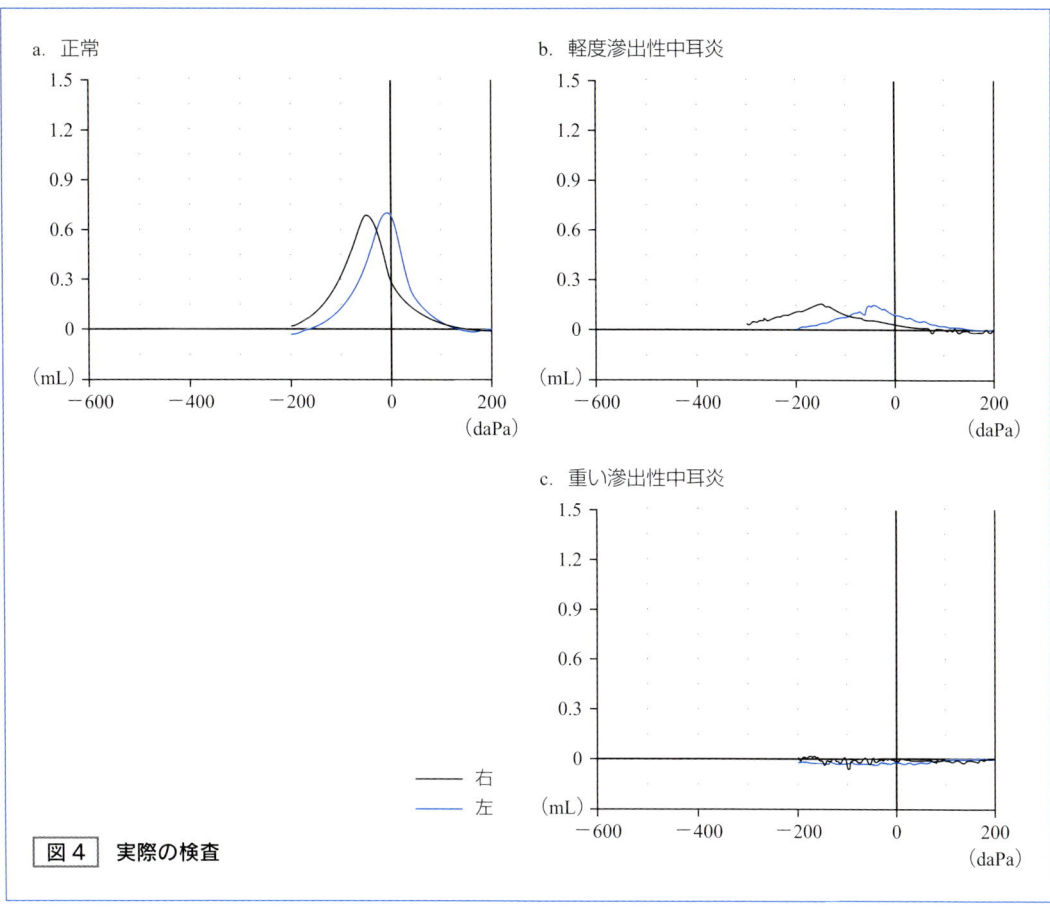

図4 実際の検査
a. 正常
b. 軽度滲出性中耳炎
c. 重い滲出性中耳炎

さく，軟骨部外耳道の割合が多いためではないかと考えられている．

文献

1) Roush J, Bryant K, et al. ： J Am Acad Audiol 1995 ； 6 ： 334-338
2) Haapaniemi JJ ： Ear Hear 1996 ； 17 ： 19-27
3) Terkildsen K, Nielsen SS ： Arch Otolaryngol 1960 ； 72 ： 339-346
4) Zhiqi L, Kun Y, et al. ： Am J Otolaryngol 2010 ； 31 ： 96-103
5) Jerger J ： Arch Otolaryngol 1970 ； 92 ： 311-324
6) Wiley TL, Cruickshanks KJ, et al. ： J Am Acad Audiol 1996 ； 7 ： 260-268
7) Shanks JE, Stelmachowicz PG, et al. ： J Speech Hear Res 1992 ； 35 ： 936-941
8) Shanks J ： ASHA 1985 ； 27 ： 78
9) De Chicchis AR, Todd NW, et al. ： J AmAcad Audiol 2000 ； 11 ： 97-102
10) Calandruccio L, Fitzgerald TS, et al. ： J Am Acad Audiol 2006 ； 17 ： 470-480

2. 検査の目的と原理，検査の実際

2）耳音響放射（TEOAE, DPOAE, SOAE）

［国際医療福祉大学病院耳鼻咽喉科］　中川雅文

検査の目的

　耳音響放射は他覚的聴力検査法の一つで，内耳性難聴の診断と評価を行うことができる．聴力検査器機にはスクリーニング検査用の器機（OAE スクリーナー）と精密検査用の器機とがあり，前者は自動聴性脳幹反応（automated auditory brainstem response：AABR）同様に新生児聴覚スクリーニングで広く用いられている．

　OAE スクリーナーは，DPOAE（distortion product otoacoustic emission：歪成分耳音響放射），TEOAE（transient evoked otoacoustic emission：誘発耳音響放射）のいずれかあるいは両方のモードで 40 dB 以上の難聴の発見を目的に行われており，精密検査用の OAE は，TEOAE, DPOAE, SOAE（spontaneous otoacoustic emission：自発耳音響放射）の3種類を検出可能で，検査目的によって使い分ける．ABR や蝸電図と組み合わせて行うことにより他覚的に聴力レベルを推定し，内耳機能の正確な診断評価が可能となるので，治療方針や療育方針の決定に役立てることができる．本項では，以下，原理と検査の実際（小児難聴スクリーニングの流れを中心に）を解説する．

検査の原理（図1）

　1948 年，Gold は蝸牛に高い周波数選択性が存在するためには，電気信号から機械的振動への変換機能のようなフィードバック機構が必要であるとする再生仮説を唱えた．1978 年 Kemp によって実験的検出（ケンプ・エコーの発見）がなされ，1985 年 William E. Brownell にそれが外有毛細胞の振動によって生じることが確認された．

　大気の振動（音）によって生じる鼓膜・耳小骨の振動は前庭階の外リンパ液に進行波を発生させる．進行波による圧変化によって基底膜の振動が生じ蓋膜による外有毛細胞の不動毛への刺激が生じる．この刺激による電場の発生が外有毛細胞への正のフィードバックとして作用することで外有毛細胞内のモータ蛋白であるプレスチンが駆動される．プレスチンの駆動による外有毛細胞の機械的な振動はさらなる基底膜の振動を生み出し，これにより内有毛細胞への刺激が生じる．内有毛細胞で生じる神経インパルスは，周波数情報は内有毛細胞の部位情報，音の大きさの情報はインパルス発火頻度へと符号化され，求心性へ伝達される．内有毛細胞は脱分極後に不応期をもつのに対し，外有毛細胞の振動はリンパ液の物性によって生じるものであるから潜時をもつ（一定の時間持続する）．この潜時によって生じた基底膜振動が音響放射という微細なエコーとして外耳道から記録されるのである．微弱なエコーを同期加算記録したものが TEOAE である．DPOAE とは二つの純音を同時に入力した場合に生じる入力された音固有の周波数とは異なる周波数に対応する外有毛細胞由来のエコーが発生する DP1, DP2 の二つのエコーを計測すること

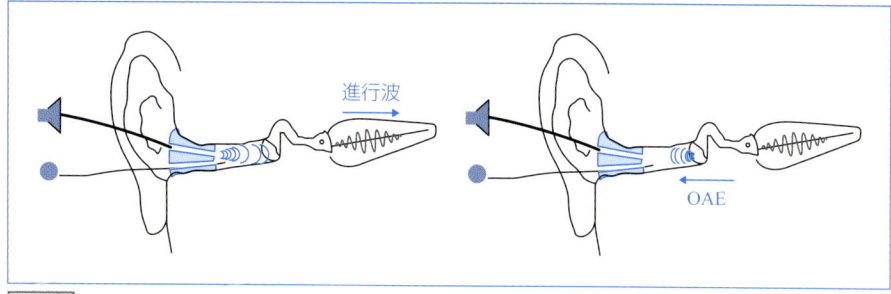

図1 OAEの記録

外耳道から入力された空気の振動は，鼓膜と耳小骨を駆動する．アブミ骨底の振動で生じる外リンパ液の進行波は，前庭窓から頂上回，再び蝸牛階を経て蝸牛窓に終わる．この際，基底膜振動を生み出す外有毛細胞の反応はTEOAEでは60dB入力で飽和し，DPOAEでは70dBで飽和するため，重症度を評価することはできない．

---

column　新生児スクリーニングにおいてOAEスクリーナーが用いられる理由

先天性難聴，特に遺伝性，薬剤性の多くは，外有毛細胞およびその周囲（支持細胞など）の障害に起因する難聴である．そのためABRのように広範な聴覚路の評価ができなくても新生児期のスクリーニングは不具合がない．またAABRに比してTEOAE機能のみのOAEスクリーナーは安価である．検査上のエラーが少ないこと，操作性が簡便であることから産科の現場ではOAEスクリーナーが用いられている．しかし，新生児期にはAuditory Neuropathy（A.N.）など後迷路性難聴の診断・スクリーニングも必要である．OAEスクリーナーだけでは，後迷路性難聴のスクリーニングはむずかしい．新生児聴覚スクリーニングの2次検診を受けもつ耳鼻咽喉科医は，OAEスクリーナーが，TEOAEかDPOAEかあるいは両方の評価であるか，さらにはAABRも行われていたかどうかを確認し評価を進めていくことが望ましい．また，TEOAEスクリーナーのみで，AABRを実施していない医療機関に対しては，必ず聴覚発達評価の問診を実施するように助言指導しておくことが，偽陰性による見落とし防止において重要となる．

により，幾何平均周波数ごとの応答をみる．このほかに刺激音がなくても自然に発生するSOAEもあるが後述するように臨床では現在ほとんど行われていない．

A　SOAE（図2）

外耳道への刺激音なしで，自発的に（自然に）発生するOAEのことである．正常耳の30〜50％で記録できる．500〜8,000Hz，−10〜20dB SPLのOAEが計測できる．女児のほうが男児より検出性が高い（男児の約2倍）．耳鳴の原因として注目されたが，耳鳴とSOAEの関連性は否定された．SOAEは，鋭敏度・特異度に劣り臨床的に価値がない．

B　TEOAE（図3，4）

クリック音を繰り返し入射することで誘発される比較的長い潜時を有するエコーを同期加算することによってTEOAEを得ることができる．刺激音にはクリック音が用いられるが，ABRで用いられるリニア・クリックと異なり，ノンリニア・クリックが用いられる．経験的に記録ノイズが少なく，比較的高周波帯域の刺激まで記録することができるためである．ただし，刺激音の周波数が高くなるほど潜時が短縮するため実際には4kHz以上は評価できない．TEOAEは，正常耳の98％で検出される．40dB HL以上の難聴で検出されなくなる．反応とノイズとのcorre-

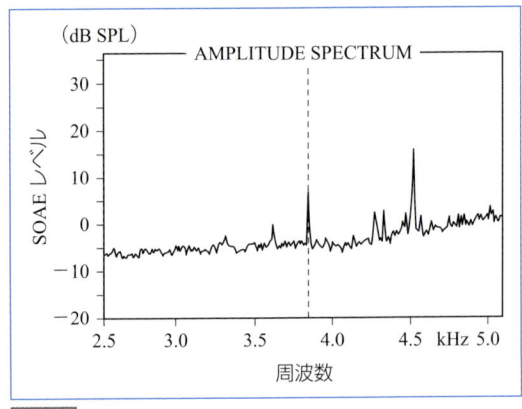

図2 SOAEの例
横軸はOAEの周波数，縦軸はノイズレベルの差分から得られるエコーの大きさを示している．右肩上がりのベースラインに対して，3.8 kHz，4.3 kHz，4.5 kHzにスパイク様のピークとしてSOAEを認めている．

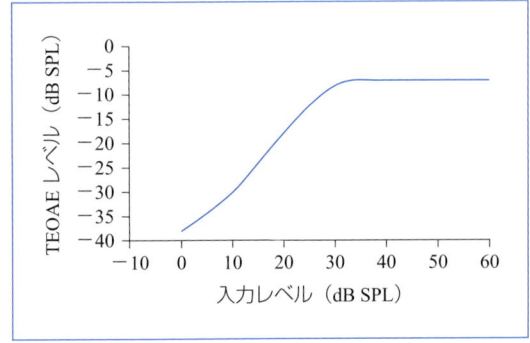

図3 TEOAE入出力特性
TEOAEの入出力特性は，閾値レベル以下ではリニアな増幅であるが，入力が30 dB以上の出力応答はプラトーとなる．また60 dB以上の刺激入力でOAEが飽和する．

lation（相関係数）が60％以下の場合，エコーなしと判断され，その周波数領域で内耳障害があると疑われる．刺激音が60 dB SPL以上で飽和が始まるため，60 dB SPL以上は入力しても反応が大きくならない．

C　DPOAE（図5）

2種類の純音を刺激音として使用する．2種類の刺激音を入射するとき，刺激音とは異なる周波数のエコーが返ってくる．ただし，刺激音の音圧レベルが70 dB SPLを超える音を入れてもOAEはそれ以上大きなエコーを返さない〔I/O測定（入出力測定）：難聴があるとき，正常耳に比べて傾きが大きくなる〕．

任意のペアの刺激音を複数用いることでオージオグラム様の書式で幾何平均周波数に対するDP-Gramとして示すこともできる．DP-Gramは，個体内誤差が少なく再現性が高い．二つの純音は，それぞれf1，f2として表記される．DPOAEは，f1の音圧レベルがf2より5～10 dB大きく，f2とf1の周波数の比が，1.2～1.25のときに最大の反応となる．得られる二つのOAEはそれぞれDP1，DP2とよばれる．DP1の周波数は2f1-f2，DP2は2f2-f1の関係にある．聴力レベル65 dB HL以上でDPOAEは検出されなくなる（TEOAEよりも測定範囲が広い）．1～8 kHzまでの周波数で40～70 dB SPLの範囲ならオージオグラムとの相関の大きい結果が得られる．低音域の信頼性は乏しい（測定限界：f2 ≦ 500 Hz）．OAEでは内耳機能しか評価できない．OAEのみで聴覚全般の診断は下せない．オージオグラムやABRと組み合わせることで精度が高まる．TEOAEとDPOAEは，いずれも500 Hz以下はあてにならない．

> **column　DPOAE測定における，測定周波数 $F = \sqrt{f_1 \times f_2}$**
>
> Fはf1とf2の「幾何平均」である．器機の精度限界から周波数は完全には一致しない．現在の器機では，設計上500 Hz以下は信頼性に乏しい．

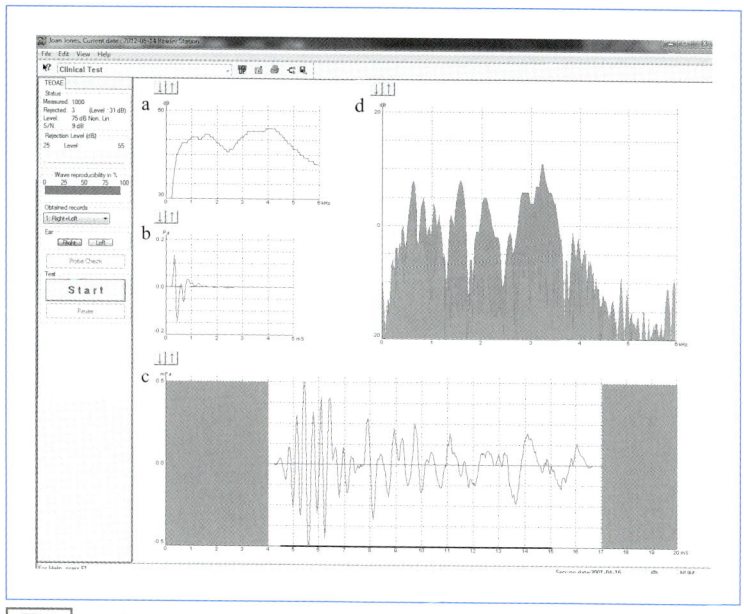

図4 TEOAE

CE-TEOAE25 の記録画面を示す．左上から反時計回りに，a. 入力信号の周波数スペクトル，b. 刺激音の波形，c. TEOAE 波形(下段)，d. ノイズレベルの周波数スペクトル分布(右上)が示してある．波形とノイズレベルから有意な TEOAE の有無を評価する．ノンリニア・クリックに比べ，より安定した波形を得ることが可能な CE-チャープ音による検査は海外で始まっている．最近国内でも薬事承認取得の機種が市場に投入されている．

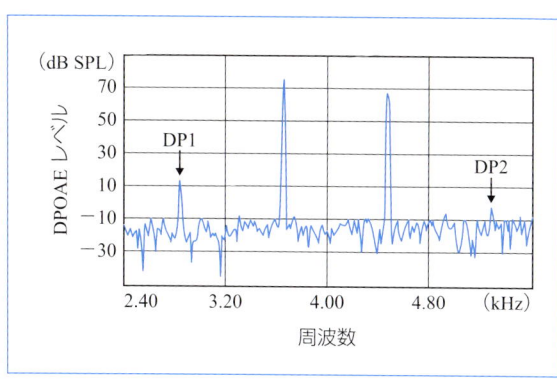

図5 DPOAE

図中二つの大きなピークが，左から，f1，f2 となる．DP1 = 2f1−f2，DP2 = 2f2−f1 に相当する周波数の位置にそれぞれの DPOAE を確認できる．入力音圧が大きい時 DP の値も大きくなる関係がある．

検査の方法

A 耳音響検査装置(図6，7)

現在，臨床で使われている OAE 計測装置には，携帯型の簡易スクリーナーと ABR や ASSR なども実施可能な精密検査を目的とした汎用器機がある．出生直後の新生児の段階では，看護師や助産師による AABR や OAE スクリーナーでのスクリーニング検査が行われ，これらが refer (要再検査)判定の場合に，2次スクリーニングとして精密検査が可能な汎用機での検査が行われる．

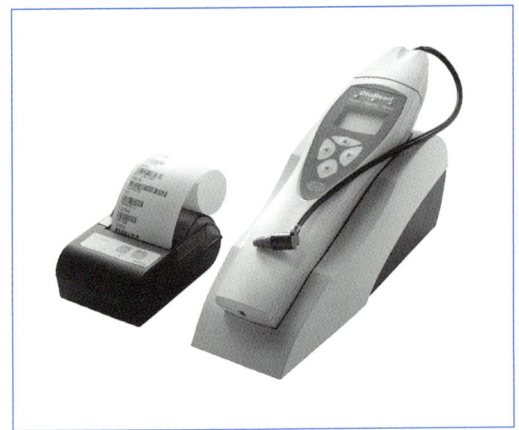

図6 携帯型簡易OAEスクリーナー
携帯性に富んだ簡易型のOAEスクリーナーは各社からリリースされている.

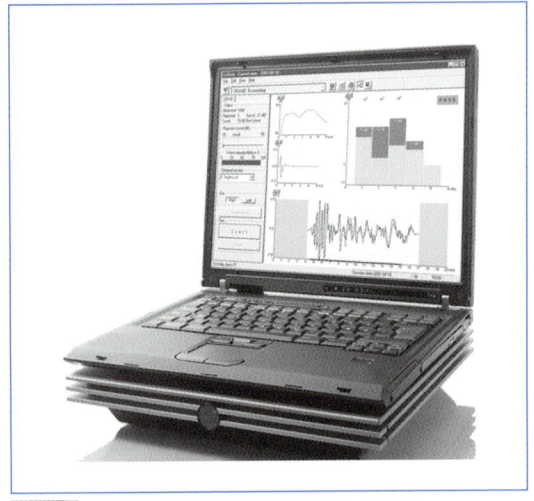

図7 多機能型聴覚検査装置
CE-チャープ音での検査が可能な最新機種Eclipce®(Interacoustics社製). CE-TEOAE25およびDPOAE20のプログラムが搭載されており, 1台でABR, ASSR, OAE各種を計測できる. 自動診断支援やプローブ・フィット判定機能(図10)も備わっており, 従来機種に比してより再現性の高い記録が可能となっている.

B 検査手順(図8〜10)

　内耳から外耳道に返ってくるエコー音は極めて微弱である. 耳垢や外耳道異物の影響を受けやすい. 滲出性中耳炎をはじめとする中耳疾患も検出性を不良にする. 耳鏡検査は重要である. また, 検査用プローブがしっかりとフィットしていないと外界の雑音を拾い検査結果を正しく評価することがむずかしい.

　以下の手順を踏んで検査を進めていく必要がある.

①耳鏡検査:外耳道閉鎖, 耳垢, 異物, 中耳炎などがないことを目視で確認.

②イヤチップの選択:外界の雑音を拾わないように適切なサイズの耳栓を選ぶ必要がある.
　refer時には少なくとも異なる2種類以上の耳栓での再検査を行うことが望ましい.

③プローブサイズの確認

　　プローブは, 新生児用と標準用の2種類が通常用意されている. プローブのモード切替などプログラム上の操作が必要な機種もある. 2次スクリーニングなどで用いられる精密検査用の汎用機は, 施設内での新生児聴覚スクリーニングの2次スクリーニング検査以外での使用(例:成人)などが行われている場合もあるので適切なプローブが装着されているかその都度確認することが必要である.

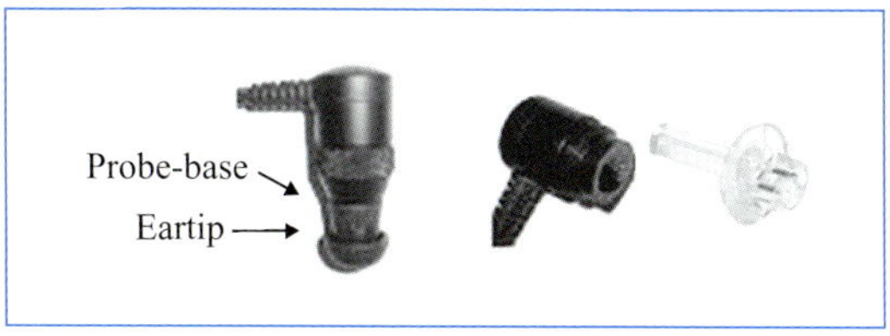

2. 検査の目的と原理，検査の実際　2）耳音響放射(TEOAE, DPOAE, SOAE)　17

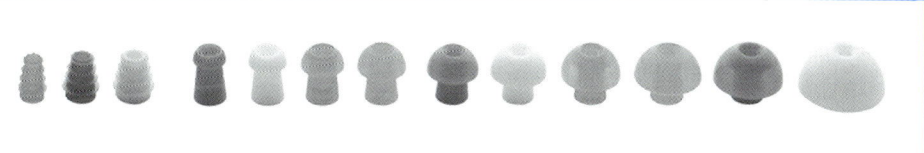

図8　プローブ

プローブには小型のマイクロホンと刺激音出力用のレシーバーが備わっている．プローブは，外耳道径などを考慮して標準タイプと新生児タイプが用意されている．

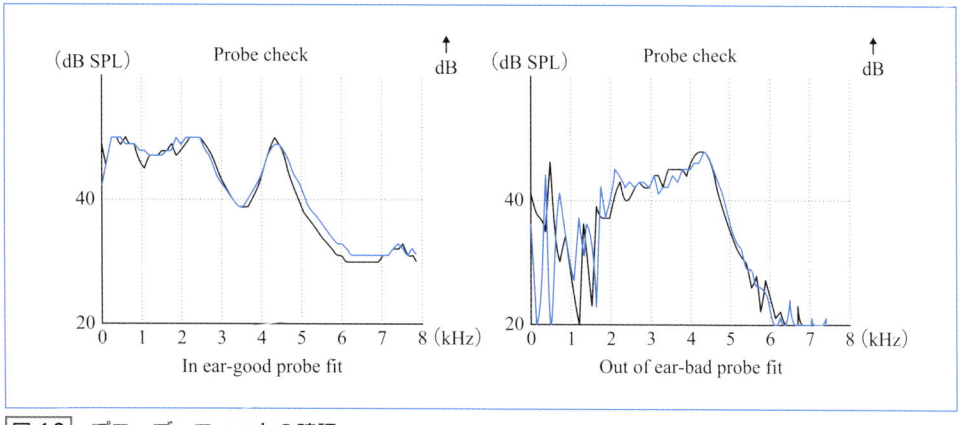

図9　イヤチップ各種

微弱なエコー音を正確に記録するためには，ジャストフィットしたイヤチップ（耳栓）を用いる必要がある．装置には通常いくつかのサイズのチップが用意されているので，検査結果がrefer となった時には，イヤチップを替えて再検査することも必要だろう．

図10　プローブ・フィットの確認

最新の OAE 器機には，プローブと耳栓の適合具合を自動で確認するモードが備わっている機種がある．実際の検査の要領でプローブを装着し，外耳道共鳴の周波数レスポンスを求めることで，耳垢，外耳道異物などの介在の有無をチェックすることができる．外部ノイズの混入からが耳栓サイズの適合度も確認できる．

検査の読み方

A　DPOAE の判定

現行の OAE 装置は，判定支援のためのソフトウエアが完備されている．波形判読などの訓練や専門的知識がなくても容易に診断できる．たとえば，原波形から DP1 を判読する手間は自動化によって省かれているし，判定のむずかしい TEOAE 波形も再現性値からその評価を的確に行うことができる（図 11）．

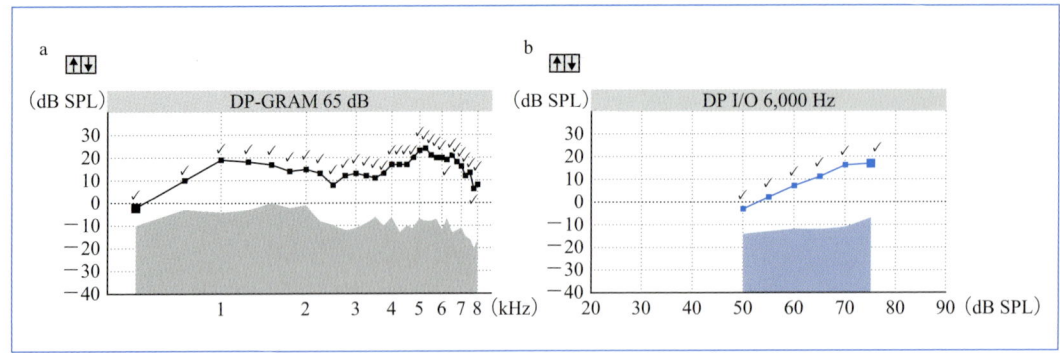

図11 DP-gram と DP-I/O 曲線

Interacoustics 社製の DPOAE20 による DP-gram(a) と DP-I/O(b) を示す．DP-gram は，黒いプロットが実線でつながって示されている折れ線グラフでオージオグラムのように幾何平均周波数に対する DP 値で反応の有無を表示することができる．図中では自動判定結果が Pass である幾何平均周波数に「✓」の印が示されている．グレー部分はノイズレベルを示す．DP 値がグレー部分に及ぶときは有意な DP1 が記録できていない，有毛細胞からの応答がないことを示す．DP-I/O は，入力（純音の音圧レベル）と出力（DP1値）関係性を示す．

1 DP-gram

通常，幾何平均周波数に対応する DP1 の反応閾値は自動的にプロットされ，オージオグラムに似た DP-gram として結果を表示できる．各周波数に対応する DP1 の応答値がノイズレベル以上であるか否かは容易に確認できる．

2 I/O 曲線

刺激音としての純音の入力レベルに対して出力レベル（DP1）は，聴力が正常なら線形に応答する．入力に対して線形に出力応答されているかを確認するのが I/O 測定であり，入力出力の関係を示したグラフが I/O 曲線である．健聴者の場合，50 dB 以上 70 dB 以内で入力に対して線形の応答を確認できる．このことから DPOAE は 70 dB 以上の難聴について微細に評価できないことがわかる．

一般的に DP の応答は刺激音の音圧が 50 dB 〜 70 dB までの範囲でリニアに応答することが知られている．たとえば，50 dB の出力はノイズレベル以下で 70 dB ではノイズレベル以上の場合，軽度難聴と判定できる．70 dB でもノイズレベル以下の場合は中高度等度以上の内耳性難聴が疑われると判定できる．

B　TEOAE の判定（図12，13）

従来，TEOAE で用いられた変調クリック音は，1 kHz にピークをもつ掃引周波数 1 〜 8 kHz の音であった（図4 参照）．しかし，近年すべての周波数での刺激強度が均等に確保できるチャープ信号（低域から高域へと時間経過とともに周波数が高くなる音）を用いる方法が，ABR や TEOAE で行われるようになってきた．チャープ音による TEOAE は，従来のクリック音よりも長い潜時にわたり明瞭な反応を得ることができる．

刺激音を入力することで得られるエコー音（反応成分）とノイズ成分の SN 比が 3 dB 以上確保できるとき，有意な TEOAE 波形を得られたと判定することができる．TEOAE の波形だけでなく［S+N/N］から得られる相関係数（reproducibility）が 60 % を超える（3 dB 以上の SN 比）場合，

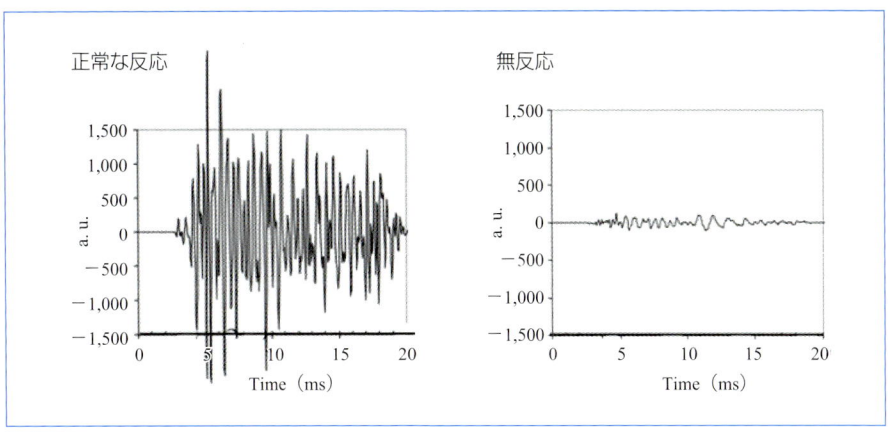

図12 **TEOAE 波形**
CE-TEOAE25 による TEOAE の正常反応と無反応例を示す.
(Zimatore G, et al.：J Appl Physiol 2002；92：2521-2528 より改変)

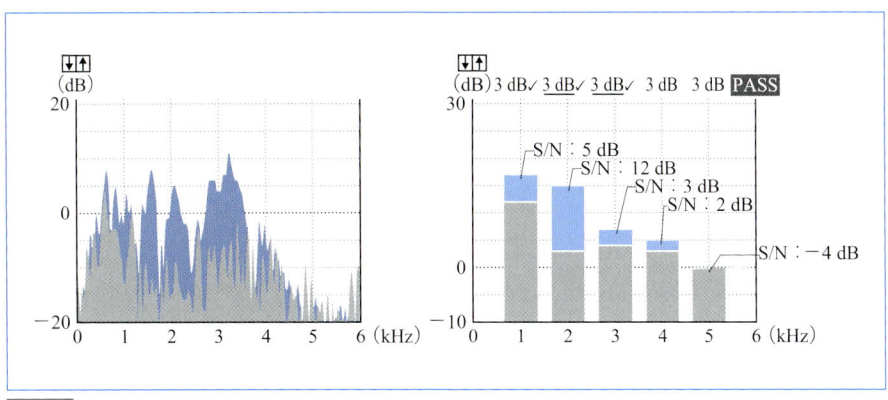

図13 **TEOAE の評価**
図中では，2回試行した結果が水色と灰色の線で示されている.

有意なエコー反応ありと判断する.

参考文献
・http://www.interacoustics-us.com/_downloads/ce_manual_dpoae20_teoae25.pdf
・Zimatore G, et al.：J Appl Physiol 2002；92：2521-2528
・田中康夫(編)：OAE 耳音響放射活用ガイド. 金原出版, 2004

2. 検査の目的と原理，検査の実際

3）アブミ骨筋反射

[慶應義塾大学医学部耳鼻咽喉科] 神崎 晶

検査の目的

　音響性耳小骨筋反射検査は，ABR（聴性脳幹反応）やOAE（耳音響放射）が施行できない場合，脳幹における第VII，第VIII神経を含む音響性耳小骨筋反射（acoustic reflex：AR）経路の評価に有用である．本検査は新生児聴覚スクリーニングにも使用されることがある．まだ汎用されていないが，人工内耳装用者に対して施行される電気的アブミ骨筋反射についても触れる．

検査の原理

　中耳の耳小骨筋には鼓膜張筋とアブミ骨筋がある．前者は三叉神経，後者は顔面神経支配である．鼓膜張筋反射の音響閾値は高いため，通常アブミ骨筋反射のみ記録される．したがって，ARの閾値とはアブミ骨筋反射（stapedial reflex：SR）の閾値を示す．SRはティンパノグラム（tympanogram：TG）の最大ピークを示す外耳道圧で測定する．SR閾値は通常，500，1,000，2,000，4,000 Hzの周波数に対して求められる（図1）．新生児聴覚スクリーニングでは1,000 Hzのみを用いる．

　強大音に対するアブミ骨筋の収縮は正常耳では一側刺激でも，両側刺激でも両側性に生じる．これはSRの反射弓が同側と対側の両方に投射されるためである．

検査の方法

A　SRの反射弓について

1　同側（ipsilateral）刺激の反射路

　刺激側と反射の記録側が同じ場合，反射路は，蝸牛，蝸牛神経から腹側蝸牛神経核，上オリーブ複合体を経て，同側の顔面神経核，顔面神経〜アブミ骨筋に至る．

2　対側（contralateral）刺激の反射路

　音刺激側と対側で記録する場合，反射路は音刺激と同側の蝸牛，蝸牛神経，腹側蝸牛神経核から対側の上オリーブ複合体を経て対側の顔面神経核，顔面神経からアブミ骨筋に至る．

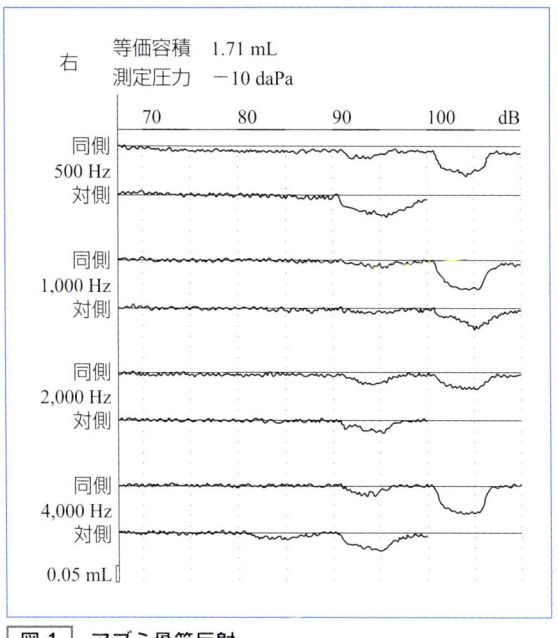

図1 アブミ骨筋反射

検査の読み方

A　SR 閾値の解釈

1　正常人の反射閾値

　　周波数，年齢，音刺激の方法により異なるが正常範囲の幅は広い．同側刺激で反射閾値正常（70〜100 dBHL）な場合，大きな伝音障害がないことを意味している．また，感音難聴があっても中等度以上ではない．同側反射弓はほぼ正常である[1]．対側刺激で反射閾値正常（70〜100 dBHL）である場合，音刺激側，記録側のいずれも大きな伝音障害がないことを示す．反射が得られれば，音刺激側か対側の感音難聴はあっても中等度以下であり，対側の反射弓はほぼ正常である．しかし，感音難聴の閾値を示すものではない[1]．

B　閾値上昇・欠如

　　閾値上昇，あるいは反射が欠如する場合は，高度感音難聴，伝音難聴，顔面神経麻痺，聴神経腫瘍などが疑われる．軽度，中等度の感音難聴で補充現象陽性であれば，SR 閾値は正常範囲にあることが多い．音刺激側に伝音難聴がある場合，刺激強度が減少するため不十分な刺激となり反応は欠如する．伝音難聴は記録側で明らかな反応が得られない．ティンパノメトリーがB型の例では反射は記録されず，測定の意味がないため，必ずSRはティンパノメトリー施行後に施行する．60 dB 以下の内耳性難聴ではSRの欠如率は10％以下である[2]．

C　同側刺激・対側刺激におけるSRの異常について

　　同側あるいは対側刺激で反射が検出パターンによって，部位診断が可能となる（表1）．

表1 アブミ骨筋反射による鑑別診断

障害部位	対側刺激 右刺激 左反対	対側刺激 左刺激 右反対	同側刺激 右刺激 右反対	同側刺激 左刺激 左反対
A. 右第8神経障害(聴神経腫瘍)	×	○	×	○
A. 右高度内耳性難聴	×	○	×	○
B. 脳幹障害(正中病変)	×	×	○	○
C. 脳幹障害(右内側オリーブ付近)	×	○	○	○
D. 右顔面神経麻痺	○	×	×	○
E. 右中耳病変	△	*	*	○

○ 反射検出，× 反射検出されることが多い，
△ 伝音難聴による，* 検査不能のことが多い
(日本聴覚医学会(編)：聴覚検査の実際．第3版，南山堂，2010；93より)

1 蝸牛神経の障害側から音刺激をした場合

同側・対側ともに反射は検出されない．たとえば，右側聴神経腫瘍では右耳音刺激で右耳の反射は欠如し，右耳刺激によって左耳の反射も欠如する．

2 顔面神経の障害側から音刺激をした場合

同側あるいは対側どちらから音刺激が入っても顔面神経障害側で反射は検出されない．音刺激がオリーブ核まで伝わっても，遠心路である顔面神経に障害があればアブミ骨筋まで伝わらないためである．たとえば，右顔面神経麻痺では，右耳あるいは左耳から音刺激しても右耳で反射は検出されない．

3 脳幹障害(正中)型の場合

同側刺激では左右どちら側で記録しても反射は正常であるが対側刺激では左右どちら側で記録しても反射が欠如する．したがって，中耳，蝸牛，聴神経，顔面神経は両側とも正常である．

4 全反射異常の場合

同側，対側刺激ですべて反射が欠如するときには，両側高度感音難聴，両側伝音難聴，Auditory Neuropathy，あるいは他の両側の同側，対側の反射弓の神経障害の場合がある．

D　SRの減衰検査(Decay Test)

通常，500 Hz，1,000 Hzを用いて，閾値上10 dBで10秒間音刺激を与え続けた際に生じる反射波形の振幅の減衰の程度を調べる．10秒間で50％以下に減衰した場合を陽性と判定する．減衰検査は500 Hz，1,000 HzのみでSR陽性の例で陽性率が高い．

乳幼児，小児難聴のスクリーニング

　ABR，ASSR（auditory steady-state response：聴性定常反応）などの機器が備えられていない施設では，ティンパノメトリー，SR 測定により，聴力レベルを推定する．しかし，聴力レベルを正確に評価できないので，聴力検査とセットとしてこれを行う．新生児聴覚スクリーニングでは，1,000 Hz のプローブ音を用いる方向で検討する必要がある．

　なお，新生児に対する本検査の再現性は信頼性があることが文献的にも報告されている（91 % の症例がテストと再テストの 2 回の検査結果の差が 10 dB 未満であった）[2]．

人工内耳と eESRT

　eESRT（electrically Evoked Stapedius Response Threshold：電気的アブミ骨筋反射）は人工内耳挿入後にスピーチプロセッサに接続し，アブミ骨筋反射が生じる最低の電気刺激量を測定する．小児人工内耳の患者に 63 〜 86 % で認められる．

　本検査の結果は成人と小児人工内耳装用患者において最大快適レベル（most comfortable level：MCL）と近似し，高い相関を示す[3]．特に小児の人工内耳プログラミングで最もむずかしい MCL の設定に有用な情報をもたらすと報告されている[4]．

その他の有用性について

　聴神経腫瘍，顔面神経麻痺の予後，心因性難聴，詐聴の補助診断などに使用される．聴神経腫瘍では，SR 検査は閾値検査，減衰検査とも小腫瘍では陽性率が低いが，中等大腫瘍では有用である．また，SR 閾値で聴力レベルを推測することはできないが，聴力検査の聴力閾値と SR 閾値の乖離が大きく存在する場合には，いずれかの検査を疑って再検査を施行するか，機能性難聴を疑う必要がある．

文献
1）日本聴覚医学会（編）：聴覚検査の実際．第 3 版，南山堂，2010：93
2）神崎　仁：Audiology Japan 2008；51：99-105
3）Mazlan R, Kei J, et al.：Ear Hear 2009；30：295-301
4）Walkowiak A, Lorens A, et al.：Cochlear Implants Int 2010；11 Suppl 1：482-484

2. 検査の目的と原理，検査の実際

4）蝸電図

[シドニー大学耳鼻咽喉科] 千原康裕

検査の目的

　蝸電図検査(electrocochleography)は，音刺激によって蝸牛内有毛細胞および蝸牛神経に生じる電気的活動を，鼓室内あるいは外耳道深部に電極を設置して記録する臨床検査のことである．1960年代から，電気生理学検査装置の普及とともに，蝸牛内および聴覚末梢路病変の詳細な機能検査として発展してきた[1]．特にメニエール病の内リンパ水腫の推測，小児難聴の精密検査，聴神経腫瘍などの小脳橋角部手術の術中モニター，また近年では，Auditory Neuropathy(A. N.)の病態の理解・診断，などに用いられている．

検査の原理

A　音刺激と神経活動

　音は空気の振動として伝わり，中耳伝音機構を介して内耳の蝸牛に到達する．蝸牛では，この振動は基底板の振動となり，基底板上にある有毛細胞も振動する．基底板の振動によって，有毛細胞上の聴毛は蓋膜からの影響を受けて屈曲され，先端に存在するイオンチャネルから，陽イオンが細胞内に流入し，有毛細胞が脱分極（細胞内の電位が上昇）する．内有毛細胞には蝸牛神経の求心性線維が多く接続しており，シナプスを介して中枢方向に音の情報が神経興奮として伝わる．外有毛細胞には遠心性線維が多く接続しており，細胞自体が伸縮運動を行うことで，基底板の運動を制御し，音に対する蝸牛の感受性を上げるアンプのような働きをしていると考えられている〔I-2-2)耳音響放射(TEOAE，DPOAE，SOAE)，p.12 参照〕．

B　3種類の電気反応

　音刺激に対して，有毛細胞および蝸牛神経由来の3種類の電気活動が記録できる(図1)．これらの反応は，混ざった状態で記録されるため，後述するように各反応を分離する工夫が行われる．

1 蝸牛マイクロホン電位(cochlear microphonics：CM)

　基底板の振動により聴毛が屈曲を繰り返すと，有毛細胞内へ流入する陽イオン電流が連続的に変化する．この交流電位変化を記録したものがCMである(図1a)．CMを増幅してスピーカーに接続すれば，再び音として聴くこともできる．動物実験などから，CMには内有毛細胞の関与は少なく，おもに外有毛細胞の電気活動を反映することが知られている．そのため，外有毛細胞機能を判定する指標として用いられる[2,3]．

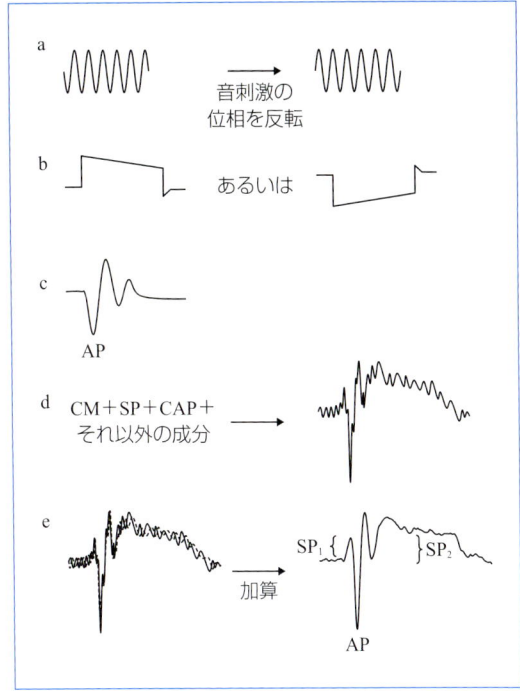

図1 3種類の電位と蝸電図の概念
a. CM：(外)有毛細胞由来の交流電位．音刺激の位相を逆転させると，CMの位相も逆転する．
b. SP：有毛細胞由来の直流電位．
c. CAPまたはAP：多くの蝸牛神経が同期発火し，APを生成する．
d. 実際には，すべての成分が混ざった状態で記録される．
e. 音刺激の位相を逆転して記録した波形同士を加算すると(黒線の波形に対し，点線の波形が音刺激の位相を逆転したときに記録される波形)，CMをキャンセルすることができる．SPの判読部位については，統一した意見がない(本文参照)．

2 加重電位(summating potential：SP)

　CMが外有毛細胞から発生する交流電位であるのに対し，SPは音刺激に対して有毛細胞から発生する直流の電位変化と考えられている(図1b)．SP生成に寄与する内有毛細胞と外有毛細胞の関与の割合については，病態や，記録法などで異なるとされ，研究者間でも一致した意見がない．トーンバーストのような持続する音刺激を用いた場合には，メニエール病症例では，SP振幅が内リンパ水腫に伴って増大することが報告されており，診断の補助として用いられている[1]．(参考：トーンバーストを用いた場合に，どの部分でSP振幅を判読するかについて，一致した見解がない[1,2,4,5]．音刺激が有毛細胞から蝸牛神経に伝わる過程を考えれば，有毛細胞由来の電位であるSPを判読する際にも，APに先立って判読するのが望ましい(図1eのSP$_1$)．しかし，低周波数の音刺激を用いた場合には，音の立ち上がりが遅いため，明瞭なAPが得られず，APとSPの判別が困難な場合が多い．そのため，音刺激の中ほどで，SPを判読することもよく行われる(図1eのSP$_2$)．ただし，このSP$_2$には，純粋な有毛細胞由来のSP以外に，蝸牛神経由来の直流電位や，波形のフィルタ処理による変形などの影響が出るため，解釈には注意が必要である[6])．

3 蝸牛神経複合活動電位(compound action potential：CAPまたはaction potential：AP)

　音刺激に対して，多くの蝸牛神経が同期発火することでCAPまたはAPが形成される(図1c)．ABR検査におけるI波に相当する(I-2-5) ABR ①気導ABR，p. 29参照)．この同期発火は，音刺激の立ち上がり部分で起こるが(on反応)，持続音の途中では同期しない発火が続くため，APは音の開始時のみにみられる(音刺激の終了時にはoff反応とよばれる反応も起こる)．

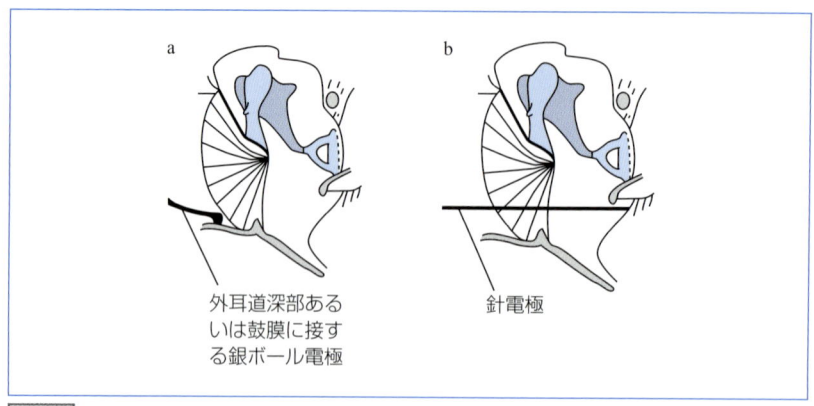

図2　誘導法
電極の位置．a．鼓室外誘導，b．鼓室内誘導

検査の方法

A　測定の準備

　電気的シールドが施された防音室で行うことが望ましいが，小児の場合は全身麻酔下に手術室で行うこともある．筋電図の混入を避けるため，被験者の緊張をやわらげ，安静を保てる臥位などで検査を行う．記録電極を，鼓膜を穿通して鼓室内に設置する鼓室内誘導法と，外耳道深部（あるいは鼓膜上）に電極を設置する鼓室外誘導法がある（図2）．鼓室内誘導法の場合は，鼓膜の表面麻酔を行い，針電極先端を岬角に留置する．鼓室外誘導法では銀ボール電極などが用いられる．遠位電極と接地電極は，耳後部や前額部などにそれぞれ表面電極（皿電極など）を設置する．音刺激には，刺激耳の近くにスピーカーを設置するか，ヘッドホンなどが用いられる．刺激音にはクリックや，周波数特性をもったトーンピップ，トーンバーストが用いられる．フィルタ通過帯域は 3 Hz～3 kHz 程度を設定するが，検査目的によっても変わる．加算回数は鼓室内誘導法で 100 回程度，鼓室外誘導法で 1,000 回程度が目安であるが，施設ごとに明瞭な波形が得られる回数を設定する．

B　反応の分離

　蝸電図検査では，上述のCM，SP，APが混じた反応が得られる（図1d）．CMはSPやAPと異なって刺激音の位相を忠実に反映するので，お互いに位相を逆転した反応同士を加算および減算することにより，CMとSP＋APの波形を分離することができる（図1e）．また，音刺激の刺激頻度は通常 15 回/秒程度に設定するが，刺激頻度を増すと蝸牛神経には順応現象があるため AP 振幅が減少するが，有毛細胞成分の SP には順応が少ないため，両者を分離することが可能である．

検査の読み方

　蝸電図検査では，電極の種類や設置位置，刺激音，帯域フィルタなどによって，得られる波形が異なるため，あらかじめ施設ごとに健聴耳の反応を確認することが必要となる．また，波形を

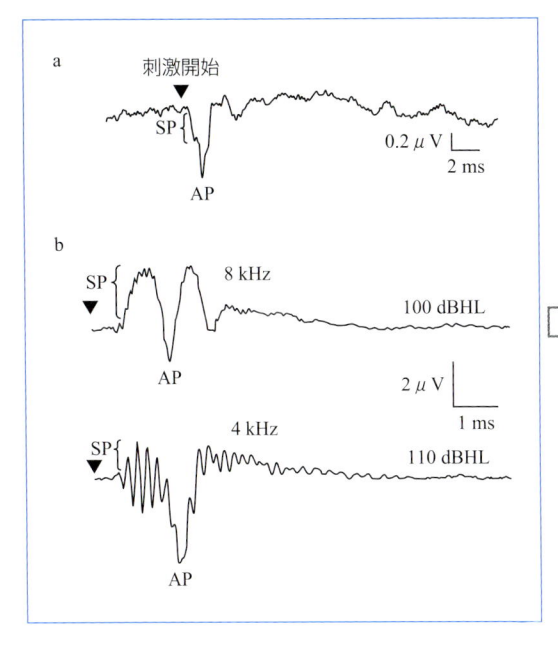

図3 実際の波形
a. 0.2 msec, 85 dB HL クリック音による鼓室外誘導法による蝸電図. SP は陰性向きの直流電位として認められる.
b. トーンピップ音, 鼓室内誘導法による蝸電図：高周波数音では音の立ち上がりが早いため，同期発火が良好となり，明瞭な AP が得られる. SP は陽性向きの直流電位として認められる. CM が一部キャンセルされずに残っている.

記載する際には，これらの測定条件の明示が必要となる.

A 波形の解釈

図 1e の手順に従って CM を除去した波形では，まず，SP を判別する. SP は，検査条件によって，陰性向き(図 3a)にも陽性向き(図 3b)にもなる. 一方，AP は(頭蓋内から記録するなどの特殊な場合を除いて)陰性向きで始まる. SP，AP の潜時，振幅を記録する. AP の振幅については，基線から陰性電位の振幅で計測する方法，陰性電位後の陽性電位との間の振幅を計測する方法，クリック音では SP につづいて下降する部分のみで計測する方法などがある.

B 蝸電図と ABR の関係

1 難聴の評価

蝸電図は ABR に比して，得られる電位が大きく明瞭であるため，ABR で聴覚閾値の推定が困難な場合でも，蝸電図によって推定できることがある[7]. また，ABR 検査で，V 波は明瞭だが，I 波が不明瞭で，I-V 波間潜時が計測できない場合に，蝸電図の AP 潜時で代用し，難聴の原因が内耳性か後迷路性かの診断に用いられることがある. さらに，クリック刺激を用いた ABR 検査では，刺激音に含まれる周波数成分である高音域の聴覚(2 kHz や 4 kHz)は評価できるが，会話音域で重要となる低域の聴覚について評価することがむずかしい. 周波数特性をもったトーンピップ，トーンバーストを用いた蝸電図検査により，高度難聴児の残聴をより正確に評価できる可能性がある[8]. 近年では，聴性定常反応(auditory steady-state response：ASSR)も周波数特異的な聴覚検査として用いられている〔I-2-8) ASSR(聴性定常反応), p. 49 参照〕.

2 症例

A. N. の障害部位は，内有毛細胞のシナプスあるいは蝸牛神経にあると考えられており〔II-3-1) Auditory Neuropathy と Auditory Neuropathy Spectrum Disorder, p. 127 参照〕，蝸電図検査によっ

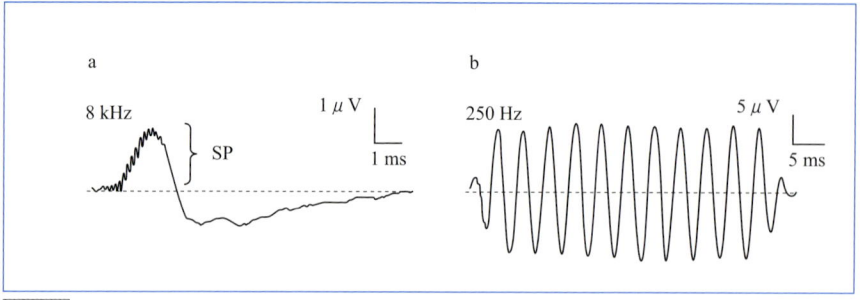

図4 Auditory Neuropathy（A. N.）症例の蝸電図

鼓室内誘導法．a．8 kHz ショートトーンバースト刺激．AP は認められず，陽性向きの SP のみ確認できる．
b．250 Hz，50 msec の純音刺激による CM．外有毛細胞が機能していることを確認できる．
（McMahon CM, Patuzzi RB, et al.：Ear Hear 2008；29：314-325 より）

て近年，サブタイプごとの違いが明らかになりつつある．図4 では，SP と CM は残存しており，有毛細胞（特に外有毛細胞）自体は機能していると考えられるが，AP は認められず，A. N. の典型的な病態を示している[2]．Santarelli らは，A. N. 症例の中にも AP 成分が残存するサブタイプがあることを示し，また，必ずしも AP の有無が ABR の結果とは一致しないことを示した[3]．今後，A. N. 症例の病態解明や診断に，蝸電図検査が重要になると考えられる．

⊞文献
1) Gibson WP：Electrocochleography. In：Eggers S, Zee D（eds），Vertigo and Imbalance：Elsevier Science Ltd, 2010
2) McMahon CM, Patuzzi RB, et al.：Ear Hear 2008；29：314-325
3) Santarelli R, Starr A, et al.：Clin Neurophysiol 2008；119：1028-1041
4) Brown DJ, Patuzzi RB：Hear Res 2010；267：12-26
5) Ferraro JA：J Am Acad Audiol 2010；21：145-152
6) Sellick P, Patuzzi R, et al.：Hear Res 2003；176：42-58
7) Aimoni C, Ciorba A, et al.：Auris Nasus Larynx 2010；37：553-557
8) Aso S, Gibson WP：Am J Otol 1994；15：376-379

2. 検査の目的と原理，検査の実際

5）ABR　①気導 ABR

[東京医療センター・感覚器センター，国際医療福祉大学三田病院耳鼻咽喉科]　加我君孝

検査の目的

　気導 ABR とは，気導レシーバーを用いて音刺激を与えて記録する誘発電位で，通常のルーチン検査で用いられている一般的な ABR である．伝音難聴と感音難聴の診断に用いる．おもに難聴の閾値検査に用いる．しかし強大音刺激での波形を観察することで，伝音難聴と感音難聴の区別が可能である．ABR は脳波の 100 分の 1 という小さな電位を増幅するため，被験者は睡眠下に置き，防音シールドの検査室で記録することが望ましい．新生児・乳幼児の ABR の波形は発達とともに変化し，より高い波形に変化することが少なくない．

検査の原理

A　正常波形

1　波形成分と起源

　ヒトではクリック刺激を片側耳に約 1,000〜2,000 回与えて誘発加算平均をすると，7 つの波のピークをもつ反応が得られる．分析時間は通常 10 msec，得られる振幅は約 1〜2 μV で潜時も振幅も脳波のキャリブレーションの 1/100 という小さなものである（図1）．ピークとピークの間の差は 1~1.5 msec 程度で，ニューロン 1 個の反応に近い．再現性がよいので脳幹障害の診断に使われる．微小な電位記録である ABR の記録に際しては細心の注意が必要である．音圧を小さくしても V 波が認められるので末梢性の難聴の診断に使われる[1~3]．

2　レシーバーおよび 0 dBHL の設定

　レシーバーは ABR の購入時についてくるものは国際規格に合致したものである．クリックは純音のようには物理的に音圧レベル（sound pressure level：SPL）測定ができないために心理学的に決める．すなわち純音聴力検査で正常聴力を示す 6 人以上を対象に，クリックの音の強さを次第に弱くなるようにして聴かせ，最後に聴かされた音を 0 dBHL（hearing level：聴力レベル）として平均を算出する．これを換算して HL を決める．

3　音刺激の種類（クリックかトーンピップか）

　ルーチン検査にはクリックを用いる．クリックは電気的に矩形波，サイン半波，サイン 1 波を用いる．その波の幅は 0.1 msec 前後の短いものである（図2）．同じ極性の波を用いて加算すると I 波の前に大きなアーチファクト，すなわち電気的な刺激波が加算されたものが混入するため，

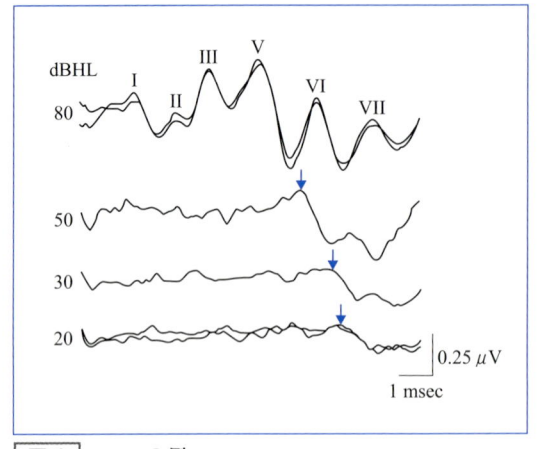

図1 ABRの例
矢印はV波のピークを示す．フィルタは300〜1,500 Hz．

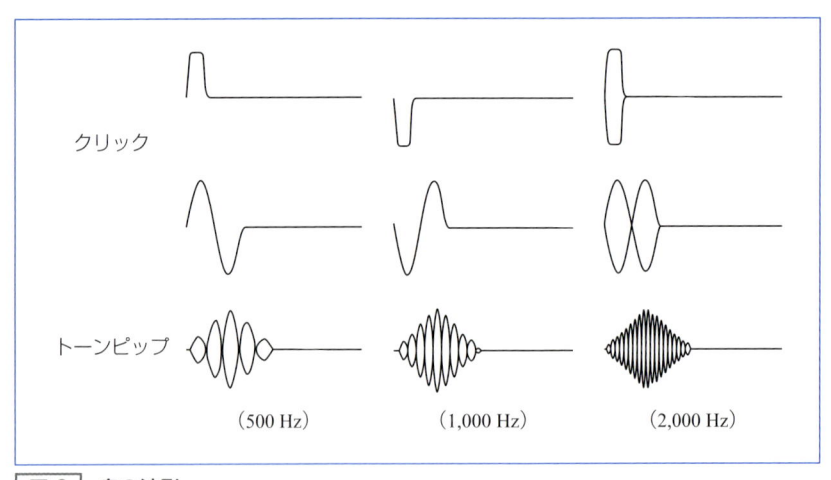

図2 音の波形
上2段はクリック（上は100μsecの矩形波，下は3,000 Hzのサイン波1周期）．
左はrarefaction，中はcondensation，右はalternateのクリックを示す．
下段は500，1,000，2,000 Hzのトーンピップの波形を示す．それぞれ逆位相の波形を重ねてある．

交互に（alternation）異なる極性のクリックを与えて加算する．極性が異なっても心理学的には同一に聞こえる．

クリックの周波数特性は3〜4 kHzにピークをもち，1〜6 kHzをカバーする幅広いものであるため純音聴力検査（pure tone audiometry）とは異なる（図3）．したがってクリックで無反応であっても低音部は正常なこともあり，逆にクリックで正常域値でも低音部の難聴であることもある．ルーチン検査ではクリック刺激のABRだけでも，聴性行動反応聴力検査（behavioral observation audiometry）の反応閾値と比較すると難聴の種類の予測がつく．低音域に限局したトーンピップ刺激のABR記録は可能である．

刺激音の包絡線（envelop）は2-1-2が勧められている（図2）．このenvelopの範囲に各周波数の

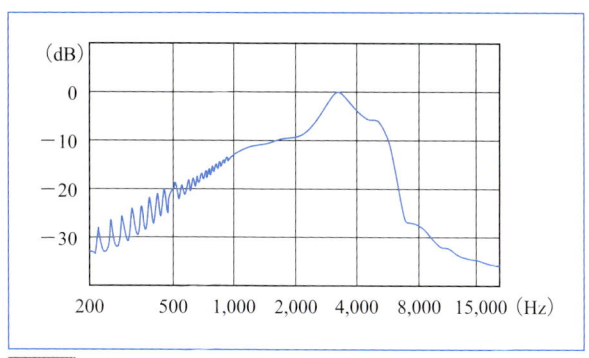

図3 クリック音の周波数分析結果

音を準備する．500 Hz トーンピップの場合1周期2 msec で，この波が2-1-2の計5個からなる．初めと終わりの波には，立ち上がりと立ち下がり時間をかける．これを行わなければトーンバーストとなり，そのため周波数成分そのものより最初の急な立ち上がりにより周波数の効果が出なくなるからである．近年では周波数別の他覚的聴力検査は ASSR（auditory steady-state response：聴性定常反応）が用いられている．なお，周波数別の動物実験にはトーンピップを用いるのがよい．0 dB の基準は HL とする．

4 音刺激間隔

毎秒10回刺激を行っている施設が多い．10回より遅い音刺激では検査が終了するまでに時間がかかり，逆に毎秒20回刺激にするならば，早く検査が終了するのでこの方法を行う施設もある．ただし，音刺激間隔を短くし高頻度の刺激をすると，刺激音が大きく聴こえ，被験者が目を覚ましやすくなるのが問題である．

5 音の強さ

最近の ABR 検査機器では，クリックの音圧が最高で 100 dBHL 出るものが多い．しかし 100 dBHL はかん高く聞こえる大きな音で被験者が目を覚ますことがある．筆者らの施設では，80～90 dBHL をルーチン検査の最高音圧としている．

難聴の診断を行う場合は初め 90 dBHL を与え，徐々に10～20 dB ステップで音圧を下げ，閾値付近では再現性をチェックするため数回同じ音圧で記録する．90 dBHL で無反応な場合は，100 dBHL をチェックする．それでも無反応なときにはブースターを用い，120 dBHL でも調べる．

6 片側耳刺激と両側耳刺激

ルーチン検査には片側耳刺激で十分である．なぜなら，ABR は片側耳の難聴，脳幹障害の検査であるためである．両耳刺激では左右の ABR がそのまま加算され，振幅が2倍になるのではない．両耳刺激に反応する波（IV, V）の振幅は増大しない．

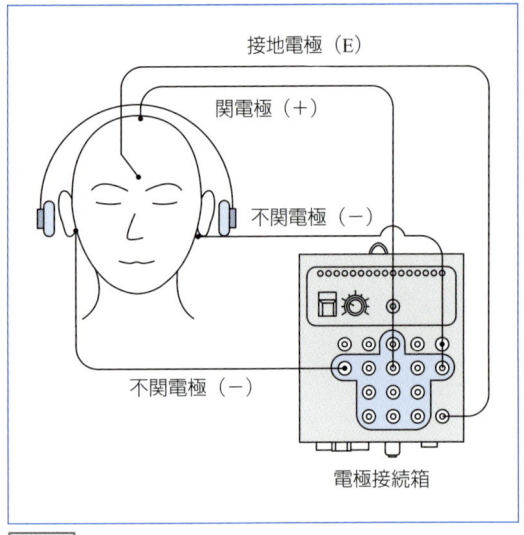

| 図4 | 電極の配置1
関電極：頭頂(Cz)，不関電極：耳朶(A1，A2)，接地電極：前額部 |

| 図5 | 電極の配置2
a. 前額部－乳様突起部
b. 頭頂部－乳様突起部の誘導
この場合音刺激は左耳である．右耳の乳突部をEアースする． |

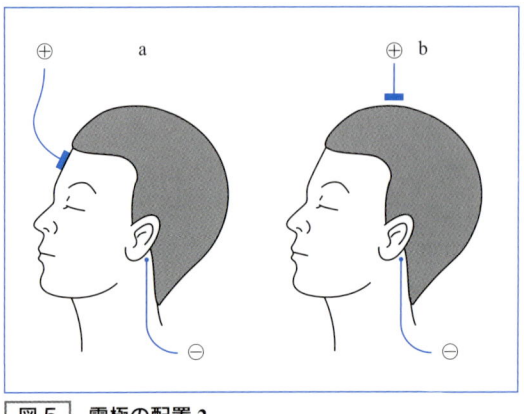

検査の方法

A ABRの記録法・分析法

1 電極の装着と配置

電極の装着部位は代表的な二つの方法を図4，5に示した[4]．（＋）および（－）記録電極をそれぞれ，頭頂部(vertex)と刺激側の乳様突起部(または耳垂)に置き，接地電極(earth electrode)（E）を前額正中部，あるいは非刺激側の乳様突起部(または耳垂)とする．（＋）電極の頭頂部は毛髪のため電極の接着に注意が必要であり，この代わりに前額の生えぎわを用いることも多い(図5)．両者の方法に反応に差はない．

電極をつける前には，皮膚をアルコール綿でよく拭く．皿電極に十分な電極糊をつけて装置させる．電極抵抗(インピーダンス)は5Ω以下にする．

2 検査する場所：防音室とシールドルーム

ABRは音刺激による検査のため，難聴の検査は防音室で行う．防音室はシールドを行い電気的アーチファクトの混入を防ぐ．

神経学的検査，おもに意識障害症例の脳幹機能検査は他科の病棟，ICU，手術室で行われる．脳死の診断の補助検査としても必要である．このような場合は，暗騒音(部屋に存在する様々な雑音)があるので，強いクリックを与えて記録する．閾値検査は不要で，各波のピークの有無をチェックするだけである．アースをとることができなければABRの記録はできない．

3 記録時の被験者の状態

ABRは脳波の100分の1程度の小さい反応である．被験者を睡眠下にして記録するほうが再現性のよい記録ができる．多忙な臨床では睡眠導入薬を用いる．小児にはトリクロホスナトリウ

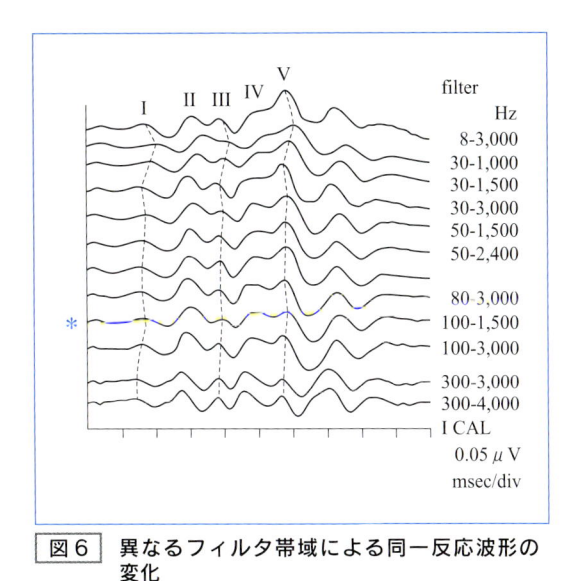

図6 異なるフィルタ帯域による同一反応波形の変化

ム（トリクロリール®シロップ）を 0.5 mL/kg 内服させるか，抱水クロラール（エスクレ®）坐薬を年齢に応じ 250 mg あるいは 500 mg 用いる．成人ではニトラゼパム（ベンザリン®）5〜10 mg を内服させる．

4 フィルタ帯域

フィルタ帯域は，目的とする反応波形を，刺激後に生じる速い波から遅い波の重なり合う混沌とした波の中から必要とする波だけを抽出するために決める．筆者らの場合は 100〜1,500 Hz で記録しているが，日本脳波・筋電図学会の報告によると低域通過フィルタ（low pass filter）は 8〜300 Hz，高域通過フィルタ（high pass filter）は 1〜4,000 Hz までと施設によって様々である（図6）．

遮断特性も 24 dB/oct，12 dB/oct，6 dB/oct と様々である．したがって，フィルタ帯域と遮断特性が異なれば波形に差が生じる．

5 分析時間

通常 10 msec で行う．ただし，難聴があり V 波が強い音刺激ですでに延長している場合は，20〜25 msec にしたほうがより判読しやすくなる．

検査の読み方

A 伝音難聴と感音難聴の ABR の特徴

1 伝音難聴（conductive hearing loss）

I 波から V 波までの波の潜時が遅れ，Latency-Intensity Curve が平行移動し閾値も上昇する（図7a）．

2 感音難聴（sensorineural hearing loss）

高度難聴では無反応となる．しかし多くの中等度感音難聴では強大刺激では I 波〜V 波は正

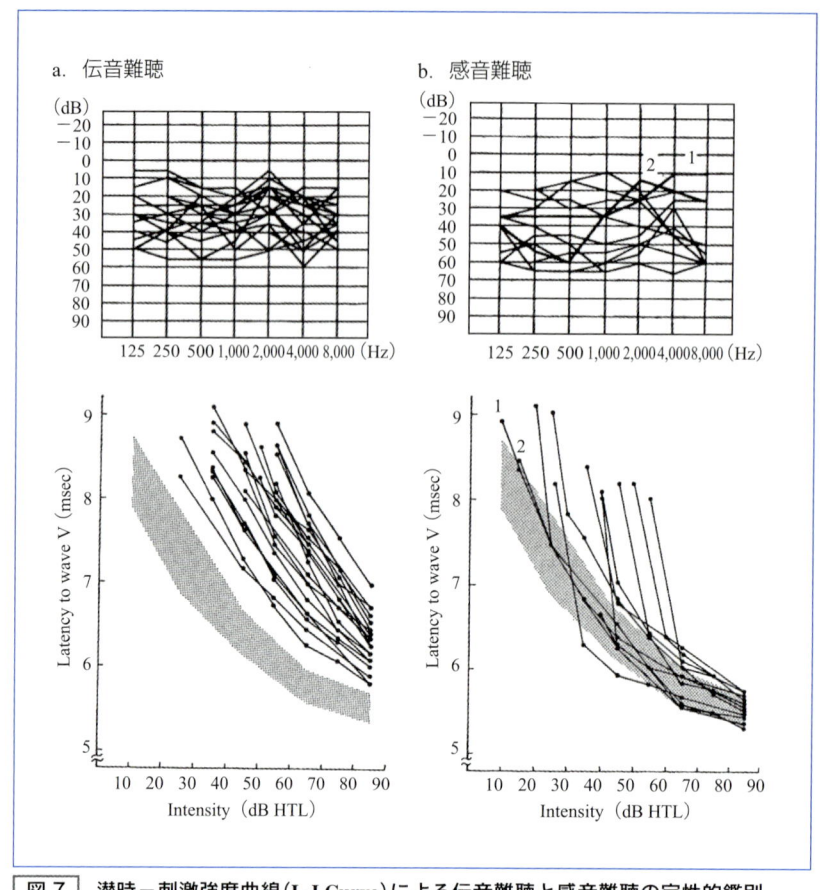

図7 潜時－刺激強度曲線(L-I Curve)による伝音難聴と感音難聴の定性的鑑別

常潜時を示すが，閾値付近ではV波がLatency-Intensity Curveにプロットすると平行移動せず，著しく潜時が延長する．ABRの補充現象と表現している研究者もいる．しかしまれに感音難聴であっても伝音難聴と同様にLatency-Intensity Curveが平行移動する例もある(**図7b**)[5,6].

文献

1) 加我君孝：神経進歩 2002；48：110-127
2) 加我君孝：Clinical Neuroscience 2007；25：455-459
3) 加我君孝：JOHNS 2008；24：952-957
4) 日本光電：脳誘発反応検査装置 MEE4108 取扱説明書
5) 鈴木淳一(監)：ABRマニュアル．篠原出版，1984
6) 加我君孝(編)：ABRハンドブック．金原出版，2000

2. 検査の目的と原理，検査の実際

5）ABR　②骨導 ABR

[目白大学クリニック］坂田英明

検査の目的

　1998 年よりおもに産科で行われてきた新生児聴覚スクリーニングの普及は，先天性難聴の超早期発見とその後の早期療育を可能とした．その後の耳鼻科で行う聴力の精密検査や難聴の確定診断の重要性についてはいまさら言うまでもない．難聴の確定診断での重要な項目には伝音難聴と感音難聴の鑑別がある．先天性難聴の原因が伝音難聴と感音難聴とではその後方向性が大きく異なることになる．

　従来，気導 ABR は出生直後から明瞭な反応を得られるため，難聴の早期診断，脳幹の発達や障害のよい指標になってきた[1]．一方，骨導 ABR は大きなアーチファクトの混入や最大出力の問題から記録は困難であり，限られた症例のみに検査されてきた．しかし，一部の骨導補聴器のなかには，入力端子と出力端子を備えた高出力のものがあり新生児・乳児期に骨導 ABR が可能なものもある[2]．これにより新生児期に伝音難聴か感音難聴かの診断をすることがある程度可能となった．

　現在の骨導 ABR の問題点は，再現性が悪いことと，気導 ABR 同様，特定の周波数の骨導閾値は推定できないこと，マスキングなどである．

検査の原理

A　音響特性

　骨刺激伝導は，直接縦波として外耳道に生じた骨伝導音が卵円窓を介し，内耳へ到達する．

　骨導補聴器は振動という形で出力がされるため，音圧を直接測定できない．出力特性は，入力音圧に対する骨導端子の振動特性として表現される．骨導端子を人工マストイドに規定の力で圧抵し，人工マストイドに加えられるフォースレベルを測定することになる．さらに骨導の音圧レベルと同等に感じる気導の音圧レベルを測定し，聴感補正を行った等価レベルでの特性評価が必要となる．

検査の方法

　通常のヘッドホンを使用し，原則的には睡眠下で ABR を測定する．ABR からの出力音圧を骨導補聴器（WD2001®）の入力端子に入れ，骨導 ABR を測定する．WD2001® の補聴器は，最大 AMSL が 65.1 dB，AG 下限が 65±5 dB である．刺激条件は刺激頻度 10 Hz，刺激回数 1,000 回，

気導 ABR　　　　　　　骨導 ABR

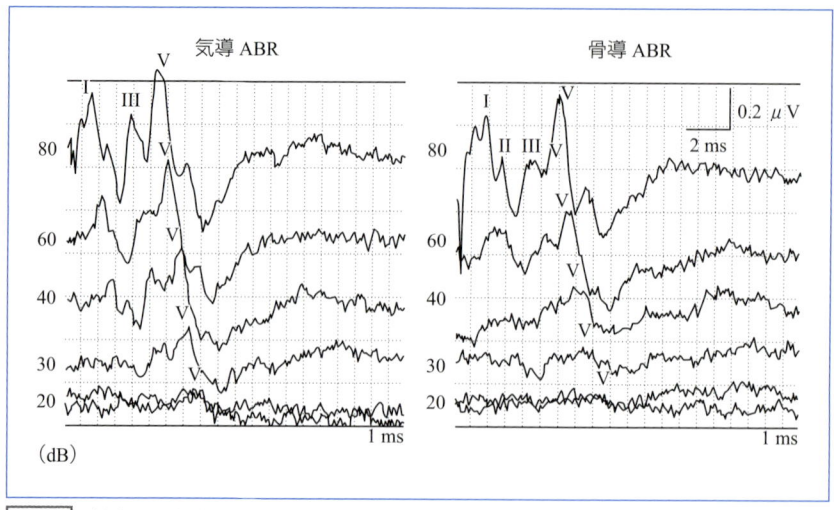

図1 新生児の気導・骨導 ABR（値はすべて SPL）

通常帯域 100 〜 2,000 Hz，刺激音 0.1 ms クリック（ABR 機器：日本光電 / MEB-2200 ニューロパック，骨導補聴器：センサー /WD2001®の場合）としている．

検査の読み方

A 検査の補正

図1に新生児期の骨導 ABR を示す．この表示は sound pressure level（SPL：音圧レベル）であるため，補正を行わなければならない．

まず骨導補聴器の骨導子の力 OFL（output force level）を求める．4,930 型人工マストイドは，骨導補聴器と聴力検査で用いる骨振動子の較正用に設計されている．

続いて，健常な成人が聞こえる OFL の値が必要となる．これは基準等価音圧レベルすなわち RETFL（reference equivalent threshold force level）である．しかし現在骨導では JIS 規格がないため ISO の資料を使用する（表1）[3]．

OFL から RETFL を引いた値が気導でいう hearing level（HL：聴力レベル）に相当する部分である．

B 症例

図2に1か月男児で両側外耳道閉鎖症の気導 ABR と骨導 ABR を示す[4]．気導 ABR，骨導 ABR ともに単位は SPL である．骨導 ABR の場合，OFL は人工マストイドを用いて測定し，RETFL を引いた値が HL に相当する[5]．

骨導 ABR では，I 波の潜時が遅れることと，音圧が低下すると気導 ABR よりも同期性が悪くなるため，睡眠状態やよりよい刺激条件下での検査が要求される．

文献
1) 川城信子：周産期医学 1995；25：1227-1230

表1　ISO の Reference Equivalent Threshold Force Levels for pure tones and bone vibrators

Frequency (Hz)	RETFL(forehead) minus RETFL(mastoid)[1] (dB)	Frequency (Hz)	RETFL(forehead) minus RETFL(mastoid)[1] (dB)
250	12.0	1,600[2]	11.0
315[2]	12.5	2,000	11.5
400[2]	13.5	2,500[2]	12.0
500	14.0	3,000	12.0
630[2]	13.5	3,150[2]	11.5
750[3]	13.0	4,000	8.0
800[2]	12.0	5,000[3]	11.0
1,000	8.5	6,000[3]	11.0
1,250[2]	10.0	6,300[3]	10.0
1,500[3]	11.0	8,000[3]	10.0

1)：Values rounded to the nearest 0.5 dB
2)：Values for these frequencies are interpolated
3)：Values for these frequencies are derived from the results from one laboratory only
（Acoustic-Reference zero for the calibration of audiometric equipment-International Standard ISO，1994 より）

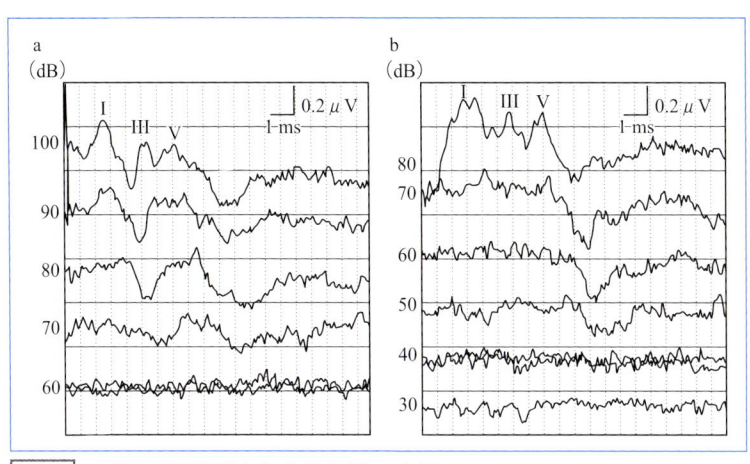

図2　両側外耳道閉鎖症（1か月男児）の症例
　　a．ヘッドホン装用下での気導 ABR
　　b．骨導補聴器装用下での骨導 ABR

2）坂田英明：新生児と ABR．加我君孝（編），ABR ハンドブック．金原出版，1998；124-126
3）Acoustic-Reference zero for the calibration of audiometric equipment-International Standard ISO，1994
4）坂田英明：聴性脳幹反応．加我君孝（編），耳鼻咽喉科診療プラクティス3　新生児・幼児・小児の難聴．文光堂，2001；42-45
5）坂田英明：骨導 ABR が必要なとき．加我君孝（編），新生児聴覚スクリーニング—早期発見・早期教育のすべて．金原出版，2005；31-36

2. 検査の目的と原理，検査の実際

5）ABR ③EABR（電気刺激聴性脳幹反応）

［東京医療センター・感覚器センター，国際医療福祉大学三田病院耳鼻咽喉科］ 加我君孝

検査の目的

電気刺激を使ってABR（聴性脳幹反応）を記録する場合をEABR（electrically evoked auditory brainstem response：電気刺激聴性脳幹反応）という．内耳奇形や内耳狭窄症例に対し，①術前人工内耳の手術適応，②人工内耳術中の脳幹の反応の有無，③術後，人工内耳で脳幹が反応しているかどうかを調べることがおもな目的である．

検査の原理

A 人工内耳手術とEABR

人工内耳のマイクロホンを通して音刺激を与えると，スピーチプロセッサーでAD変換され，その電気信号が人工内耳電極によって聴神経を電気刺激する．その結果，III波とV波が出現する．これをEABRとよんでいる（図1）．このEABRを指標として1歳半以降の先天性難聴児の人工内耳の手術年齢で比較すると，同様な波形を示す．これは脳幹聴覚伝導路が存在していることを示している[1,2]．

検査の方法

検査の方法は以下の3通りに分けることができる．
①針電極は鼓膜を経由し中耳の岬角に設置して電気刺激を行い，ABRを記録する方法
②人工内耳手術で蝸牛の鼓室階に挿入移植した各電極を電気刺激してABR記録する方法
③聴性脳幹インプラント手術の際に電極の設置箇所を求めて蝸牛神経核背側核近傍の脳幹を電気刺激してABRを記録する方法

A 電気刺激の方法

電気的square waveがbiphasic waveを使用する．電流量はμAのオーダーである．原理は気導ABRと変わらないが電極の配置が異なる（図2）．

B EABRの特長

蝸牛神経あるいは蝸牛神経核を刺激し，かつ電気刺激による電気的アーチファクトが混入するためIII波とV波がおもに記録される（図3）．

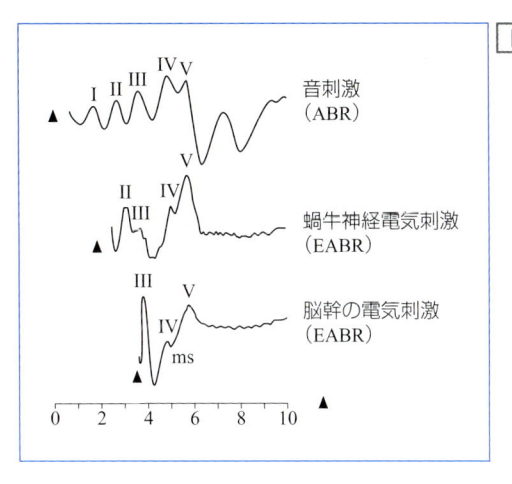

図1 ABRとEABRの波形の比較

ABRは音刺激によって得られた波形で，EABRは人工内耳を介して生じた反応で蝸牛神経が刺激されているためⅢ波とⅤ波が出現する．

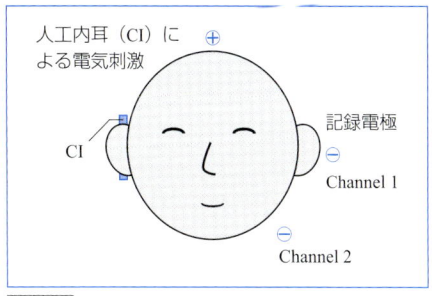

図2 EABRの電極の配置

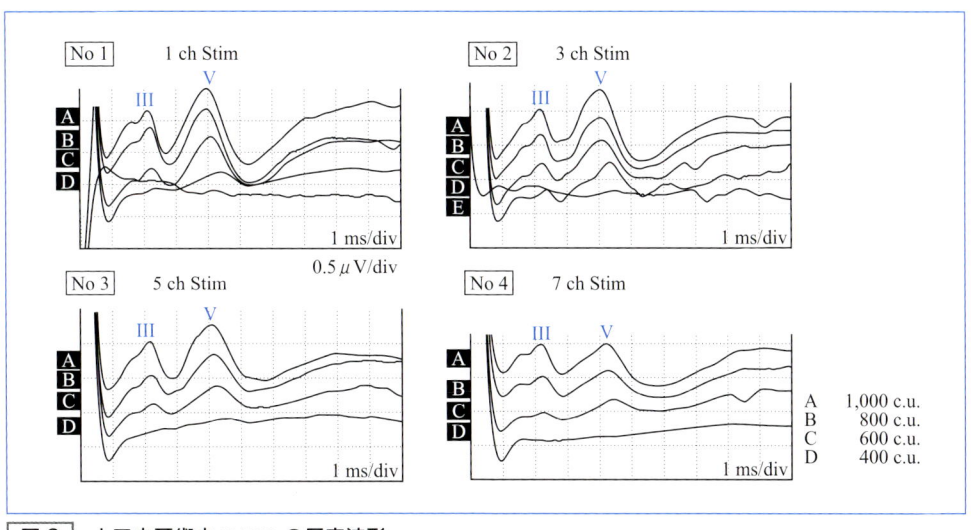

図3 人工内耳術中EABRの反応波形

気導ABRは無反応であったが，EABRは正常脳幹反応を示す．A〜Dは刺激電極を下げている．

C 人工内耳電極刺激によるEABR

人工内耳の各電極を刺激して記録することができる．この場合，刺激電極側の乳様突起部に(−)の記録電極を，前額部に関電極(+)を置き，反対の乳様突起部にアースを置く．

一方，人工内耳手術時の術中EABRの記録は，記録電極(−)は針電極を用い，非術側の乳様突起部に設置し，前額部に関電極(+)とアース(E)電極を置く．図3に例を示した．幼小児の人工内耳手術にはEABRが重要な役割をしている．

D 聴性脳幹インプラントの電極のモニターとしてのEABR

聴性脳幹インプラント(auditory brainstem implant：ABI)は，わが国では成人のNFⅡ(neurofibromatosis type 2；神経線維腫症Ⅱ型)患者に試みとして行われているだけであるが，ヨーロッパやトルコでは蝸牛神経無形成や髄膜炎後遺症による内耳の骨化例に対しても行われている．筆者は

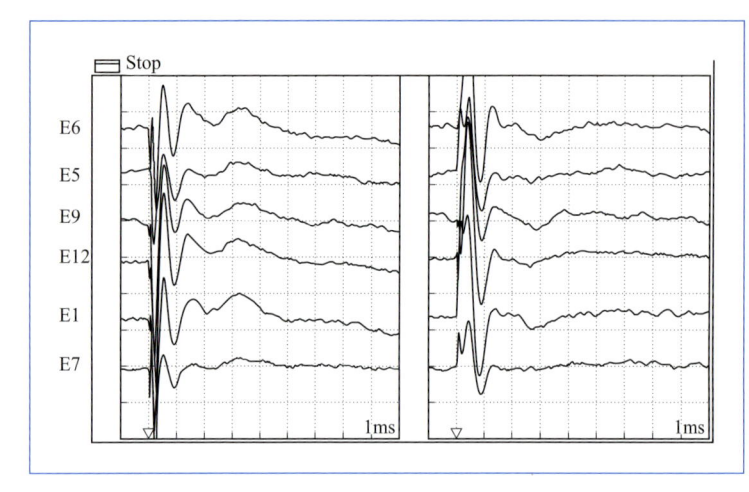

図4 脳幹インプラントのEABR
E1～E12は量子電極の位置を示す．

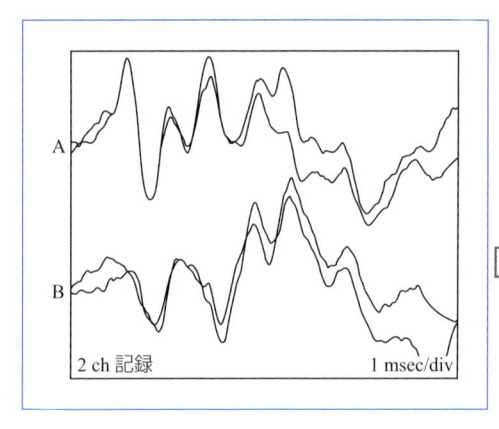

図5 両耳の同時気導ABR記録波形の場合
A．右刺激，右耳後部記録（正常ABR）
B．右刺激，左耳後部記録（I波が記録されない）．人工内耳術中のEABRの記録方法と電極配置が同じである．

脳外科と組んで成人に対して取り組んできた．この手術では電極を脳幹のどこに移植するかが最大の鍵である．ダミー電極を用いて蝸牛神経核の近傍にある脳幹の表面に置いて移植させながらEABRを記録して，よい反応の得られるところを探す．そこにシート状に並べた12個の電極を移植する．図4に例を示した[3]．

検査の読み方

図5にEABRと同じ電極配置にした場合の気導ABRを示した．すなわち，音刺激と反対側耳に記録電極（−）を置いた場合で，III波とV波が記録される．EABRもIII波とV波が記録されるので比較するとわかりやすい．刺激電流はcurrent unit（c.u.）で1,000 c.u.から記録し，序々にc.u.を下げて閾値検査を行う．1,000 c.u.で反応が乏しい場合はより大きいc.u.で刺激する．

文献
1) Gordon KA, Papsin BC, et al. : Ear Hear 2003 ; 24 : 485-500
2) Sharma A, Dorman MF, et al. : Ear Hear 2002 ; 23 : 532-539
3) 加我君孝：先端医療シリーズ35 耳鼻咽喉科・頭頸部外科学の最新医療．先端医療技術研究所，2005：289-291

2. 検査の目的と原理，検査の実際

6）チャープ ABR

[日本大学医学部耳鼻咽喉・頭頸部外科学分野] 増田　毅
[東京医療センター・感覚器センター，国際医療福祉大学三田病院耳鼻咽喉科] 加我君孝

検査の目的

チャープ（Chirp）とは英語で小鳥や虫などの鳴き声という意味をもつ．チャープ音は蝸牛基底板に音が伝わる時間差を調節し作製された音である．チャープの聴覚電気生理学への最初の報告は Shore & Nuttall が 1985 年にモルモットを用いて cochlear traveling wave delay を利用して複合活動電位（compound action potential）の振幅を検討し[1]，人間においては 1988 年に Neely らが OAE と ABR においてトーンバーストを用いた潜時の検討をしている[2]．チャープの特徴は蝸牛基底板に伝わる音のとき間的位相を調節し，ABR 波形の振幅を大きくすることができたため，判定がむずかしい閾値付近での描出が鮮明になる．わが国では平成 24（2012）年 4 月に，チャープを搭載した ABR 測定機器が厚生労働省の認可を取得し，これから臨床応用される段階にある．

検査の原理

A　基底板の進行波と ABR 波形

前庭窓から内耳に伝わった音は蝸牛に入り，基底回転から順に頂回転へと伝わる過程においてわずかな時間差が生じている（図1）．蝸牛基底板の進行波の研究は 1949 年，Békésy が屍体の蝸牛を観察した研究から始まり[3]，現在では外有毛細胞の active process が明らかになり，OAE に応用されている．クリック刺激によって形成された ABR の反応波形を周波数別に分析すると，図2 のように 500，1,000，2,000，4,000 Hz のそれぞれが異なる潜時をもつ波形の集まりだということがわかる．

図1　蝸牛基底板の進行波

B　チャープ音の作製

1 cochlear travel time：delay model

チャープ音は周波数成分ごとに反応する V 波のピーク潜時が等しくなるように調節

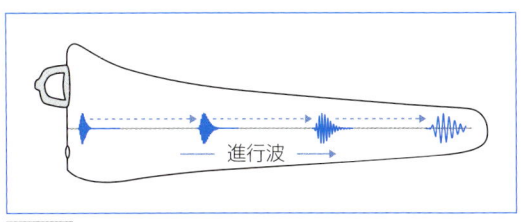

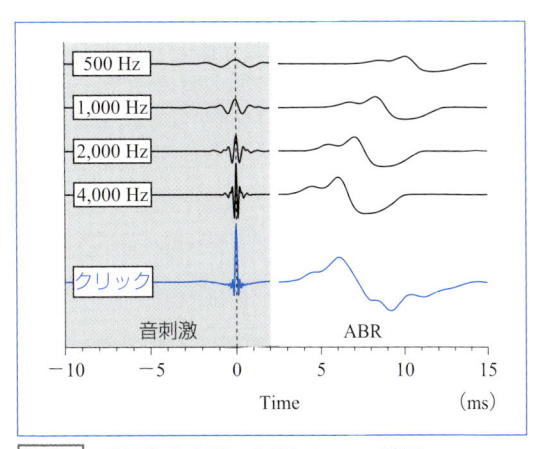

図2　周波数成分別に分析した ABR 波形

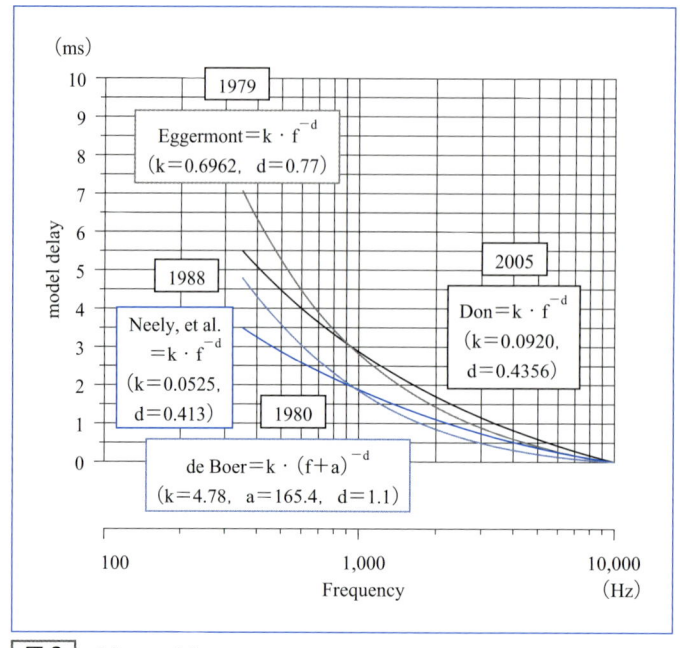

図3 delay model

された音であり，チャープ音の作製に必要なのが delay model である．蝸牛基底板に伝わる音の潜時に関してはこれまで様々な delay model が研究されており[2,4〜6]（図3），Elberling らはこれらの計算式を元に，ASSR を用いて最適なチャープ音の検討を行っている[7]．

2 潜時の調節

チャープ音は蝸牛基底板に伝わる時間の位相を delay model を元に計算し作製する．つまり進行波が届くのに時間がかかる頂回転ほど刺激音の位相を速くし，基底回転に近い部位ほど遅くする．こうすることで各周波数成分に対応する波形のピークが同時期に重なり，波形が大きく描出される（図4）．

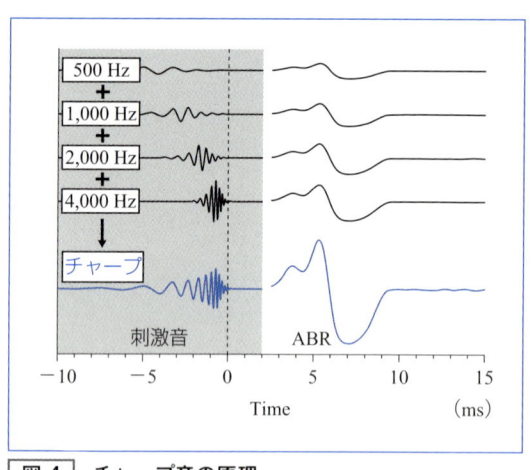

図4 チャープ音の原理

検査の方法

A 電極の設置

電極の設置は通常の ABR と全く同じである．導出用関電極は前頭部および音刺激側の耳後部

に接着し，接地電極を前額部に接着する．

B 刺激音の諸条件

1 刺激頻度と加算平均

通常 ABR を記録する場合の刺激頻度は 10～15 回 / 秒を用いるが，チャープ ABR では 40 回 / 秒程度の刺激頻度で記録を行う．刺激頻度が遅いほうが V 波の振幅は大きくなるが検査に時間がかかり，また刺激頻度を速くすれば検査時間は短くてすむものの，V 波の振幅は減少する．チャープ ABR はおもに閾値の判定を行うために用いることから，V 波の振幅に影響を与えず，かつ検査時間の短縮を図れるよう通常の ABR よりも速い 40 回 / 秒程度の刺激頻度を用いるのが一般的である．

刺激頻度が速いため，加算回数は 2,000 回程度を用いて信号対雑音比を十分に改善し，明瞭な反応波形を記録する．

2 帯域通過フィルタ

フィルタ通過帯域は通常の ABR と同じで 2.0～3,000 Hz とする．

検査の読み方

A チャープ ABR のメリットと問題点

チャープ ABR の結果の判定には以下のメリットと問題点を理解したうえで行うことが望ましい．

1 メリット

V 波の振幅が大きくなるため，閾値の判定がしやすい特徴がある．低音域の反応を検知することが可能であるため，低音域に残聴がある場合に反応を検出することができる．刺激頻度を速くしても閾値の判定には臨床上問題ないため，検査時間を短縮することが可能である．

2 問題点

刺激音の時間的位相を調整しているため，潜時を判定するには適していない．刺激頻度が速いため各波成分の分離が悪く，聴神経腫瘍や脳幹梗塞など病巣責任部位の局在診断には適していない．

B 健常成人の ABR —クリックとチャープの音刺激比較—

図 5 は聴覚が正常な成人に行った ABR である（刺激頻度 44.1 回 / 秒，加算回数 2,000 回，帯域通過フィルタ 3.3～3,000 Hz）．刺激頻度が速いため，通常の ABR より各波成分の分離が悪いが，閾値に近い小さい音圧ほどチャープを用いて測定した ABR のほうが，クリックを用いて測定した ABR より V 波がより鮮明に描出されている．

C チャープ ABR の今後の展開

チャープ ABR はその特徴から，乳幼児の聴覚スクリーニングに有用である[8]．また，聴性定常反応（auditory steady state response：ASSR）の刺激音として利用することで，信号対雑音比が向

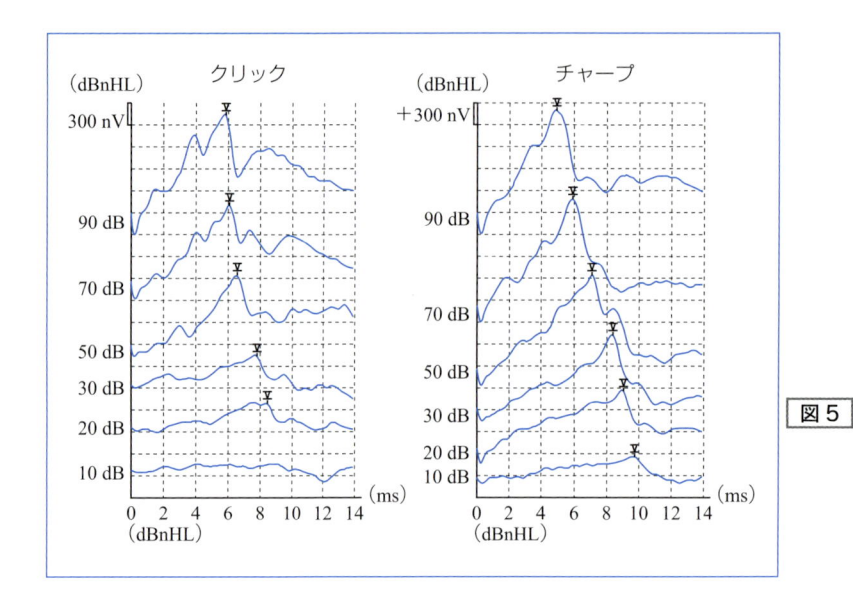

図5　ABR波形，クリックとチャープの比較
チャープ音を用いて測定すると，10 dBでも明瞭な反応が得られることがわかる．

上し，検査時間の短縮，500 Hzの聴力検出能力が改善したとする報告がある[7]．周波数特異性のあるABR刺激音として，トーンバースト刺激よりすぐれた周波数特異性を有する反応を得ることが可能であり，すでにNarrow Bandチャープとして臨床応用されている[9]．

このようにチャープABRの利用範囲は非常に広く，わが国でも今後難聴の診断に大きく寄与するものと考えられる．

文献

1) Shore SE, Nuttall AL：J Acoust Soc Am 1985；78：1286-1295
2) Neely ST, Norton SJ, et al.：J Acoust Soc Am 1988；83：652-656
3) Békésy G von：J Acoust Soc Am 1949；21：245-254
4) Eggermont JJ：Scand Audiol Suppl 1979；9：129-139
5) Don M, Kwong B, et al.：Otol Neurotol 2005；26：711-722
6) de Boer E：Hear Res 1980；3：109-131
7) Elberling C, Don M, et al.：J Acoust Soc Am 2007；122：2772-2785
8) Cebulla M, Stürzebecher E, et al.：J Am Acad Audiol 2007；18：725-738
9) Elberling C, Don M：J Acoust Soc Am 2010；128：2955-2964

2. 検査の目的と原理，検査の実際

7）AABR（自動聴性脳幹反応）

[東京医療センター・感覚器センター] 新正由紀子

検査の目的

　小児の聴覚障害は早期発見および早期療育が望ましいが，難聴は外見に現れる障害ではないため，発見が遅れがちで，従来は発語の遅れから2歳以降に発見されることが多かった．しかし近年欧米で，聴性脳幹反応（ABR）あるいは耳音響放射（OAE）に自動判定機能をもたせた聴覚スクリーニング用の機器が開発され，多数の小児を対象にしても，短時間で正確性が高い検査を行うことが可能となった．欧米では1990年代よりこれらの方法を用いて新生児に聴覚スクリーニングを行うことが広まり，アメリカでは現在95％以上の新生児が聴覚スクリーニングを受けている状況にある．

　日本においては，厚生労働省により平成12年度にモデル事業として予算化され，一部の自治体で試験的に開始されたが，全国的に国の補助で実施されるまでには至らず，モデル事業は平成16年度で終了となった．現在も自治体としてスクリーニングを実施しているのは，岡山県，秋田県，埼玉県など一部自治体に限られている．

　その一方で，産科分娩施設での聴覚スクリーニング機器導入件数は増加しており，日本産婦人科医会の平成17年の調査によれば，分娩施設の約60％が聴覚スクリーニング機器を保有していた[1]．現在日本では，これらの分娩施設における，自費診療での新生児聴覚スクリーニング検査が多い状況となっている．

　新生児聴覚スクリーニングに使用されている測定法は，ABRを用いた方法とOAEを用いた方法に大別される．専門的な知識がなくとも検査ができ，簡単な操作でpass（パス），refer（要再検査）という形で結果が示される．ここではABRを用いた自動聴性脳幹反応（automated auditory brainstem response：AABR）について述べる．

検査の原理

　ハーバード大学耳鼻科のThorntonは，難聴の有無を自動的にチェック可能なAABRのアルゴリズムを考え，それをアメリカのNatus®社が製品化したのが始まりである[2]．2012年6月現在，日本で販売されているAABR検査機器は4社5機種となっている（表1）．それぞれの会社により独自のアルゴリズムで自動解析を行っており，どの機種もデフォルトの刺激音圧は35 dBnHLとなっている．

　現在わが国で最も多く使用されているNatus®社のネイタスアルゴ®を例にあげる．35 dBnHLのクリック音を耳から聞かせ，脳幹から発せられる聴性脳幹反応を誘導し検出する．誘導部位は前額部と後頭部と肩（または頬部）を使用する（図1）．検出したABR波形の情報を二項サンプリ

表1 現在国内で販売されているAABRを用いた新生児聴覚スクリーニング用機器

機器名	メーカー	輸入販売元
ネイタスアルゴ® 5 ネイタスアルゴ® 3i	Natus	アトムメディカル
ABaer®	Bio-logic	ガデリウス
エコースクリーンII MAAS	Natus	日本光電
MB 11	MAICO	オーティコン

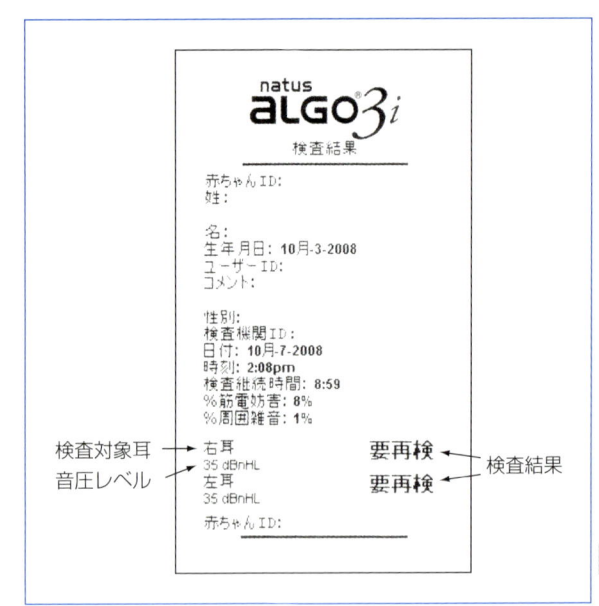

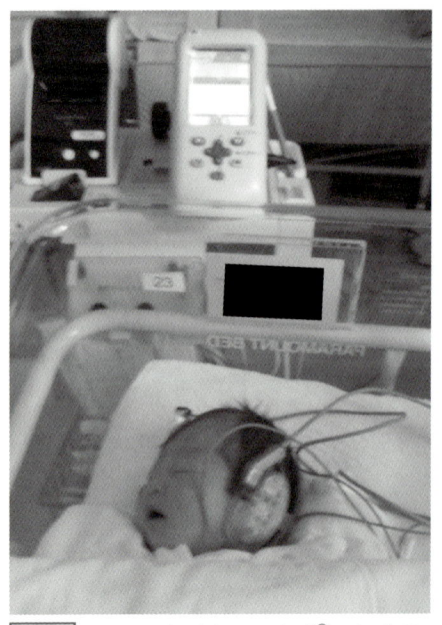

図1 AABR ネイタスアルゴ® 3i による新生児聴覚スクリーニング検査の実際

図2 AABR ネイタスアルゴ® 3i の結果例
両耳とも要再検査の結果であった．

ング法で処理し，装置に内蔵した生後6か月までの正常児のABR波形テンプレートと比較統計処理を行い，類似性の程度を示す尤度比（LR値：likelyhood ratio）を算出する．LR値が設定値160を超えると聴性脳幹反応が存在すると判断し，「PASS」と表示する．クリック音の回数が15,000回までにLR値が160に達しないときは，「REFER」と表示される（図2）．

検査の方法

A 聴覚スクリーニング検査に関する啓蒙，保護者への説明と同意

妊娠中，あるいは分娩後の早い時期に，新生児聴覚スクリーニングに関する説明を行う．その内容は，発見される聴覚障害の頻度，早期発見・早期支援の重要性，検査の非侵襲性，検査結果が「要再検査」時の対応を含むものとする．同時に，文書による同意を得る．スクリーニングに関するパンフレットを渡すことも望ましい．厚生労働科学研究子ども家庭総合研究事業「新生児

聴覚スクリーニングの効率的実施および早期支援とその評価に関する研究」班により，使用文例が作成され，インターネット上で公開されている[3]．

B 検査の実施時期

聴覚障害児の早期診断・早期支援を行うためには，早期に検査を行う必要がある．AABRによる検査は，従来からの聴覚生理検査法とは異なり，防音室や催眠鎮静剤の投与が不要で，自然睡眠下または安静時に実施することができる．出生した病院に入院中であれば，検査の機会を多く得られるため，入院中に検査を実施することが望まれる．また，もし1回目の検査で「要再検査」の結果となった場合，入院中に日を改めて再検査を行うためには，初回は生後2～4日目に実施するのが適当である．何らかの事情で入院中に検査を行うことができなかった場合には，生後1か月以内に実施するのが望ましい．成長に伴い覚醒時間が長くなり，睡眠していても少しの刺激で覚醒してしまうからである．

C 検査の担当者

新生児についての一般的知識と新生児聴覚検査の意義について理解している者が検査を担当するのが望ましい．具体的には医師，臨床検査技師，言語聴覚士，助産師，看護師が適任である．慣れた検査者が検査するほうが要再検査率は低くなるため，検査を担当する者はできるだけ少人数に限定することが望ましい．

D 測定方法

ネイタスアルゴ®，ABaer®，MAASの場合は，電極を前額部（感電極），後頸部（不関電極），肩または頬（アース）に貼り，両耳にディスポーザブル・イヤホンをつけて測定を行う．MB11の場合は，使い捨てではないイヤホン（BERAフォン）を使用している．いずれの機器も，ベッドサイドで測定可能であるが，なるべく静かな環境下で，哺乳直後などの熟睡時に検査を行うほうがよい．接触抵抗が高くならないように，皮膚を清拭後に電極を添付する．測定時間は約5～10分である．

検査の読み方

AABR検査では，「PASS」あるいは「REFER」と結果が表示される．聴覚検査を実施した医療機関は，その実施年月日，検査法および検査結果を母子健康手帳に記載する．

A 「パス」の場合の対応

AABR検査の感度は理論的には99.96％とされ，結果が「パス」であれば，検査時点では聴力に異常がないとしてよい．しかし，進行性難聴，遅発性難聴や中耳炎・ムンプスなどによる難聴を退院後に発症する可能性もあるため，今後も聴覚の発達に注意が必要であることを説明する．特にハイリスク児の場合は，3歳頃までは定期的に聴覚のチェックを受けることが望ましい．

B 「要再検査」の場合の対応

35 dBで「要再検査」の場合，退院時までに日を変えて再検査をする．検査機器によっては音圧を変更できるものもあるので，適宜音圧を上げて再検査を行うことも可能である．施設の状況

によっては，退院後や生後1か月検診の際に再検査を行う場合もある．AABR検査の要再検査率は，厚生労働科学研究で1998年から約20,000人の新生児にスクリーニング検査を実施した結果では，両側要再検査率0.4％，片側0.6％であった[4]．

複数回検査を実施した結果「要再検査」であった場合には，速やかに精密検査機関へ紹介する．「要再検査」例の保護者への説明は，必ず医師が行う．「要再検査」の結果は直ちに聴覚障害を意味するものではないこと，反応が不十分なために小児の聴覚の専門医において精密検査を受ける必要があることを，よく理解してもらうことが重要である．

精密検査機関において聴覚障害が診断された場合には，自施設で療育・指導を行っている場合を除き，速やかに難聴児通園施設や聾学校教育相談部などの専門指導機関に紹介する．小児の聴覚は成長に伴い変動する可能性も高く，指導機関に紹介したあとも，定期的に聴覚の経過を観察していくことが重要である．

⊞ 文献
1) 新生児聴覚スクリーニング検査に関する実態調査報告．日本産婦人科医会，2006；9
2) Marsh RR：小児耳 2002；23：1-8
3) 厚生労働科学研究子ども家庭総合研究事業．新生児聴覚スクリーニングの効率的実施および早期支援とその評価に関する研究班(主任研究者　三科　潤)．新生児聴覚スクリーニングマニュアル．2007；資料7
4) 三科　潤，多田　裕：新生児期の効果的な聴覚スクリーニング方法に関する研究．平成13年度厚生労働科学研究子ども家庭総合研究事業報告書．2001；258-265

2. 検査の目的と原理，検査の実際

8）ASSR（聴性定常反応）

[山形大学医学部耳鼻咽喉・頭頸部外科] 伊藤 吏

検査の目的

　乳幼児の聴力評価は聴性行動反応聴力検査（behavioral observation audiometry：BOA）や条件詮索反応聴力検査（conditioned orientation response audiometry：COR）などの心理学的手法と聴性脳幹反応（ABR）や聴性定常反応（auditory steady-state response：ASSR）などの電気生理学的な他覚的聴力検査を組み合わせて施行し，これらの結果から総合的に判断することが原則である．しかし，最近では新生児聴覚スクリーニングが普及し，いわゆる 1-3-6 ルール，すなわち生後 1 か月までにスクリーニングを終え，生後 3 か月までに難聴の程度を評価し，生後 6 か月までには医学的・療育的介入を開始することが推奨されており，このような COR の適応年齢に満たない難聴児に対して他覚的聴力検査の役割は大きなものとなっている．これまで小児に対する他覚的聴力検査はクリック音刺激による ABR がゴールドスタンダードであったが，低中音域の聴力評価が困難であり周波数特異性も低いという問題から補聴器のフィッティングには適さなかった．これに対して ASSR では周波数特異性の高い振幅変調音を刺激音として用いることにより周波数ごとの聴力を推定することができ，乳幼児の聴力評価や補聴器フィッティングに対する応用が期待されている[1]．本項では ASSR の原理，方法，結果の読み方についてこれまでの研究データも合わせながら説明する．

検査の原理

A　聴性定常反応（ASSR）とは

　誘発反応において繰り返し頻度の高い刺激では各反応波形が干渉し合って一定振幅の正弦波状の反応波形となる．このような高頻度刺激による誘発電位は定常状態誘発反応（steady-state response：SSR，または steady-state evoked potential：SSEP）とよばれ，音刺激を用いた場合 ASSR とよばれる．臨床的には，Galambos ら[2]がトーンピップを用いて 40 Hz event related potential（40 Hz ERP）として報告したのが最初であるが，ERP という用語は感覚刺激に伴う心理過程により惹起される長い潜時の誘発反応に対して用いられるものであることから，後にこの反応は 40 Hz ASSR とよばれるようになった．現在，ASSR を応用した他覚的聴力検査システムで市販されているものは Bio-Logic 社の Navigator® Pro と GSI 社の Audera® の二つあるが各々刺激音や解析方法などが異なっている．

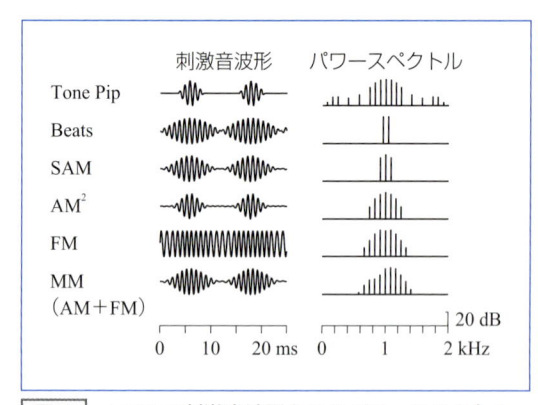

図1 ASSRの刺激音波形とそのパワースペクトル

AM^{2}やMMはSAMに比較して周波数特性が低い．

（Picton TW, John MS, et al．：Int J Audiol 2003；42：177-219 より改変）

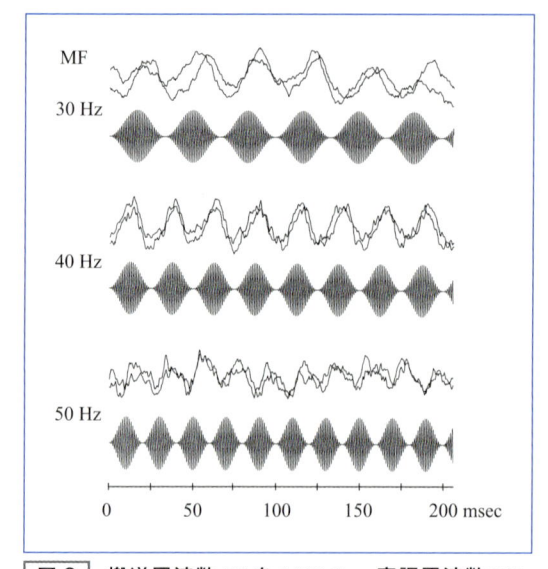

図2 搬送周波数CFを1,000 Hz，変調周波数MFをそれぞれ30，40，50 Hzとした際のSAM波形（各下段）とASSR波形（各上段）

反応波形はSAMの振幅変調に一致した正弦波状を呈し，AMFRとよばれる．

B ASSRの刺激音と反応性

　ASSRはクリック音で最もよく誘発されるが，その周波数特異性の低さから周波数ごとの聴力レベルを推定するには適していない．図1にASSRで用いられる刺激音とそのパワースペクトルを示すが，刺激音の基本となるのは正弦波的振幅変調音（sinusoidally amplitude modulated tone：SAM）であり，SAMにより誘発されるASSRを変調周波数追随反応（amplitude-modulation following response：AMFR）とよぶ（図2）．SAMはトーンピップと比較して高い周波数特異性を示すが，反応の出現性がやや劣ることから，市販の測定機器では正弦波的振幅変調を二重にかけたAM^{2}や振幅変調と周波数変調（frequency modulation：FM）を同時にかけた混合変調（mixed modulation：MM）が用いられている．MMおよびAM^{2}はより大きな反応を得るために工夫された刺激音であり，SAMに比較して10～20％大きな反応が誘発されるといわれている[3,4]．しかし，これらによるASSRはAMFRに比較して周波数特異性が劣るので，1990年頃より独自に解析ソフトを開発し臨床応用してきたわれわれは[1,5]，一貫してSAMを用いてきた．SAMのパワースペクトルは，搬送周波数（carrier frequency：CF）をfc（Hz），変調周波数（modulation frequency：MF）をfm（Hz）とした場合，fc-fm（Hz），fc（Hz），fc+fm（Hz）に3本の急峻なパワーを有するものとなる（図1）．例としてCFを500 Hz，MFを80 Hzとした場合，420 Hz，500 Hz，580 Hzにパワーを有することになり，パワースペクトルの周波数幅は160 Hzとなる．一方，CFは500 HzのままでMFを40 Hzとした場合は460 Hz，500 Hz，540 Hzにパワーを有し，パワースペクトルの周波数幅は80 Hzとなる．すなわち，刺激音のMFが大きいほど周波数特異性は低くなり，その影響はCFが低いほど大きくなる．

　必要な加算回数を減らし検査時間を短縮するためにはFMやMMも有効ではあるが，周波数特異性を考慮した場合，SAMまたはAM^{2}を用いることが実地臨床では妥当と考える．市販の検

査機器ではソフトウェアのバージョンによって MM や AM^2+FM が初期設定になっており注意が必要である.

C　ASSR の解析

ASSR は刺激頻度, すなわち MF に一致した正弦波状の波形を呈することから高速フーリエ変換(fast Fourier transformation：FFT)を応用した自動判定が採用されている. FFT は反応波形のパワースペクトルを計算するのに用いられるものであるが, ASSR の解析法としてはパワースペクトル解析と位相スペクトル解析(phase coherence analysis)の二つが用いられている. 解析法の詳細については文献1を参照いただきたい.

D　変調周波数による ASSR の特徴

刺激音の MF によって ASSR の出現性は大きく異なってくる. 覚醒時においては MF が 40 Hz 前後の場合(40 Hz ASSR)に良好な反応が得られ, 睡眠時においては MF が 80〜100 Hz(80 Hz ASSR)によい反応が得られる. 40 Hz ASSR は睡眠により反応の低下が生じる上位脳幹〜聴皮質由来の反応とされ, Galambos ら[2]は 40 Hz ASSR の起源は聴性中間反応(MLR)であると報告した. これに対し 80 Hz ASSR は睡眠によっても反応低下が起こらない下位脳幹であると考えられる[1]. このことから 40 Hz ASSR は steady-state version of MLR, 80 Hz ASSR は steady-state version of ABR とよばれる. 市販の検査機器では Audera® は 40 Hz ASSR, 80 Hz ASSR ともに測定が可能であり, 睡眠および覚醒どちらの状態でも使用できる. 一方, Navigator® Pro では MF = 80〜100 Hz(80 Hz ASSR)がデフォルト設定となっており, 40 Hz ASSR を測定したい場合には research version のソフトウェアをインストールする必要がある. われわれの検討では Navigator® Pro をデフォルト設定のままで成人覚醒時の検査を行った場合には反応閾値が大きくなり, 結果の解釈には注意を要する[1].

検査の方法

A　睡眠時検査

新生児・乳幼児の ASSR において良好な反応を得るためにはトリクロホスナトリウム(トリクロリール®シロップ)内服や抱水クロラール(エスクレ®)坐剤を用いた鎮静を行い, 可能な限り背景ノイズを低減させた状況で検査を行うことが望ましい. 自然睡眠で検査を行った場合, 背景ノイズが大きく ASSR 閾値が悪く出てしまうばかりか, 中途覚醒で検査が完遂できない場合には再検査となり保護者の負担も大きくなる. 子どもを早朝に起こして午前中は体を動かして遊ばせ, 昼寝の間に検査を予定するのがよい.

B　電極

電気抵抗は 10 kΩ 以下になるようにするのが望ましい. そのためには電極設置に先立ってクレンジングフォーム, 皮膚前処理剤などを用いて皮膚の油脂をよく落とさなければならない. その後, 電極糊を皮膚に塗布し, 続いて皿電極にやや盛り上げるように付けて, 接着する皮膚との間に隙間が生じないように固定する.

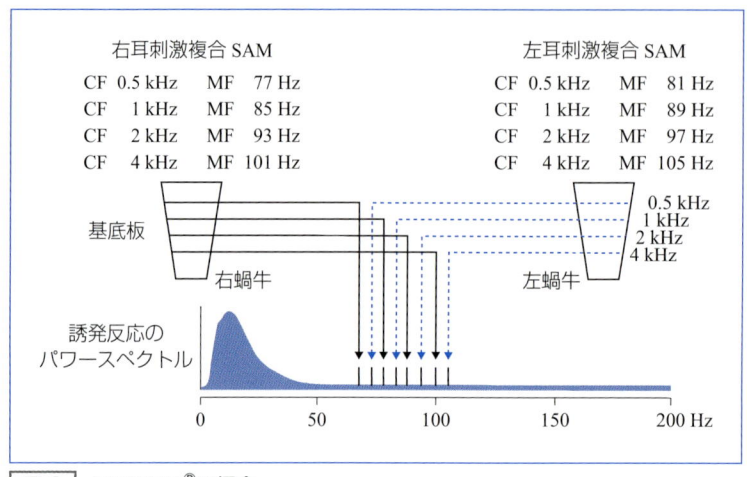

図3 MASTER®の概念

C ヘッドホン，イヤホンの装着

Navigator® Pro ではインサートイヤホンによる音刺激が標準であるが，イヤホン挿入の刺激で被検者が覚醒してしまったり，寝返りでチューブが折れたりするなどの問題があり，われわれはヘッドホンを用いて検査を行っている．新生児や乳児では頭囲が小さいためヘッドホンが両耳に密着するように工夫して固定する必要がある．

D 加算回数と検査時間

Navigator Pro®では Lins ら[6]により開発された multiple simultaneous stimulation technique とよばれる手法を応用したソフトウェア MASTER®（Multiple Auditory Steady-State Response）を用いて検査時間の短縮を図っている．この方法では 500, 1,000, 2,000, 4,000 Hz の 4 つの CF を 80 ～ 100 Hz の 4 種の MF で振幅変調し，ミキシングしてできた複合 SAM（バージョンによっては複合 AM[2]）を刺激音として利用する．複合 SAM はコルチ器のそれぞれの CF に応じた部位を刺激するが，頭皮上から記録した反応波形のパワースペクトルでは各々の MF に一致した周波数成分のパワーが大きくなるので，各周波数の反応の有無が一度に判定できる（図3）．さらに左右に与える振幅変調音の MF は少しずつ変えてあるので，MF は左右で 8 周波数となり，MASTER® はこの 8 種類の SAM で同時に刺激して短時間で閾値検査を行おうとするシステムである．しかし実際に検査を行ってみるとデフォルト設定である一音圧当たりの加算回数 32 sweeps（約 10 分）では音刺激開始から検査終了まで平均で約 1 時間を要し，症例によっては検査を完遂できない場合があることを経験している．われわれの検討では，鎮静小児において加算回数の増加は背景ノイズを減少させたものの，ASSR 閾値と聴力レベルの差（difference score：DS）の平均および標準偏差に変化は認めず，精度向上には寄与しなかった．鎮静下の小児における ASSR 検査では 16 sweeps の加算回数で安定した閾値を得ることができ，従来のデフォルト設定に比較して短時間で検査を行うことが可能であると考えられた[7]．

これに対して Audera®は一周波数ずつの検査であるが，自動検査モードでは反応が検出されたら加算を終了し，音圧を 20 dB 下げて加算．そこで反応がなければ音圧を 10 dB 上げて検査をするという最短で閾値を同定できる工夫を施し，検査時間の短縮を図っている．

表1 聴力レベルと 80 Hz ASSR 閾値の差

Study	年	数	対象	音	解析	0.5	1	2	4 kHz
Aoyagi	1994	20	N	AM	P	34 ± 15	29 ± 14	30 ± 15	9 ± 14
Rance	1995	60	NH	MM	P	20 ± 7	13 ± 6	16 ± 5	10 ± 4
Lins	1996	15	N	AM	F	14 ± 11	12 ± 11	11 ± 8	13 ± 11
Picton	1998	10	N	AM	F	21 ± 9	26 ± 13	18 ± 13	20 ± 10
Rance	1998	108	H	MM	P	6 ± 7	4 ± 6	3 ± 6	6 ± 7
Aoyagi	1999	125	H	AM	P	15 ± 15	4 ± 13	9 ± 16	2 ± 14
Herdman	2001	10	N	AM	F	14 ± 10	8 ± 7	9 ± 8	15 ± 9
Perez-Abalo	2001	40	H	AM	F	12 ± 11	13 ± 9	10 ± 10	13 ± 10
		43	N	AM	F	13 ± 15	7 ± 15	5 ± 15	5 ± 16
Dimitrijevic	2002	45	NH	MM	F	14 ± 11	5 ± 9	5 ± 9	9 ± 10
Herdman	2003	29	H	AM	F	14 ± 13	8 ± 9	10 ± 10	3 ± 10
Rance	2002	184	H	MM	P	6 ± 9	6 ± 7	4 ± 8	3 ± 11
					平均	11.8	7.5	7.7	5.8

N：normal, H：hearing-impaired, AM：amplitude modulation, MM：mixed-modulation, P：phase, F：F -test of power spectra
（Picton TW, John MS, et al. ：Int J Audiol 2003；42：177-219 より改変）

検査の読み方

A ASSR 閾値から聴力レベルの推定

表1は Picton ら[8]がまとめた各報告者による聴力レベルと 80 Hz ASSR 閾値の差（DS）である．対象はいずれも幼児で，聴力正常児も難聴児も含まれている．DS はおおむね 10 dB，標準偏差も 10 dB 程度である．しかし，500 Hz のデータに関しては他の周波数と比較して DS が大きい．このように 500 Hz において 80 Hz ASSR 閾値が必ずしも正確に聴力レベルを反映しないのは「聴覚フィルタ」が関係していると考えられている[1]．

図4は筆者らのデータであり幼児における聴力レベルと Navigator® Pro による 80 Hz ASSR 閾値との関係を示す．両者の間には有意な正の相関関係を認めるが，ASSR 閾値から聴力レベルを推定する際には，ある程度の幅をもって考えなければならない．ASSR 閾値は睡眠ステージに影響され，15 dB 程度は変化すると考えられる[9]．また幼児の聴力レベルは純音聴力検査または遊戯聴力検査によるものであるが，症例によってその正確性に差があることも考慮しなければならない．

実際の検査において Audera®では得られた ASSR 閾値から推測される聴力レベルが，ある程度幅をもって表示され，MASTER®ではデフォルト設定のままだと ASSR 閾値より 10 dB 小さい値が「予測値」としてグラフ化される．誤解を避けるために，発表や論文では反応閾値をそのまま用いて論ずるべきである．

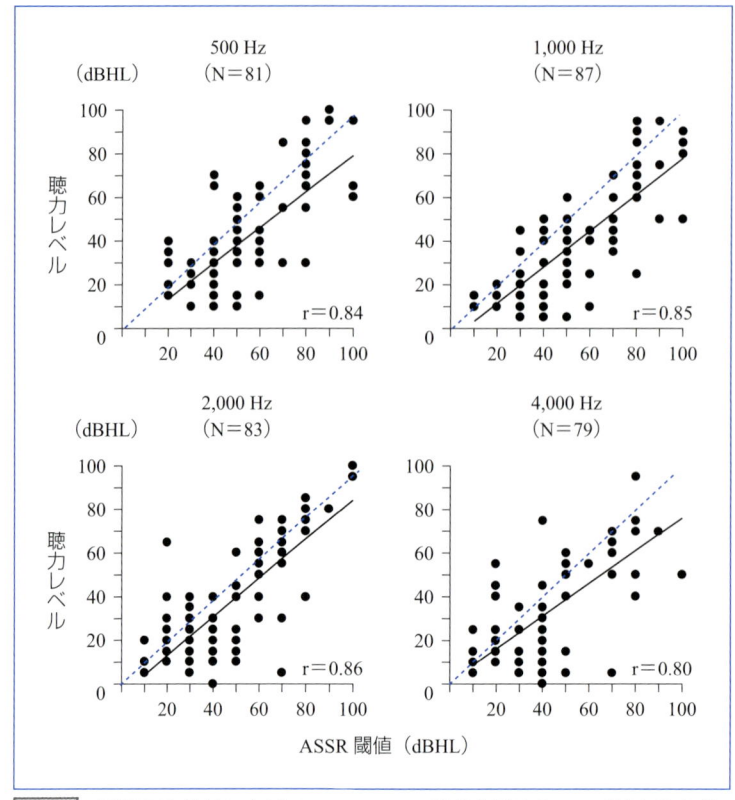

図4 睡眠下乳幼児における 80 Hz ASSR 閾値と聴力レベル(純音聴力検査または遊戯聴力検査による)の相関関係

B ASSR 閾値の経時的変化

80 Hz ASSR の出現性は症例の月齢によっても変化する場合がある．新生児や乳児では上オリーブ核より上位の髄鞘化が未熟な場合があり[10] ABR が反応不良となるが成長につれて正常化してくる．80 Hz ASSR の起源は ABR と同じ脳幹と考えられるため ASSR でも注意が必要である．当科において複数回 ASSR を施行された乳幼児のうち重複障害を伴わない 35 例の ASSR 閾値変化について，500，1,000，2,000，4,000 Hz の 4 周波数平均で 20 dB 以上閾値が低下したものを「改善」，上昇したものを「悪化」として検討した場合，生後 3 か月までに初回の ASSR 検査を受けた症例では 21 %(4 例/19 例)が再検査で閾値の改善を示しており，ABR と同様に生後早期の ASSR 閾値の解釈は慎重に行わなければならない．

C 骨導 ASSR

骨導刺激では電磁誘導によるアーチファクトが問題となる．60 dB 以上の音圧ではアーチファクトにより聾でも反応ありと誤って判定されてしまうことがあるが，50 dB 以下での刺激であれば反応閾値の信頼性は高い．しかし症例により 500 Hz の音刺激では 50 dB でも偽陽性の反応が現れることがあり，注意が必要である．

D Auditory Neuropathy

　ASSR 閾値から聴力レベルを推定する際には，Auditory Neuropathy の存在を念頭に置いて検査をしなければならない．Rance ら[11]の報告ではクリック刺激による ABR 閾値が 40 dBnHL 以上であった乳幼児 200 例のうち，蝸電図の CM と OAE で反応があり，ABR が無反応であった例（Auditory Neuropathy 群）が 16 例（8 %）あったと報告している．聴力レベルと ASSR 閾値の相関係数は，残り 184 例では 500 〜 4,000 Hz で 0.81 〜 0.93 と高値を示したのに対して，Auditory Neuropathy 群では 0.47 〜 0.67 と低い値であったという．このような症例では聴力レベルの推定に際して十分に慎重であるべきである．

文献
1) 青柳　優：日耳鼻 2005；26：32-36
2) Galambos R, Makeig S, et al.：Proc Natl Acad Sci USA 1981；78：2643-2647
3) John MS, Brown DK, et al.：Ear Hear 2004；25：539-553
4) Cohen LT, Rickards FW, et al.：J Acoust Soc Am 1991；90：2467-2479
5) Aoyagi M, Suzuki Y, et al.：Audiol Neurootol 1999；4：28-37
6) Lins OG, Picton TW, et al.：Ear Hear 1996；17：81-96
7) 伊藤　吏，渡辺知緒ほか：Audiology Japan 2009；52：126-132
8) Picton TW, John MS, et al.：Int J Audiol 2003；42：177-219
9) 伊藤　吏，窪田俊憲ほか：Audiology Japan 2011；54：407-408
10) Kaga K, Tanaka Y：Arch Otolaryngol 1980；106：564-566
11) Rance G, Briggs RJ, et al.：Ann Otol Rhinol Laryngol Suppl 2002；189：22-28

2. 検査の目的と原理，検査の実際

9）VEMP（前庭誘発筋電位）

[中国 延辺大学附属医院耳鼻咽喉科] 金 玉蓮

検査の目的

　前庭神経機能検査の方法としては，カロリックテスト（温度刺激検査），回転検査，前庭誘発筋電位（vestibular evoked myogenic potential：VEMP）などがある．カロリックテストは外側半規管−上前庭神経系の機能検査として用いられている．回転検査はおもに外側半規管の機能検査として用いられているが，刺激方法の違いにより外側半規管＋耳石器機能を反映する場合もあるとされている．しかしながら，前庭−下前庭神経の機能検査に関しては，これまで決定的な方法がなかった．VEMP（図1）は1992年にColebatchらによって初めて報告された聴覚誘発電位のニューフェイスである．前庭誘発筋電位は比較的強大な音刺激などによって頸筋，特に胸鎖乳突筋（sternocleidomastoid muscle：SCM）に生じる筋電位である．この検査により球形嚢−下前庭神経の機能を左右別々に検査することができるようになった．

　高度難聴者では蝸牛機能が障害されているために音を聞くことができないが，そのうち約30％の症例では平衡機能障害を伴っている[1]．しかし，高度難聴者の球形嚢機能に関しては，まだ十分な検討が行われていない．高度難聴者のVEMPに関しては，いくつかの症例報告があり，高度難聴者でもVEMPが出現することから，球形嚢機能は保たれていると考えられている．しかし，小児に関しての報告はまれである[1]．Tribukaitらは高度難聴児では58％の症例においてVEMPが正常であり，25％においては弱い反応あるいは無反応であったと報告している．このことから，高度難聴児では球形嚢機能が保たれている場合が多いが，一部の症例においては球形嚢の機能障害があることが想定される．球形嚢機能障害を合併する症例のなかでは先天的なcochleosaccular degeneration（球形嚢だけが障害される）とtotal degeneration（球形嚢，半規管ともに障害される）が存在する可能性がある．

検査の原理

A　VEMPの背景と原理

　VEMPの生理学的特徴はこれまでの聴覚誘発電位とは全く異なり，次のような矛盾点をもつ．すなわち，高度難聴の患者でも，本来は刺激音が聞こえるはずがないほどの難聴があるのにもかかわらず大きな頸筋電位が出現することから，このVEMPが報告されたとき，その存在と価値に疑念がもたれたほどである．これまでの聴覚誘発電位は，音刺激が与えられると，まず鼓膜・中耳で増強されたのちに蝸牛で周波数分析される．その後，蝸牛のコルチ器の内有毛細胞で音刺激がアナログ・デジタル変換されて神経信号となり，蝸牛神経，脳幹聴覚伝導路を経て大脳

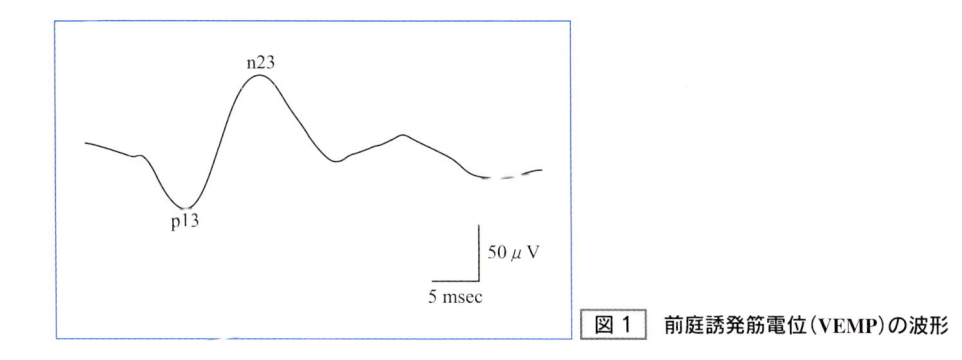

図1 前庭誘発筋電位(VEMP)の波形

のレベルの聴放線を通って聴皮質およびWernicke中枢で認知される．従来から臨床によく使われるABR（聴性脳幹反応）やP300などの各種の誘発電位は，この聴覚伝導路に起源をもつことが証明されている．したがってVEMPが音刺激の聞こえないような高度難聴でも出現するという報告は信じられなかったわけである．

現在までのところ，このVEMPはこれまでの研究から，次のように解釈されている．すなわち，「音刺激は鼓膜・中耳で増幅され，卵円窓より二つの耳石器の一つである球形嚢の前庭感覚細胞に伝えられ，ここでアナログ・デジタル変換され，下前庭神経へ伝えられ，延髄の前庭神経核のうち下前庭神経核へ投射される．ここで前庭脊髄路のニューロンにシナプス結合し，このニューロンは頸部の胸鎖乳突筋の筋紡錘へ投射される．VEMPの検査時に被検者の頭部を捻転させて胸鎖乳突筋を過度に緊張させたときに初めて，音刺激に筋線維が反応して収縮する．これを誘発電位とし加算平均することで10～20 msec潜時の間に2相性の反応が得られる」というものである．VEMPの基礎研究も臨床研究でもその本質を解明する報告はまだ少ない．各種疾患への応用の報告が多く，その生理学的機序については今後の解明が待たれる．

このVEMPはなぜ聴覚刺激で生じるのであろうか．視点を変え脊椎動物の進化と耳石器の一つである球形嚢の役割を考えてみたい．蝸牛が回転をするようになるのは高等動物である哺乳類に進化してからである．進化の古い順に辿ると，魚類，両生類，爬虫類には蝸牛管は存在しないが三半規管と耳石器の球形嚢と卵形嚢は存在する．進化上，これらの脊椎動物では，音の受容細胞すなわち感覚細胞は球形嚢にある．応答する周波数は250～1 kHz周辺の低音が中心である．進化上，これらの脊椎動物の次の段階は鳥類で，初めて棒状の蝸牛管が現れ，音の受容はその中にある感覚細胞で行われる．その応答周波数は上限は6 kHzまで広がる．哺乳類になるとヒトの場合はさらに高音域が伸びて20,000 Hzまで広がる．このように考えるとヒトのVEMPにおいて音の受容が球形嚢でされることは，進化上の遺残である可能性が高い．ヒトでは音の受容は蝸牛で行われるが，この球形嚢が音に反応したとしても聴覚に役立っているとは考えられないが，何か機能を果たしていないのであろうか．今のところわかってはいない．

B　VEMPの神経経路

動物実験などの結果から，VEMPの末梢における起源は，球形嚢斑と考えられている．球形嚢由来前庭神経は，大部分が下前庭神経を通り，一部が上前庭神経を通り前庭神経核に投射する．Kushiroら[2]による研究では，ネコの球形嚢由来の前庭神経を電気刺激した場合，同側SCM運動神経核にのみ抑制性の投射が認められるという．この投射の経路は，同側内側前庭脊髄路を通るものと考えられ，また対側への投射はないという．すなわち，一側の球形嚢斑が刺激されると同

図2　VEMPの神経経路

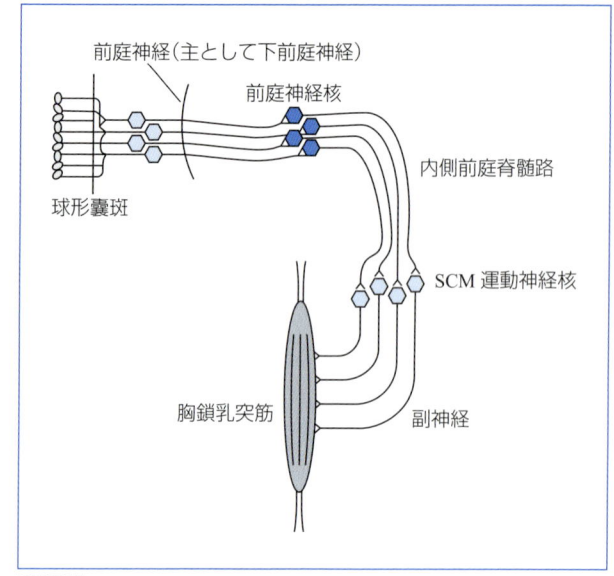

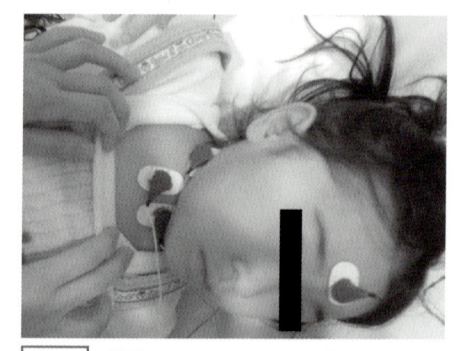

図3　幼児のVEMP記録の電極配置

側SCMに抑制性の入力があるものと考えられる．VEMPの神経経路[3]を図2に示す．

C　VEMPと周波数の関係

　動物実験の結果から，クリック音が刺激音として臨床で利用されてきたが，ショートトーンバーストもVEMPの反応を誘発できることから，ショートトーンバーストも臨床応用されている．McCueら[4]の報告によると，ネコの前庭神経ニューロンは500〜1,000 Hzの低い周波数の音刺激に対して最もよく反応する．将積らはヒトのVEMPの反応は低周波数ほど閾値が低い点で動物実験の結果と類似しているという[5]．Murofushiら[6]の報告では，500 Hzショートトーンバーストは，クリック音より振幅の大きな反応をもたらす傾向にあった．Chengら[7]の健常被検者による検討では，rise/fall time = 1 msec, plateau time = 2 msec程度の500 Hzショートトーンバーストで反応の誘発が最も良好であったとしている．臨床例の検討では，500 Hzショートトーンバーストによる頸筋電位もやはり前庭由来の反応と考えられている．500 Hzなので，より高周波数域の反応は測定できない欠点もある．これに対して，クリック刺激は幅広い範囲の周波数域の反応をみることができる．

D　VEMPと筋緊張の関係

　VEMPの振幅はSCMの筋緊張の程度に比例する．VEMP測定時には頭を持ち上げたり，あるいは頸部を捻転し非測定側の肩をみるようにしながら筋緊張を保つ必要がある．このことから筋緊張の弱い小児では適していないと考えられていたが，最近は幼小児でも測定可能であることが報告されている[8]．しかしながら，臨床応用はまだ少ない．

検査の方法

A 測定装置

計測は，ABRや体性感覚誘発電位（somatosensory evoked potential：SEP）などの臨床検査用の誘発電位測定装置で可能である．市販の汎用装置では，通常のVEMP記録のための条件はあらかじめ設定されていないので各自で設定しなおす必要がある．聴性誘発電位のうち，中間潜時反応（middle latency response：MLR）の設定から変更して設定するのがよい．

B 記録電極

VEMPの記録用電極には通常の皿電極，心電図用ディスポーザブル電極などの表面電極を用い，関電極を胸鎖乳突筋筋腹（乳様突起と胸骨をつなぐ線分の上方1/3付近）に，不関電極を胸骨上端外側縁に配布する（図3）．

C 刺激音

刺激音には，通常の場合，95 dBnHLのクリック音（0.1 msec）ないし500 Hzショートトーンバースト（rise/fall time 1 msec, plateau time 2 msec）の気導音を使用し，5 Hzの頻度でヘッドホンにより提示している．500 Hzのトーンバーストを用いるのは，500 Hz付近の周波数が最も明瞭で，振幅が大きい反応を誘発するからである．500 Hzトーンバーストとクリック音の使い分けについては，クリック音刺激は刺激としてはそれほど強力ではないので，比較的軽度の障害でも反応に異常が出やすい．一方，500 Hzトーンバーストで反応が出ない場合には，かなり高度の障害が推定される．

D 刺激頻度

刺激頻度に関しては，刺激頻度が高くなると振幅が減少する傾向がある．振幅が相対的に大きいのは，刺激頻度が5 Hz以下の場合である．しかし，刺激頻度があまりに低くなると検査時間が延長し，被検者が疲労する．したがって，5 Hzが刺激頻度として最適と考えられる．

E 帯域フィルタ

帯域フィルタは20〜2,000 Hzとし，100ないし200回加算する．VEMPの場合，これ以上加算回数を増やすと被検者が疲労し，好ましくない．

F 解析時間

解析時間は50〜100 msecである．なお，頸部を回旋あるいは挙上して，SCMを緊張状態におく必要がある．回旋による緊張は筋緊張の左右差が起こりやすいことと，一側のみの記録となり，対側の記録がとれないという短所があり（被検者にとっては回旋のほうが楽という長所もある），最近では，頭部挙上法を用いる施設が多い．

G VEMPの振幅

VEMPの振幅はSCMの筋緊張の程度に比例するので，左右の記録に際して，ほぼ同じレベルの筋緊張であることが望ましい．通常，モニター上に現れる筋電図振幅が極端に違わなければ，

臨床的には大きな問題はないが，より細かな異常判定を目指す場合には，背景筋活動のレベルで振幅の補正を行うことが望ましい．この場合，VEMP 記録のための信号と同じ信号を別のチャンネルに整流波として取り込む．室伏らは，刺激提示直前 20 msec の平均筋活動（μV）を，整流波を平均加算した記録から算出し，非整流波から求めた p13-n23 振幅を除すことによって補正振幅値を求めている[3]．記録は再現性を確認するため，左右それぞれ最低 2 回測定を行うことが必要である．また，通常の気導刺激による VEMP は伝音難聴の症例では記録できない．これは，音刺激が内耳に到達する前に減衰してしまい，球形嚢を刺激するに足るエネルギーが内耳に伝えられないためである．A-B gap が 15 dB 以上あるようであれば，通常の VEMP の適応とはならない．したがって，VEMP 記録に先立って，鼓膜の状態の確認と純音聴力検査（pure tone audiometry：PTA）による伝音難聴のチェックは必須項目である．

検査の読み方

A 正常反応

健常者においては，95 dBnHL のクリック音刺激を用いた場合，音刺激後，約 10 〜 13 msec の部位にピークをもつ陽性波と約 20 〜 23 msec にピークをもつ陰性波の組み合わせによる 2 相性の反応が，刺激耳と同側の SCM から記録される．反応の振幅は筋緊張の程度に左右されるが，通常の場合，50 〜 200 μV 程度である．先にも述べたが，この反応に引き続いて陰性－陽性の 2 相性の波が認められることがある．この反応は後期成分ともよばれ，p13-n23 とは区別される．潜時のより短い p13-n23 が前庭由来の反応と考えられるのに対し，後期成分はより複合的な反応と考えられる．

B 判定法

1 反応の有無

健常者においては通常 p13-n23 は認められるので，反応が消失している場合には異常と考えられる．ただし，初心者の場合，次の諸点に注意する必要がある．まず，ヘッドホンから正しく音刺激が出ていたか，ヘッドホンがきちんと装着されていたか，記録電極からの信号が測定装置に入力されていたかということである．次にこれらの諸点に問題がなければ，刺激中，SCM の筋緊張が保たれていたか，被検者に伝音難聴がないかチェックしなければならない．これらの点がクリアされて，なお無反応であれば球形嚢頸反射の機能障害と考えることができる．

2 振幅左右比

p13-n23 振幅は SCM の筋緊張の程度に左右されるので，振幅の絶対値は通常判定に用いる．percent VEMP asymmetry として

percent VEMP asymmetry ＝ 100（Au-Aa）/（Au+Aa）

という指標を算出する．ここで，Au は健側の p13-n23 振幅，Aa は患側の p13-n23 振幅である．各施設で健常者のデータから正常範囲をあらかじめ算出しておくことが望ましい．概略としては，一側の反応が他側の 1/2 以下である場合（percent VEMP asymmetry としては 33 %），ほぼ異常，すなわち振幅減弱と判定してよいと思う．この場合，SCM の緊張度に大きな左右差のないことをモニター上で確認するか，補正振幅値を用いることが望ましい．

3 潜時

　潜時については，著しい遅延のある場合には異常と判定できる．反応の立ち上がりの潜時はしばしば不明瞭であるので，頂点潜時が判定に用いられる．p13 の潜時は n23 より安定し，再現性が良好である．このことから，判定には p13 の潜時を用いる．潜時の正常範囲はそれぞれの施設の刺激，記録条件での健常群での結果から算出する必要がある．

4 閾値

　VEMP の閾値は ABR よりはるかに高い．通常用いているクリック音刺激であれば，95 dBnHL はかなり閾値に近い音圧である．500 Hz ショートトーンバーストでも閾値は 80 ないし 85 dBnHL 程度である．閾値を求めようとすると検査時間が長くなり，被検者も疲労することから，通常閾値は測定しない．

5 臨床応用

　VEMP は成人の球形嚢－下前庭神経系機能検査として応用されている．①球形嚢と下前庭神経の障害の診断，②球形嚢における内リンパ水腫の推定，③末梢前庭器の音刺激に対する感受性増大(Tullio 現象)の診断，④末梢前庭障害の部位診断，⑤前庭脊髄路病変の診断などに用いられている．しかしながら，小児難聴や人工内耳埋込術前後の球形嚢－下前庭神経の機能に関しては，まだ明らかではない[9,10]．

文献

1) Tribukait A, Brantberg K, et al.：Acta Otolaryngol 2004；124：41-48
2) Kushiro K, Zakir M, et al.：Exp Brain Res 1999；126：410-416
3) 室伏利久：VEMP(前庭誘発筋電位)活用ガイドブック．第1版，金原出版，2007
4) McCue MP, Guinan JJ Jr.：J Neurophysiol 1995；4：1563-1572
5) 将積日出夫：前庭誘発筋電位(VEMP)．武田憲昭(編)：EBM に基づくめまいの診断と治療(耳鼻咽喉科診療プラクティス)．文光堂，2001；214-217
6) Murofushi T, Matsuzaki M, et al.：Arch Otolaryngol Head Neck Surg 1999；125：660-664
7) Cheng PW, Murofushi T：Acta Otolaryngol 2001；121：696-699
8) 加我君孝：めまいの構造．改訂第2版，金原出版，2006；130-188
9) Jin Y, Shinjo Y, et al.：Acta Otolaryngol 2008；128：284-290
10) Jin Y, Shinjo Y, et al.：Acta Otolaryngol 2009；129：1198-1205

2. 検査の目的と原理，検査の実際

10）事象関連電位（mismatch negativity, P300）

[国立精神・神経医療研究センター精神保健研究所] 加我牧子
[国立精神・神経医療研究センター精神保健研究所知的障害研究部] 軍司敦子

✚ mismatch negativity

1 検査の原理

　複数の刺激を受けた際の，脳内弁別過程として多数の刺激に混じって呈示される少数の刺激に関して，脳表から記録した電位で潜時 200 msec 内外に陰性成分が出現する．この反応は刺激の知覚と認知に関係しているが，本人が複数の刺激の差について意識していない状態で出現する反応であり，事象関連電位の一つで，mismatch negativity（MMN）と称される．

　これは複数呈示される刺激の記憶痕跡を他方の刺激と比較して差を検出することによって生じるとされ，二つの刺激の差異が大きすぎないことが条件となっている．ただし差を検出できないほど似通っていると当然導出されない電位である．したがって，わずかな刺激の差が自動的に脳内で処理されているかどうかに注目して評価する際に有用な検査といえる．すなわち，複数の刺激の無意識的な弁別が行われているかどうかについて，脳表から記録した電位の記録から判断するために使用される[1]．聴覚刺激による MMN の起源については，脳磁図の研究からも上側頭回前方部分が推定されており，前頭葉の関与もあるとされている[2]．

2 検査の方法

　刺激への能動的な弁別をさけるため，刺激から注意をそらした条件下での脳反応を記録する必要がある．このため聴覚刺激を呈示する場合，被験者は音を消した状態でビデオを見たり，好きな本を読んだりする．対象が幼児学童の場合は本人の好きなアニメなどのビデオや，漫画や童話などを用意する．また視覚刺激を呈示する場合はヘッドホンからお話を聞かせたり，音の計数をさせたりする．

　聴覚刺激における MMN の計測が最も一般的であり，通常，刺激としては周波数に差がある 2 種類の音が用いられることが多い．たとえば 750 Hz と 1,000 Hz，あるいは 1,000 Hz と 2,000 Hz の純音を用い，前者の出現頻度を多くして標準刺激とし，後者の出現頻度を低くして逸脱刺激として用いる．刺激音は両耳にヘッドホンから与えるが，音圧は聞いていて不愉快でない程度で設定する．70 dBHL 程度が用いられることが多い．持続時間，刺激頻度は目的に応じて設定し，各施設，各方法での標準値をもっている必要がある．われわれはふだん刺激の持続時間は 100 msec，刺激頻度は 1 Hz としている．また標準刺激は 80〜85％，逸脱刺激は 20〜15％ の頻度にしている．また刺激音は，純音以外に母音（［a］［æ］）を常用し，非言語音と言語音による反応の差を比較している．通常の臨床場面では大部分が純音により検討されるが，原理的には音圧の差や音の長さ，音色なども利用でき，基礎データに関しては Näätänen らによる詳細な検討がある[3]．

最近では多チャンネル記録電極も利用できるようになっているが，基本的には Fz, Cz, Pz の最低3か所におき，基準電極は両耳朶連結，接地電極は Fpz に置く．ヘッドホンを介して前述の2種類の音刺激を，標準刺激と逸脱刺激をランダム（無作為）の順序で与える．眼球運動も同時に記録し（電気眼振図，electrooculogram：EOG），体動や眼球運動のアーチファクト除去レベルを設定しそれ以上の雑音が記録された波形は自動的に除外したあと，標準刺激と逸脱刺激の反応は別々に平均加算を行う．小児では長時間の記録は不可能であるが，最低20回の平均加算を行えるように工夫する．

また視覚性の MMN は存在しないとの意見もあったが，刺激や評価方法を工夫することで，一定の反応が得られることはすでに証明し，報告した[4]．

3 検査の読み方

まず標準刺激，逸脱刺激による反応に N1 が，認められていることを確認し，両者の重ね書き波形を作成する．MMN の有無や性質については逸脱刺激による反応から標準刺激による反応を引き算した波形で評価する（図1）．

MMN は通常 N1 から N2a および N2b にかけての複数二つの下位成分からなっている．N2 は基本的に低頻度刺激に対してのみ生じ，低頻度刺激による反応波形から高頻度刺激による波形を引き算することによって求められる波形を N2，MMN として評価する．MMN には発達的変化があり，新生児期から認められる[5]ことは早くから知られていた．潜時は発達とともに短縮するが，純音刺激による MMN はおおむね6歳で成人と同様の潜時に到達する．優位に出現する部位は小児期には中央部寄りであるが次第に前頭部優位となる．振幅については脳波の振幅と同様に通常小児のほうが大きい[6]．すなわち MMN の評価においては評価に値する波形が得られているかどうかを検討し，次に成分の有無，潜時，優位部位を検討する．同年齢の定型発達児・者の結果と比較して用いた刺激の性質を考慮しつつ正常か否かの判断を行う．

P300

1 検査の原理

P300 も事象関連電位であり，刺激に対して能動的な認知処理過程を代表する電位の一つとして知られている．これは刺激に注意を傾け，その刺激を認知したときに刺激後 300 msec 前後（250〜600 msec）に出現する陽性電位である．複数の刺激を受けた際，多数の刺激に混じって呈示される少数の刺激について，計数するなど能動的に注意を傾けたときに，脳内弁別処理過程が機能して脳表から記録される[7]．刺激に対して能動的な弁別を求めない条件において，前頭中心部優位に形成される陽性成分（P3a）と区別して，P3b と称することがある．したがって，P300 は複数の刺激に対して意識的な弁別が行われているかどうかについて判断するために使用される．刺激には様々なモダリティが応用されており，聴覚刺激が用いられることが多いが，視覚刺激や体性感覚刺激も用いられるほか，検査の目的に応じて嗅覚刺激なども用いられることがある．P300 の起源については内側側頭葉が中心であるものの，側頭−頭頂神経回路が関係しているという考え方が主流になっている[2]．

2 検査の方法

最もよく用いられる聴覚刺激では，たとえば 1,000 Hz の純音を標的刺激とし，2,000 Hz の純

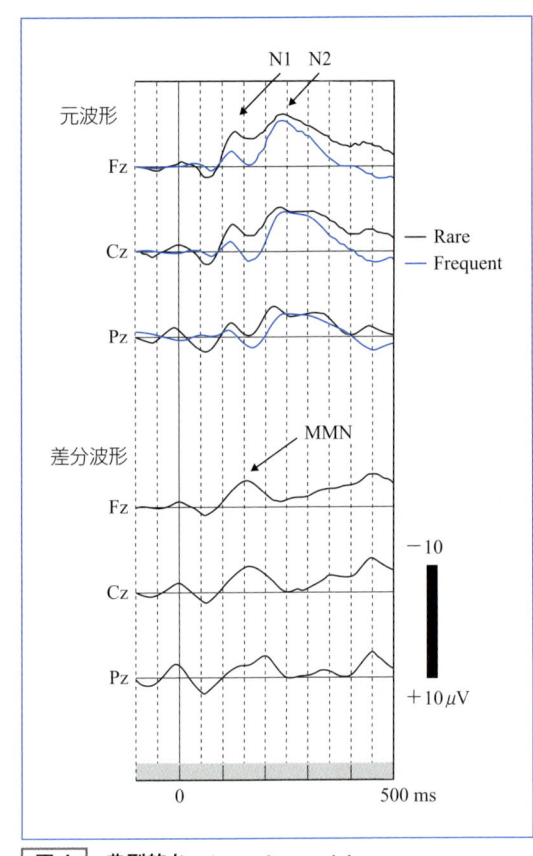

図1	典型的な mismatch negativity

低頻度刺激による反応波形と高頻度刺激による反応波形の差分をとることにより得られる 200 msec 付近の陰性波形を mismatch negativity として評価する．7〜12 歳児 9 名のグランドアベレージ波形．小児期の中心部優位から発達とともに前頭部優位となる．

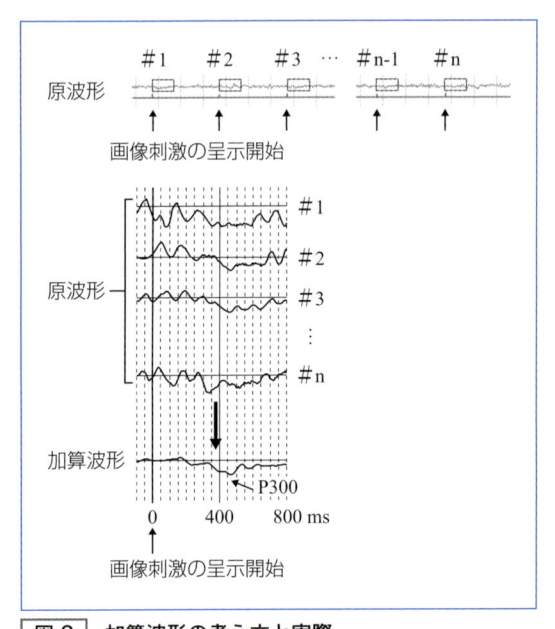

図2	加算波形の考え方と実際

1 回ずつの反応の原波形を加算した結果を加算波形として比較の対象とする（P300 の例）．

音を標準刺激として出現頻度をそれぞれ 20％，80％程度とし，標的刺激に対してキー押し，計数課題などを課して注意を向けさせたときの脳電位を測定する．このタイプの刺激呈示方法を oddball 課題と称し，P300 導出に用いられる．キー押しの際には反応時間の測定やエラーの有無やタイプ（お手つきや押し間違い）の評価も行うのが普通である．標的刺激に対する反応と標準刺激に対する反応を別々に記録し，平均加算を行う（図2）．ただし，単独の刺激に対しても明瞭な P300 反応を記録できることもあり，特別な目的に際しては single sweep P300 として評価する場合もありうる．トーンバーストと言語音刺激により得られたそれぞれの P300 波形の例を図3に示す．

聴覚刺激の場合，音は両耳にヘッドホンから与えるが，音圧は聞いていて不愉快でない程度に設定する．70 dBHL 程度が用いられることが多い．持続時間，刺激頻度は目的に応じて設定し，各施設，各方法での標準値をもっている必要がある．われわれは普段刺激の持続時間は 100 msec，刺激頻度は 0.5 Hz としている．目的に応じて検査音の選択を行うことになるが，われ

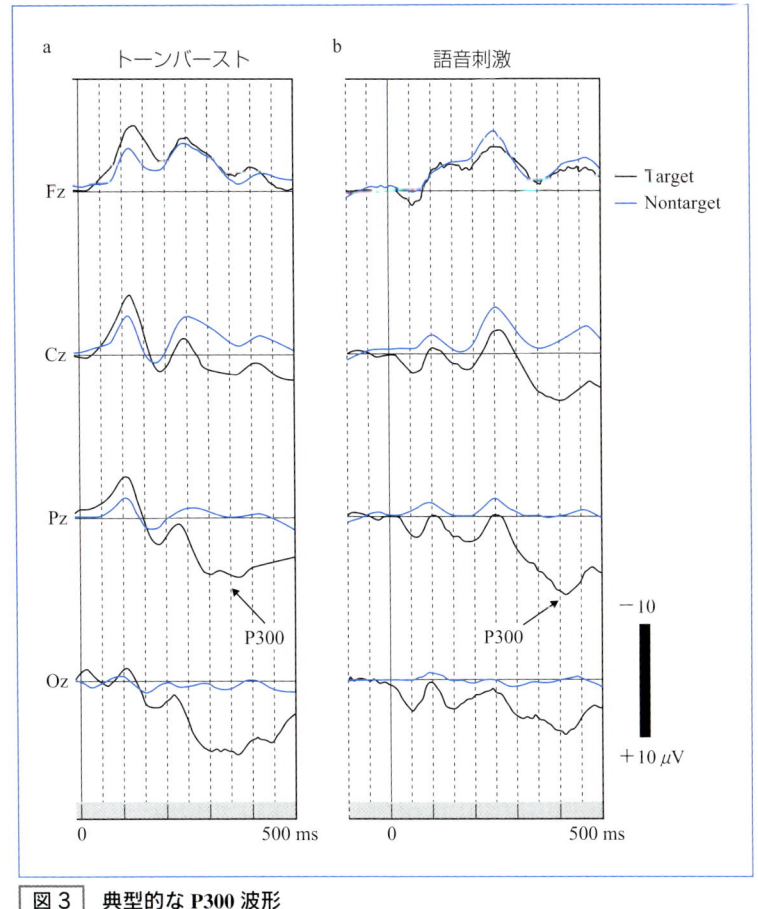

図3 典型的な P300 波形
a. トーンバースト刺激による P300 波形
b. 語音刺激による P300 反応波形．小児グランドアベレージ波形

われは純音以外に二種類の母音（[a] [æ]）を常用し，非言語音と言語音による反応の差を比較している．通常の臨床場面では大部分が純音により検討されるが，原理的には様々な刺激が用いられる．

最近では多チャンネル記録電極も利用できるようになっているが，基本的には Fz，Cz，Pz の最低 3 か所におき，基準電極は両耳朶連結，接地電極は Fpz に置く．ヘッドホンを介して前述の二種類の音刺激を与え標的刺激と標準刺激を無作為の順序で与える．その際，眼球運動も同時に記録し（EOG），体動や眼球運動のアーチファクト除去レベルを設定しそれ以上の雑音が記録された波形は自動的に除外したあと，標的刺激と標準刺激の反応は別々に平均加算を行う．小児では長時間の記録は不可能であるが，最低 20 回の平均加算を行えるように工夫する．

また視覚性の P300 の記録も刺激や評価方法を工夫して実施している．視覚刺激については，年齢発達に応じた課題を設定する．われわれは就学相当以上の発達を遂げている児については既知漢字のペア（語，話），未知漢字のペア（鶉，鶲），無意味平面図形のペアを用いている[8]．またこの課題が実施できない児についてはアニメキャラクターのペアや色のペアを用いるなど工夫をしている．この際，刺激の呈示時間は同じく 100 msec，刺激間隔は Hz，視覚的情報量や視角，照度が均一に保たれるようにして実施する．

3 検査の読み方

　成分が出現しているかどうか，潜時，振幅，出現部位は適切かどうかを判定する．特に年齢発達に応じた基準値であるかどうかについて十分確認する必要がある．P300は通常，頭頂優位に出現する．刺激モダリティにかかわらず年齢発達とともに潜時が短縮するが，聴覚刺激による反応のほうが視覚刺激による反応よりも潜時が早い．聴覚刺激では純音よりも言語音刺激に対する反応が遅くなり，視覚刺激では被験者にとっての刺激の複雑度が高いほど反応が遅くなる．発達に伴う潜時の短縮は直線的ではなく二次曲線を示し，刺激の種類によるが聴覚課題では20.7～28.9歳前後，視覚課題では25.8～29.4歳前後で最も短縮し，その後再び延長する[8～10]．

　P300は被験者の能動的な関与を必要とする課題であるため，協力が得られないと本来の反応が得られない．注意を集中しているかどうか，眠気がなかったかどうかなどに着目して評価する必要がある．この際，行動面における反応の正確さ，エラーの回数やその性質を吟味することが求められる．なおP300については知的に正常で特別に協力的な3歳児では例外的に記録できることもあるが，通常は学齢に近い子どもでないと記録自体がむずかしい．また学齢の児であっても正しく反応を得るためには子どもの協力を得るための工夫（ご褒美や休憩，接し方等々）が必要であり，プロの能力が求められる．

文献

1) Duncan CC, Barry RJ, et al.：Clin Neurophysiol 2009；120：1883-1908
2) Polich J：Clin Neurophysiol 2007；118：2128-2148
3) Näätänen R：Ear Hear 1995；16：6-18
4) Horimoto R, Inagaki M, et al.：Brain Dev 2002；24：703-709
5) Cheour M, Alho K, et al.：Int J Psychophysiol 1998；29：217-226
6) 江尻和夫，大久保修ほか：脳と発達 1992；24：565-570
7) Sutton S, Braren M, et al.：Science 1965；150：1187-1188
8) 佐田佳美，稲垣真澄ほか：脳と発達 2002；34：300-306
9) 佐田佳美，稲垣真澄ほか：脳と発達 2002；34：491-497
10) 羽鳥誉之，稲垣真澄ほか：脳と発達 2004；36：232-239

2. 検査の目的と原理，検査の実際

11）乳幼児・小児の各種誘発電位を正確に記録するための注意点

[国際医療福祉大学三田病院耳鼻咽喉科] 中村雅子

　本項では，乳幼児・小児の精密な他覚的聴力検査として，臨床場面で広く行われているOAE（耳音響放射），ABR（聴性脳幹反応），ASSR（auditory steady-state response：聴性定常反応）の記録上の注意と見落としやすい点などを取り上げ説明する．

耳音響放射

　耳音響放射とは，刺激音を外耳道から入力すると微小な音が誘発される現象のことで，内耳の外有毛細胞の反応により，蝸牛の障害を調べている．耳音響放射のうち臨床応用が行われているのは，TEOAE（transiently evoked otoacoustic emission：誘発耳音響放射），DPOAE（distortion product otoacoustic emission：歪成分耳音響放射）で，いずれも，イヤホンとマイクロホンの両方の端子が内蔵されているプローブと，FFTアナライザ（データ処理部）からなっている．

A 測定上の注意

1 測定についての準備，注意

①測定は静かな環境であれば可能であるが，ある程度の防音が必要で，検査室の雑音が35〜40 dB以下となるようにする．

②測定はプローブが外耳道に密着していることが重要である．検査前には，外耳道に耳垢がないか調べ，あれば除去する．また，耳栓のあたる入口部に強い炎症などがないか注意する．検査室に先端が細いペンライトを常備しておくと便利である．

③プローブの先端は細く耳垢などが詰まりやすいため，こまめに先端部分を掃除し除去する必要がある．プローブの先端の掃除には，歯間の清掃用のスーパーフロス®が便利である．

④耳栓は，外耳道入口部に合う適当なサイズの耳栓を選択する．耳栓のサイズや種類はたくさんそろえておいたほうが便利である．高研製のバルーン式耳栓は，外耳道内に入れてから膨らませるので，密着が保て便利である．

2 被検児についての注意

①OAEは，外耳・中耳の影響を被りやすく，耳垢栓塞や著しい外耳道狭窄，中耳炎があると検出されないため，耳内所見を確認する必要がある．もしくは，ティンパノメトリーを同時に実施し，中耳の状態を把握する．

②乳児は，特に耳穴が小さく，外耳道が狭く，傷つきやすい．また，外耳道隔壁や閉鎖する例もある．乳児では，一般に鼓膜が外耳道に向かって鋭角であるため，耳栓の挿入は，耳介上方を少し持ち上げて回転させながら，優しく挿入する．プローブの向きが適正な位置に装着できて

いないと記録はむずかしい．
③OAE は簡便で短時間に検査を実施でき，特に鎮静の必要はないが，静止が保てないと検査が困難となる．付き添いの保護者に，検査の説明を行い協力してもらう．記録が無理ならば，乳児では授乳後，機嫌のよい状態で，あるいは入眠するまで待ち検査をする．幼児の場合，痛くない検査で，少し動かないでいれば終わることを説明すると静かにできる子どもがかなりいる．
④記録中の呼吸音やいびきなどの咽頭雑音が問題となることがある．横向きに寝かせるなど，体位や頭の位置を工夫する必要がある．

B プローブが耳垢で詰まっているときの記録例

OAE は，プローブが耳垢で完全に詰まった状態では記録ができないが，不完全な状態では記録ができるため注意を要する．図1 は RION ER-32 OAE Analyzer による DPOAE の記録(2, 3, 4 kHz の反応)の例である．図1d は，DPOAE のプローブに耳垢が詰まったときの記録で，右耳の聴力レベルがスケールアウトであるにもかかわらず，反応があるように記録されている．さらに，左耳は正常聴力であるが，3, 4 kHz の反応が低下しているように記録されている．

C 問題点

①TEOAE は 1〜2 kHz の中音域の反応がよく，DPOAE も高音域で良好な反応が得られる検査であるため，1 kHz よりも低音部の反応は信憑性にかける[1]とされる．したがって，低音障害型の難聴の場合，正常となり得るため注意が必要である．
②TEOAE の反応は S/N 比が 3〜6 dB のときに認められたとみなす．DPOAE よりも周波数特性は少ない[2]．
③DPOAE 閾値はノイズレベルよりも 3〜5 dB 大きい点と定めるので，閾値はノイズレベルに影響されることになる．内耳性難聴では対応する聴力レベルが 50〜60 dBHL 以上のとき DPOAE は検出されない．50 dBHL 以上の難聴の程度は判定できない[2]．
④auditory neuropathy spectrum disorder では OAE の反応を認めるため，本来の聴力閾値は推測できない．

ABR・ASSR

ABR は，音刺激により誘発する脳幹の反応(10 msec に発生する 7 つの波形)を頭皮上で記録する検査である．各波の潜時，波間潜時などで神経学的所見を観察するとともに，反応閾値を測定し難聴の有無を推測する．ABR は一般にクリック音を用いるため周波数ごとの聴力測定はできない．一方，ASSR は，刺激音に AM/FM 複合音を用い，250 Hz〜4,000 Hz の聴力を周波数別に推定し，難聴の程度や左右別のオージオグラムを描くことができる検査法である．

A 測定上の注意

1 検査室の条件

①検査室は落ち着いて眠れる雰囲気を工夫し，圧迫感を与えない程度の広さが必要である．被検児の発汗，体動で筋電図などのアーチファクト混入を防ぐため，温度調節ができる空調設備や，眠りやすくするため調光できる環境が望ましい．
②音響的雑音は神経学的検査では問題にならないが，閾値検査の場合，ある程度の防音が必要で

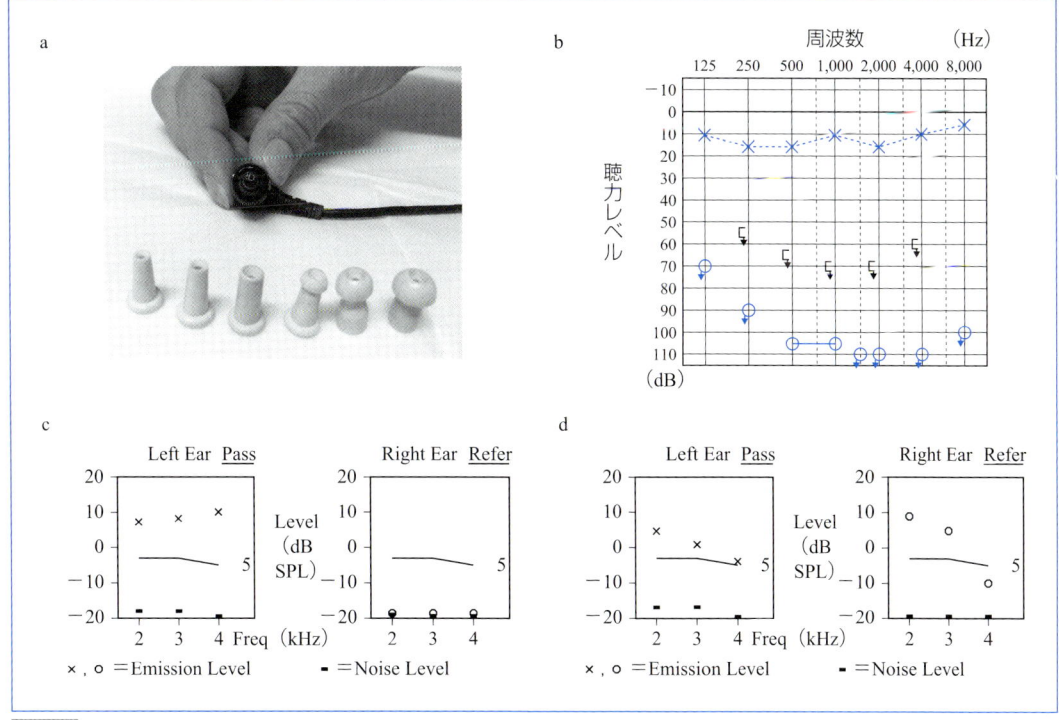

図1　DPOAEのプローブに耳垢が詰まった例

a. DPOAEのプローブ部分と耳栓
b, c. 一側感音難聴のオージオグラムとRION ER32 OAEスクリーナーによるDPOAEの記録（2, 3, 4 kHzの反応）
d. 同様の患者で，プローブに耳垢が詰まったときの記録　4 kHzの反応が低下している．正常の記録が異常となり，無反応であるべき記録が反応ありと記録されている．

ある．検査室内の雑音は35～40 dB以下とする．

③電気的雑音は，周辺機器や照明からの交流雑音（ハム）が原因である場合が多い．電気的雑音混入対策[3]は，①可能な限り原因となる周辺機器の電源を切る，②発生源を確定し遠ざける，③1点集中アースとする，④絶縁シートをベッドに敷く，⑤シールドされたリード線は束ねて交差面積を小さくする，⑥照明はLED電球が望ましい，⑦壁面に金網などをいれたシールドルームで検査を行う，⑧加算回数を増やす，⑨電極の皮膚接触抵抗を下げる，⑩ハムフィルターを使用する，⑪音刺激頻度を奇数にする（通常10 Hzを11，13 Hzにする）などである．

④検査中，検者が同室で検査しない場合は，被検児を常にモニターし，直接観察（特に呼吸や顔色に注意）する必要がある．乳児では，生後4か月以降，寝返りによってベッドから転落の可能性があるので，検査中は保護者に検査室へ入室してもらうか，柵付きのベッドを使用する．

⑤検査機器の管理は，日頃から定期的に行う必要がある．刺激音（ヘッドホン，イヤホン），電極，耳栓，機器本体をチェックし，正常の記録が行えるなど，検者自身の耳と目で確認しておく必要がある．

2　被検児の条件

①保護者に抱いてもらいながら坐位で行うこともあるが，体動が少なくてすむように，なるべく

仰臥位の姿勢で行うのが望ましい．
②検査前に外耳道の耳垢を除去し，ヘッドホンの装着前には，測定体位で外耳道の閉塞がないか確認する．
③安静を保つことが困難な乳幼児では，睡眠導入剤を使用する．筆者の施設では，検査の約30分前にトリクロホスナトリウムシロップ（トリクロリール®シロップ）0.8 mL/kg を服用し，眠らなければ抱水クロラール（エスクレ®坐剤）250 mg を挿肛し併用している．事前に睡眠導入剤の使用に了解を得，注意事項を説明する必要がある．通常，子どもを早朝に起こしてもらい，よく遊ばせ，昼寝の間に検査を予定するとスムースに睡眠できる．
④発汗があるため着替えやおむつを準備してもらう．坐薬の刺激で便通があるので，おむつは少し多めに準備してもらう．
⑤検査中の誤飲を防ぐため，検査の3時間前の飲食は控えてもらう．検査中は被検児の全身状態に注意を払う．検査終了後も3～4時間は薬剤の影響で眠っていることが多い．終了時には薬剤の効果が消失する時間，通常の嚥下が可能になるまで飲食を控えるなどの注意を説明し，通常と異なる様子が生じたら病院へ連絡を取るように説明する．
⑥ABR では，幼児では4，5歳で安静状態の記録が可能な場合もある．緊張が高いと筋電図の混入があるため，体の力を抜き，閉眼，口を少しあけることを指示する．逆にASSRでは，自然睡眠で検査を行った場合，背景ノイズが大きくASSR閾値が悪く出てしまう．また途中覚醒し，再検査が必要となり，保護者への負担が大きくなるので，最初から睡眠導入剤を使用する．
⑦いびきで眠りが浅い状態は，アーチファクトが多くなる．ハンドタオルを折りたたみ頸部の下におき，気道を開放する姿勢をとると，いびきは減少することが多い．
⑧早急に実施する必要のない例（片耳のみの難聴など）は，定頸を待ち生後約3か月以降に実施するようにする．

3 記録における注意

①電極の装着部の皮膚は，角質軟化剤（Nuprep®, Skinpure®）を使用し，電極の接触抵抗を下げ，5 kΩ以下とする．特にASSRではABRの約1/10と微細な反応であるため，電極の接触抵抗はできれば2Ω以下にするとよい．電極の装着は，角質軟化剤を除去し（水分が蒸発してから）電極糊を皮膚装着部分に少し塗布し，続いて皿電極に少し盛り上がる程度につけ，皮膚と電極の間に隙間が生じないようテープで固定する．
②乳幼児では高音圧から刺激を始めると，目を覚ます恐れがあるので，30 dB 前後の音圧で少し慣らしてから徐々に音圧を上げ，波形の安定を見て加算を開始する．
③ABR は，80 dB で2回以上測定し，ダブルトレースし波形の再現性を確認する．続いて閾値測定のため10（20）dB ステップ（睡眠が安定していれば閾値付近は5 dB ステップ）で音圧を下げ，V 波を認める最低音圧を記録する．反応がない場合，10（20）dB ステップで音圧を上げ，最大105 dB まで V 波を確認する．
④ABR では，V 波の延長がない場合，解析時間は 10 msec で行うが，新生児や難聴（特に伝音難聴）が疑われる場合，V 波潜時が 10 msec 以上になるため，解析時間を 20 msec で記録する．
⑤ASSR では，自動検査モードの設定があるが，検査時間を多く必要とするため加算回数や刺激音圧のステップを調整し，手動で行ったほうが検査時間は短縮できる．
⑥両耳間移行減衰量（ヘッドホンでは 50～60 dB）を超えた音圧を用いる場合，反対耳に刺激が加わり反応成分が加算されるためマスキングノイズを入れる必要がある．ホワイトノイズを被

刺激耳に入れ，通常刺激音圧の−40〜−50 dB としている．
⑦乳幼児で聴力レベルが未知の場合，常にオーバーマスキングや陰影聴取の可能性を考慮する必要がある．ASSR の Navigator®はソフトウェア MASTER®（Multiple Auditory Steady-State Response）を用いて検査時間の短縮を図る目的で，両耳の4つの周波数を一度に測定するため，他の検査で一側の難聴が疑われている場合は，片耳ずつ検査する測定法を選択したほうがよい．
⑧インサートイヤホンを使用する場合，イヤホンの挿入時の刺激で目を覚ますことがある．また体動や寝返りでイヤホンがはずれたり，チューブが折れたりしてしまうことがあるので注意が必要である．
⑨ヘッドホンは，乳児では頭囲が小さいため，頭頂部にタオルを挟み込んで両耳に完全に密着させる必要がある．体動や寝返りでずれ，浮いてしまうこともあるので注意が必要である．
⑩ASSR では，乳幼児は睡眠時に変調周波数（modulation frequency：MF）を 80 Hz とし記録をするため覚醒レベルの問題は少ない．MASTER®では，デフォルト設定，Audera®では「ASLEEP」の設定で記録する．Audera®で「>10 years AWAKE」を選択すると，40 Hz ASSR になり，入眠時の中間潜時反応（MLR）と同様に反応の出現性が悪くなり，ASSR 閾値が上昇してしまう可能性がある[4]．乳幼児では睡眠時に 80 Hz ASSR を検査することが大切である．

B　ABR 測定時に見落としやすい点[1]

日頃から ABR の正常波形を見慣れていれば，誤りは見つけやすい．
①**電極の極性の誤り**（図 2）：ABR の記録は通常，positive upper 法で頭頂部が＋，耳朶が−となっている．電極の極性を逆に記録した場合，誤りが確認できれば reverse 機能を用い，波形を反転することで取り直しの必要はない．
②**音刺激が左右逆**：音刺激が左右逆の場合，正常でも I 波の出現を認められない．通常は 2 チャンネル同時記録のため，このミスは記録中すぐに気がつく．音刺激を入れた側が確認できれば取り直しの必要はない．
③**音刺激が出ていなかった場合**：無反応と記録されてしまう．記録前に，検者の耳で音刺激を確認すること，また高音圧刺激では，波形の立ち上がり音刺激が記録に音の有無が確認できる．
④**マスキングノイズの入れ忘れ**：両耳間移行減衰量（50〜60 dB）を超えた音圧を用いる場合，非検耳由来の反応成分を除くためマスキング音を入れる必要がある．特に一側の高度難聴がある場合，マスキングを入れないとクロスヒアリングにより V 波を認めるので注意が必要である．

C　問題となる点

①ABR の刺激音は通常クリック音が用いられ，反応閾値は 2〜4 kHz の聴力を反映するため，低音障害型では正常の例がある．
②新生児・乳幼児では中枢系の未成熟のために ABR の閾値上昇，波形分離不良を生じることがあり，高度難聴と診断されても発達に伴い正常化する例がある．同様に 80 Hz ASSR の起源は，ABR と同じ脳幹であるため注意が必要である[4]．
③ASSR の閾値と聴力検査の相関関係で，幼児では 500 Hz の周波数で相関が低く[4]，他の検査との乖離する例もある[5]との報告がある．ASSR 閾値から推定される聴力レベルには幅があることを念頭におく必要がある．
④auditory neuropathy spectrum disorder では ABR で無反応，ASSR で閾値上昇または無反応であるため，聴力レベルの判定は慎重に行う必要がある（図 3）．

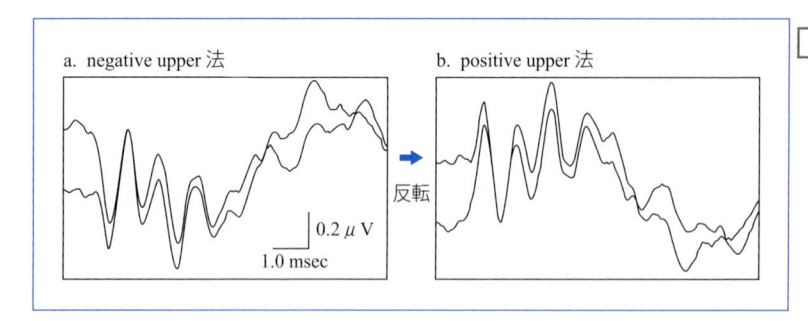

図2 **ABRの電極の極性**
記録は通常，positive upper法（頭頂部＋，耳朶−）で，もし電極の極性が逆ならばaのように潜時の遅れとV波の消失があるように見受けられる．

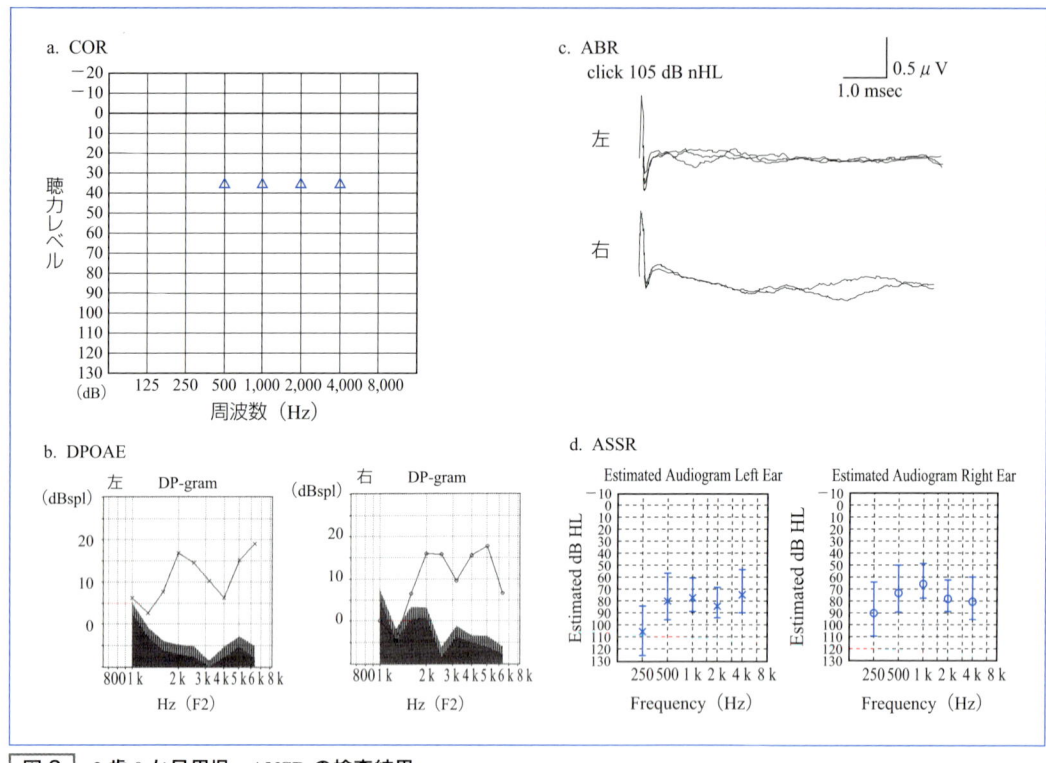

図3 **2歳0か月男児　ANSDの検査結果**
a. COR：条件検索反応で音の反応をほぼ正常に認める．
b. DPOAE：右耳では2kHz以上で反応を認める．左耳は滲出性中耳炎のためチューブ留置，反応はノイズレベル以下．
c. ABR：両側無反応
d. ASSR（Audera®）：ASSR閾値は70〜110dBの範囲で認められた．

⊞ 文献
1) 加我君孝（編）：ABRハンドブック．金原出版，1998
2) 泰地秀信：耳鼻咽喉科・頭頸部外科（増）2010；82：49-55
3) 稲垣真澄，遠藤雄策ほか：医学検査 2006；55：619-632
4) 青柳　優：耳鼻咽喉科展望 2009；52：426-439
5) 泰地秀信：Audiology Japan 2011；54：185-196

2．検査の目的と原理，検査の実際

12）聴覚行動発達と聴性行動反応聴力検査

［上智大学言語聴覚研究センター］ 進藤美津子

聴覚行動発達

　人の内耳の構造は胎生25週頃には完成し，胎生28週頃には音刺激に対する驚愕反射が出現し，胎児期から聴覚が存在することが知られている．出生後の新生児・乳児の聴覚は，中枢神経系の成熟や周囲の種々の音刺激に対応して，日ごとに顕著に変化し発達していく．

　新生児・乳児の聴覚行動の発達については，乳児の聴覚発達チェックリスト[1]があげられる．このリストは，健康な児を出産した母親にわが子の日常の音刺激に対する行動（反射・反応も含めて）を，月ごとに生後15か月間継続して観察・記録してもらった結果をまとめたものである．新生児期～3か月頃まで（表1）は，音刺激に対する驚愕反射，眼瞼反射，覚醒反射などの原始反射が優勢であるが，それ以降は反射が抑制され，音源方向に顔を向ける定位反応や，音源方向に振り向いたり，音源を探す詮索反応がみられるなど新たな反応形態に置き換わる．乳児期後半の7か月以降になると，聴覚によることばの理解の発達がみられるようになる．

　なお，進藤ら[2]は，新生児聴覚スクリーニングで要再検査（refer）となった乳児や，コミュニケーションの発達に遅れがみられる乳幼児の認知・コミュニケーション行動の発達レベルを適切に評価するために，乳幼児（0～24か月）用の発達質問紙を作成した．本質問紙は，言語・コミュニケーションの発達の基盤となる6領域［①粗大運動，②手の操作・対物関係，③口の動き，④コミュニケーション（聴覚・理解），⑤コミュニケーション（表出），⑥情動・対人関係］からなる項目を設定した．特に「コミュニケーション（聴覚・理解）」の領域を「音と声への反応」（18項目）と「ことばと概念の理解」（18項目）に分け（表2），「情動・対人関係」の領域を「大人への反応」と「子どもへの反応」の項目に分けるなど，発達状況をみやすく設定した．各領域の発達状況を把握することで，個々の子どもの発達的特徴をより詳細に理解できることが期待される（図1）．

検査の目的

　音場にて種々の音刺激を提示し，乳幼児の発達特性を考慮し，乳幼児の聴性行動反応を観察することにより，必要な周波数ごとに聴力閾値を測定する．ここでは，聴性行動反応聴力検査（behavioral observation audiometry：BOA）と条件詮索反応聴力検査（conditioned orientation response audiometry：COR）について取り上げる．これらの乳幼児用聴力検査では，個々の被検児の発達年齢によって検査への適用が異なり[3]，聴力以外の情報もあわせて総合的判断が必要とされる[4,5]．検査および乳幼児の特性に習熟した検者によって実施されることにより，聴力閾値測定の精度が高まり，有用な情報を提供することが可能である．

表1 乳児の聴覚発達チェック項目の一部

月齢	番号	項目
0か月児	1	突然の音にビクッとする（Moro反射）
	2	突然の音に眼瞼がギュッと閉じる（眼瞼反射）
	3	眠っているときに突然大きな音がすると眼瞼が開く（覚醒反射）
1か月児	4	突然の音にビクッとして手足を伸ばす
	5	眠っていて突然の音に眼をさますか，または泣き出す
	6	眼が開いているときに急に大きな音がすると眼瞼が閉じる
	7	泣いているとき，または動いているとき声をかけると，泣きやむまたは動作を止める
	8	近くで声をかける（またはガラガラを鳴らす）とゆっくり顔を向けることがある
2か月児	9	眠っていて，急に鋭い音がすると，ピクッと手足を動かしたりまばたきする
	10	眠っていて，子どものさわぐ声やくしゃみ，時計の音，掃除機などの音に眼をさます
	11	話しかけると，アーとかウーとか声を出して喜ぶ（たまにはニコニコする）
3か月児	12	眠っていて突然音がすると，眼瞼をピクッとさせたり，指を動かすが，全身がビクッとなることはほとんどない
	13	ラジオの音テレビのスイッチの音，コマーシャルなどに顔（または眼）を向けることがある
	14	怒った声や，やさしい声，歌，音楽などに不安そうな表情をしたり，喜んだり，またはいやがったりする

（田中美郷，進藤美津子ほか：Audiology Japan 1978；21：52-71 より）

A 聴性行動反応聴力検査

1 原理

　　音場にて種々の音刺激を提示し，乳幼児の聴性行動反応を観察することにより，聴力閾値を評価する検査法である．通常，乳児期〜1歳前後までが適用対象となるが，発達障害や感覚・運動機能の障害が重複している場合は，適用年齢の範囲がさらに広くなる．

2 聴性行動反応

　　新生児期〜3か月頃までは原始反射が優勢であるが，それ以降は反射が抑制され，新たな反応形態が観察される．聴性行動反応の閾値は，加我ら[6]によると，原始反射の時期には 70〜80 dB であるが，新たな反応が形成されると急速に閾値が下降し，40〜50 dB で反応がみられると報告されている．

3 検査装置

　　音源には，防音室の2隅あるいは4隅にスピーカを配置し，マイクやテープからの音刺激はアンプを通して用いている[7]．実際には，周波数選択と出力音圧の調整が容易なオージオメータを増幅器として用いることが多い．なお，新生児用・乳幼児用オージオメータとして，ラッパ型やぬいぐるみタイプの機器も市販されている．

4 刺激音

　　刺激音にはワーブルトーン（震音）を用いて，あらかじめ音源の周波数成分の分析と音圧測定を行うことにより，楽器音や日常生活の様々な音，人の声などを用いる場合が多い．さらに紙もみ音（特にパラフィン紙など）に敏感に反応がみられる乳幼児もおり，乳幼児の注意が向きやすい刺

表2 乳幼児（0か月～24か月）コミュニケーション発達質問紙の一部

				IV　コミュニケーション（聴覚・理解）
	IV-1	音と声への反応		
1	○	?	×	大きな音にビクッとしたり，目を覚ます
2	○	?	×	音を聞かせると身動きが止まる
3	○	?	×	泣いている時，お母さんの声がすると泣き止む
4	○	?	×	歌声や音楽が聞えてくると，喜ぶ，又は泣き止む
5	○	?	×	鈴を鳴らすと鈴に注視する
6	○	?	×	音楽や音のする方向に顔を向ける
7	○	?	×	大きな音に恐れを示す
8	○	?	×	紙のがさつきの音に確実に頭や目を向ける
9	○	?	×	音楽が聞えると，喜んだり，じっと聞き入る
10	○	?	×	お母さんの声がすると，お母さんの方に振り向く
11	○	?	×	話をしているか，歌っている人々の方を見る
12	○	?	×	ガラガラなどを自分で持って，音を出して楽しんでいる
13	○	?	×	名前を呼ぶと振り向く
14	○	?	×	音楽や歌を歌ってあげると，手足を動かして喜ぶ
15	○	?	×	人の話に聞き耳を立てる
16	○	?	×	リズミカルな音楽に体を動かし反応する
17	○	?	×	好きな音楽が聞えてくると，じっと音楽に聴き入ったり，声を出して反応したりする
18	○	?	×	音楽のリズムに合わせて体を動かす
	IV-2	ことばと概念の理解		
19	○	?	×	「バイバイ」に対して，身振りや声で応じる
20	○	?	×	手に何かを持っている時に，「チョウダイ」と要求すると，イヤイヤと首を振る，もしくは手渡す
21	○	?	×	「チョウダイ」というと渡す
22	○	?	×	「イケマセン」と言うと，手を引っ込めて親の顔を見る
23	○	?	×	「タッテ」「オイデ」「ネンネ」という要求を理解する
24	○	?	×	道具を見ただけで，模倣的に使用する（櫛，ブラシ，鉛筆など）
25	○	?	×	よく知っている場所に来ると教える（自分の家の前に，または，菓子の戸棚の前にくると指さしたり，「アーアー」といって教える）
26	○	?	×	簡単な命令を理解してする（「○○持ってきて」など）
27	○	?	×	菓子の袋を開ける音を聞いて，すぐにもらいにくる
28	○	?	×	絵本を見て「○○はドコ？」とたずねると指さしで答えようとする
29	○	?	×	物の名前を聞いてその絵を示す
30	○	?	×	目，耳，口など身体部分の名称が2つ以上わかる
31	○	?	×	品物の用途が3つ以上わかる（［例］「かぶるのどれ？」：くし・帽子・コップ・鉛筆など）
32	○	?	×	少し複雑な指示にしたがう（［例］「椅子の上の帽子を持ってきて」）
33	○	?	×	「モウヒトツ」「モウスコシ」がわかる
34	○	?	×	「アカ」，「アオ」などの色の名まえがわかり，その正しい色をさす
35	○	?	×	「大きい・小さい」がわかり「オオキイノドッチ」ときくと，さす
36	○	?	×	「多い・少ない」がわかり「オオイ（イッパイ，タクサン）ノハドッチ」ときくと，さす

（進藤美津子，荻野美佐子，玉井ふみ：乳幼児コミュニケーション発達質問紙．文部科学省科学研究費基盤研究（c）補助金（2008年度～2011年度），2012より）

76 ─ 第I部 基本的事項

歳 か月 (月齢)	I 粗大運動	II 手の操作・対物関係	III 口の動き	IV-1 コミュニケーション (聴覚・理解) 音と声への反応	IV-2 コミュニケーション (聴覚・理解) ことばと概念の理解	V コミュニケーション (表出)	VI-1 情動・対人関係 大人への反応	VI-2 情動・対人関係 子どもへの反応
1:11〜2:0 (23・24)	23 24	34			34 35 36	28 29 30 31 32 33		9
1:9〜1:10 (21・22)	22	31 32 33			33	24 25 26 27	34 35	6 7 8
1:7〜1:8 (19・20)	19 20 21	28 29 30			29 30 31 32	19 20 21 22 23	33	5
1:5〜1:6 (17・18)	17 18	27			26 27 28	18	29 30 31 32	3 4
1:3〜1:4 (15・16)	13 14 15 16	24 25 26	21		23 24 25	17	26 27 28	2
1:1〜1:2 (13・14)	10 11 12	22 23	20		21 22	16	24 25	1
1:0(12)	9		17 18 19		20	13 14 15	23	
0:11(11)		21	15 16	18	19		22	
0:10(10)	7 8	19 20	14	16 17		12	21	
0:9(9)		16 17 18	10 11 12 13	14 15		11	20	
0:8(8)	6	15				10	17 18 19	
0:7(7)	5		8 9	13			16	
0:6(6)	4	12 13 14	7	12		8 9	15	
0:5(5)		9 10 11	5 6			7	11 12 13 14	
0:4(4)	3	6 7 8	4	7 8 9 10 11		6	8 9 10	
0:3(3)	2	4 5	2 3	5 6		5	5 6 7	
0:2(2)		2 3	1	2 3 4		3 4	4	
0:1(1)						2	1 2 3	
0:0(0)	1	1		1		1		

（左端：24〜13か月／12〜0か月）

図1 乳幼児(0か月〜24か月)コミュニケーション発達質問紙のプロフィール
A児(男児)の発達プロフィール （順調な発達・言葉はややゆっくり）
☐：3か月時, ☐：9か月時, ☐：15か月時, ☐：21か月時の発達を示す
(進藤美津子, 荻野美佐子, 玉井ふみ：乳幼児コミュニケーション発達質問紙, 文部科学省科学研究費基盤研究(c)補助金(2008年度〜2011年度), 2012より)

激を選択して用いる必要がある.

5 検査の方法

　刺激音提示は，乳幼児を母親の膝の上や設定した場所に座らせた状態で，乳幼児に気づかれないように後方から提示することが多い．前方からの子どもの表情やしぐさ，眼球の動きなどの変化を把握するために，検者の位置の工夫，2人一組で検査にあたり，1人が前方からの表情の変化を観察するなどの工夫が必要とされる．

なお，BOAは音場検査であるため，スピーカからの出力や生の音や声が，乳幼児にどのような音圧で届いているか確認する必要がある．それには，乳幼児の耳の位置で，反応のみられた刺激音圧を騒音計で測定するとよい．測定値は音圧レベル（sound pressure level：SPL）のため，オージオグラム上に閾値を表記するためには，聴力レベル（hearing level：HL）への換算が必要である．

6 留意点

a) 行動観察と親からの情報を活用

乳幼児では注意が集中できる時間が短いため，短時間で検査を終える必要がある．また，十分検査に応じることがむずかしいため，検査の前後に，乳児の聞こえの反応を観察し，乳児の聴覚発達チェック項目[7]による家庭での乳幼児の聞こえの観察記録などがBOAの重要な手掛かりとなる．

b) 検査は短時間にすませ，継続的に繰り返す

乳幼児では刺激音への興味や検査への集中が持続しがたく，すぐに飽きてしまうことが多い．したがって要領よく短時間に検査をすすめる工夫が必要である．また，1回のみの検査で評価を終了せずに，継続的に検査を繰り返すなかで徐々に閾値の下降が認められ，初期の高度難聴の疑いから，健常聴力レベルに診断が確定される乳幼児もいる[8]．発達障害児や脳損傷児のケースでは，長期にわたる経過観察が大切である．

B 条件詮索反応聴力検査

1 原理

鈴木・荻場により考案された乳幼児聴力検査法[9]である．音に対する探索反応，定位反射を光刺激によって強化し，条件づけを行い，音場にて聴力を測定する．条件づけが成立すれば検査結果の精度は，BOAよりも高い．6か月以上～2歳頃の乳幼児に適応でき，ピープショウテストや遊戯聴力検査が可能な年齢に至るまでの間使用している．

2 検査装置

左右に設置したスピーカと，それに乳幼児が喜びそうな人形などの光源を組み込んだ装置である．光源は点滅できるようになっており，光源の交点の位置に子どもを座らせる．音刺激にはワーブルトーン（震音）または純音を用い，減衰器で増減できるようになっている．

3 検査の方法

乳幼児が十分聞こえると思われる音を一方向から出し，同時または少し遅らせて同側の光源をもった人形などを光らせる．これを数回繰り返すことにより，子どもは音が聞こえると，点滅する光源のほうを向くようになる．これで条件づけが形成されたことになる．スピーカ出力音圧を減衰させて閾値を測定する．

なお，条件づけの音圧は，母親への問診や乳幼児の行動観察から推測される聴力程度を参照して，健常～軽度難聴レベルでは40～50 dB，中等度難聴レベルでは70～80 dB，高度難聴レベルでは90～100 dB程度が必要である．高度難聴では低周波数帯域にのみ残聴がある場合が多く，条件づけを行う際は250～500 Hzの低周波数の検査音が有効である．

4 留意点

a) 検査環境への配慮
検査室を明るく，子ども向けの内装にし，母親と一緒に同室させ，子どもが落ち着いて検査を受けられる環境を作る．BOAと同様，乳幼児の場合は短時間で検査を切り上げる必要がある．

b) 検査に協力してもらうための配慮
検査音は大きめの音で強化し，時には下降法での測定を試みるなど，はっきりとわかる刺激音から順番に行う．なお，乳幼児では興味が持続しないことが多いため，子どもの興味を引きつけるような報酬や強化子(玩具など)を用意し，それでも子どもが飽きたら無理強いをしないことが大切である．また，発達的にみて，子どもに無理な応答を要求していないかどうかを確認することも必要である．

c) 閾値の推定
乳幼児では，短時間の測定を繰り返し，閾値を推定していく必要がある．検査結果と保護者の訴えとの一致・不一致を確認し，閾値推定上の判断を行う．

文献
1) 田中美郷，進藤美津子ほか：Audiology Japan 1978；21：52-71
2) 進藤美津子，荻野美佐子，玉井ふみ：乳幼児コミュニケーション発達質問紙．文部科学省科学研究費基盤研究(c)補助金(2008年度～2011年度)，2012
3) Ballantyne D：Handbook of Audiological Techniques. Butterworth-Heinemann, 1990；86-99
4) 鈴木篤郎，田中美郷：幼児難聴．医歯薬出版，1979；120-133
5) 日本聴覚医学会(編)：聴覚検査の実際．南山堂，1999；126-130
6) 加我君孝，田中美郷：脳と発達 1978；10：284-290
7) 小田 恂：聴力検査．医療研修推進財団(監)，言語聴覚士指定講習会テキスト．医歯薬出版，2000；251-256
8) 粕谷 敏：聴性行動反応聴力検査．加我君孝(編)，耳鼻咽喉科診療プラクティス．文光堂，2000；46-48
9) 鈴木篤郎：幼児難聴―特にその早期発見．金原出版，1997；1-9

第 II 部
臨床応用

1. 中耳疾患

[帝京大学医学部附属溝口病院耳鼻咽喉科] 中原はるか

1 新生児・幼小児の滲出性中耳炎

病態生理

　滲出性中耳炎は，経耳管の上気道からの感染と耳管の機能障害が原因であると考えられる．乳幼児の耳管は短く，太く，耳管咽頭口と中耳のなす角度は水平に近いため，上気道からの炎症が波及しやすい．また，耳管軟骨の発育も未熟で，中耳腔は陰圧になりやすい．

　これらは同時に，急性中耳炎の発症成因でもあるのだが，周辺臓器の状態・条件により，炎症が沈静化しても貯留液が排出されず，滲出性中耳炎に移行したり，また，炎症を伴わずに液体が貯留したりする場合もある．乳幼児の場合，耳管咽頭口近傍にある，アデノイドの炎症・肥大や鼻副鼻腔の炎症の影響が大きい．

A　難治になりやすい構造的・先天的な病態

　一般的に急性中耳炎が滲出性中耳炎に移行しても，自然の経過で治癒するもの，鼓膜を切開し貯留液を排出することで軽快する症例が多い．滲出性中耳炎が反復・遷延化する症例では，アデノイド・鼻副鼻腔の炎症に加えて，耳管をとりまく構造の先天的な異常が認められる場合がある．おもなものとして，口蓋裂・頭蓋顔面異常の合併，免疫不全，ダウン症候群などがあげられる．

1　口蓋裂

　口蓋裂を伴う幼小児では滲出性中耳炎の合併が高率に認められ，その一つの原因として口蓋帆張筋や口蓋帆挙筋の走行異常，付着異常，低形成などによる耳管機能障害があげられる[1]．一般的には1歳6か月くらいで口蓋裂の閉鎖手術を行うため，それまでは，反復する中耳炎は避けがたく，また，手術後でも鼻咽腔閉鎖がある程度可能になるまでは，食事の際に上咽頭への逆流があるので，炎症が引き起こされやすい．

　口蓋の手術と訓練による鼻咽腔閉鎖で中耳炎は軽快することもあるが，耳管機能の改善が遅れることもあるのでチューブ留置など積極的な治療が必要であることが多い．

2　ダウン症候群

　一般的にダウン症候群の乳幼児では，難聴の割合が40〜80％程度であるとされている[2]．新生児期にダウン症候群例の聴覚スクリーニングを行ったところ，26％がパス（pass）せず，そのうちの38％に滲出性中耳炎が認められた．また，新生児期に聴覚スクリーニングにパスしても，のちにそのうちの43％が滲出性中耳炎を発症したと報告している[3]．

ダウン症候群例の感音難聴の割合は決して多くなく，伝音難聴でそのほとんどが滲出性中耳炎であるとされる．これらの原因としては耳管の形態異常，筋肉の低形成があり，さらに免疫機能の発達が遅いため易感染性を生じることがあげられる．また，外耳道が形態的に狭い症例が多く，耳垢が貯留しやすく，また，単純に鼓膜所見がとりにくく見逃されやすい状態になっているとこともある．

　ダウン症候群児は，心身の発育そのものがゆるやかであるため言葉の表出も遅い場合が多く，一度聴覚スクリーニングをパスしてしまうと難聴を疑われない場合がある．しかし，発育がゆるやかであるからこそ，聴力を良好に保つ必要がある．したがって，新生児期での聴覚スクリーニングをパスしていても，また，本人の訴えやサインが認められない場合でも，定期的に鼓膜所見をとり，場合によってはABRの施行を考えるべきである．

B　難治になりやすい外的因子

1　集団保育

　近年，日本でも低年齢（産休明けまたはゼロ歳時など）からの集団保育が増加しているため，外的要因として注目されるようになってきた．4歳までに12か月以上集団保育を受けた者が自宅保育された者に比べ中耳炎遷延化が多いという報告や，6か月以下の乳児でも上気道感染・集団保育，近親者の中耳炎罹患などが中耳炎発症と有意に相関するという報告がある[4]．

　しかし，保育園などの集団生活の場において，乳幼児全員が滲出性中耳炎や反復する中耳炎に罹患するわけではない．集団生活の場における衛生状況の向上，乳幼児側の免疫力・体調などの管理も同時に考えていく必要がある．

2　薬剤耐性菌

　滲出性中耳炎そのものではなく，急性中耳炎の起因菌として，幼小児ではインフルエンザ菌，肺炎球菌，モラクセラ・カタラーリス（*Moraxella catarrhalis*）の検出率が高いが，これらの耐性化の増加が危惧されている．特に反復する中耳炎の場合に，抗菌薬を次々に変更することは，逆に菌の耐性化を促している場合もある．急性中耳炎が反復したり遷延化したりする場合には，鼓膜切開・チューブ留置などを適宜行っていく必要がある．

3　難治に関係する行動

　難治に関係する行動として，乳児期のおしゃぶりの使用，鼻すすりがよく知られている．いずれも耳管の圧変化を引き起こしやすく，上気道炎などの際に鼻咽腔の細菌が経耳管感染しやすくなる．特に鼻すすりについては，滲出性中耳炎だけでなく，真珠腫性中耳炎，癒着性中耳炎などの状態を引き起こす誘因になると考えられる．

　なぜ鼻すすりをするかについては，以下の理由があげられる．まず幼小児は鼻をかめない．実際に上手に鼻がかめるようになるのは，5～6歳以上である．したがって，慢性鼻炎・アレルギー性鼻炎などで鼻汁が鼻咽腔に貯留し鼻閉を起こすとそれを改善するために鼻をすすることになる．次に，幼小児は耳管閉鎖不全による耳閉感，自声強聴などの症状を改善するため，鼻すすりによって陰圧をかけ，耳管を閉鎖して症状を緩和するという動作を無意識のうちに行っている．鼻すすりを伴う滲出性中耳炎では耳管が比較的低い圧力で開大するとされ，この場合，耳管は開大しやすく，閉鎖しにくくなっているため，鼻や上咽頭の炎症を拾いやすいと考えられる[5]．

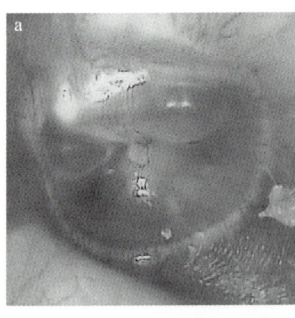

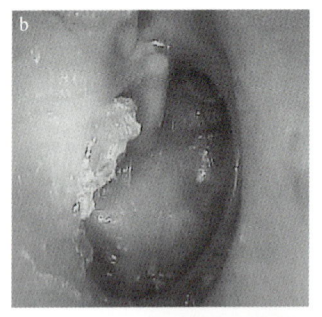

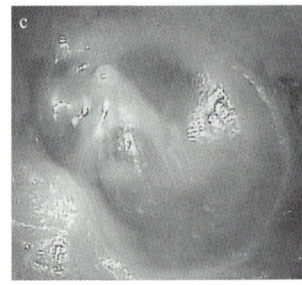

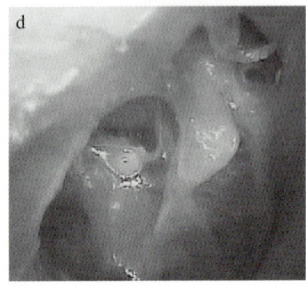

図1 滲出性中耳炎の鼓膜所見
（口絵カラー1, p. ii）
 a. 黄色の液体の貯留を認める.
 b. 全体的な陥没を認める.
 c. 上鼓室に黄色の液体の貯留を認める.
 d. 上鼓室にポケットの形成を認める

4 その他

一般的に乳児期では，人工栄養，無γ-グロブリン血症などの免疫異常の関与があげられる.

検査方法とその組み合わせ

幼小児の場合，本人からの訴えを期待できないことが多いため，音への反応が鈍いことやテレビの近くに寄っていく行動などを親や周囲の大人が気づいて受診するケースが多い．診断にはティンパノメトリーが有用であるが，やはり，鼓膜を丁寧に観察することが重要である．

A 鼓膜の視診

新生児・乳児では一般に外耳道が狭いため，顕微鏡を用いた丁寧な観察が重要である．滲出性中耳炎の鼓膜所見は様々である（図1a～d）．典型的には図1aで示すような黄色の液体の貯留を認める．また，暗褐色の鼓膜でも貯留を認める場合が多い．

しかし，肉眼的に光錐が見える場合でも，鼓膜が陥凹して前方に少量の液体を認める場合（図1b），鼓膜は肥厚してわかりにくく，陥凹した上鼓室の貯留液で判断される場合（図1c）などもある．また，全体的に赤い印象の鼓膜では繰り返す中耳炎で鼓膜が肥厚し貯留液はわかりにくくなっているものもある．また，緊張部鼓膜所見は軽度でも，すでに上鼓室にポケットを形成しているものもある（図1d）．

いずれにしても，疑わしい場合は，顕微鏡で詳細な鼓膜の観察を行い，発赤や血管拡張，陥没に注目して，ティンパノメトリーの所見などと考えあわせる必要がある．

B ティンパノメトリー

客観的に判断できる鼓膜の動きの検査として有用である．一般にB型とC型では滲出性中耳炎の病態が多い．しかし，急性中耳炎や滲出性中耳炎を繰り返している症例，癒着中耳炎では，

貯留がすでに消失していても B 型や C 型に出ることがある．また，新生児・乳児では体動や啼泣により困難なこともある．また，貯留の場所，状態によっては，A 型となることもある．

常に鼓膜所見と照らし合わせながら結果をみる必要がある．

診断・治療について

A 保存的治療

上気道感染・鼻炎のコントロールが重要である．しかし，感染症の治療が抗菌薬を頻回に使用・変更する方法で行われるのであれば，これが難治化・遷延化を促している危険もあることを念頭に置くべきである．近年，体力の向上・免疫賦活作用・感染防御効果などの観点から十全大補湯の併用による難治化の改善が研究されており，結果が待たれる．

通気・鼻風船による耳管機能改善治療を行うこともあるが，乳幼児にはむずかしいことが多い．

B 外科的治療

口蓋裂など構造的に難治化が予想される場合には，鼓膜切開，鼓膜チューブ留置を行う．一般的には一定期間（3 か月くらい）を超えて貯留を認める場合に鼓膜チューブ留置という基準が海外には多いとされる．しかし，3 か月を目安にするとしても感染症を繰り返す秋から冬の時期と夏とでは条件が異なるため，この基準が適当であるとは一概にはいえない．

日本では議論が重ねられつつあるが，急性中耳炎後の滲出性中耳炎，明確な誘因なく見つかった滲出性中耳炎ともに，鼻炎などの炎症があれば内服しつつ 2 週間〜1 か月の経過をみて，それでも残存するようであれば鼓膜切開を行う．鼓膜切開が頻回になれば鼓膜チューブ留置というのが選択として多いのではないだろうか．また，癒着が強い場合には，鼓膜切開ではなくチューブ留置を初めから選択する場合もある．また，アデノイドの肥大，繰り返す炎症を伴う場合，アデノイド切除を考慮することもある．

症例呈示

A 患者プロフィールと検査

年齢・性別	1 歳 10 か月，男児
病歴	検診時，1 歳くらいから耳の聞こえが悪いようだと母親が小児科医に訴えていたが，問題はないと診断されていた．専門施設より ABR の依頼で当院に紹介受診，両親と一緒に来院．発語は，「ママ」「パパ」程度．
治療歴	当院初診時，医師と目は合うが，発語なし．膿性の鼻汁を認める．顕微鏡下での鼓膜観察で，両側とも滲出性中耳炎を認め，同日切開し粘調な貯留液を多量に排出した．2 週間後に再診，両親から，反応がよくなったと報告があった．しかし，再度貯留を認め，切開・排膿してから ABR を施行した．ABR を施行する前に，母に抱かれて待合室で一緒にたどたどしいがアニメの主題歌を歌っていた．医療者にはほとんど話さなかった．

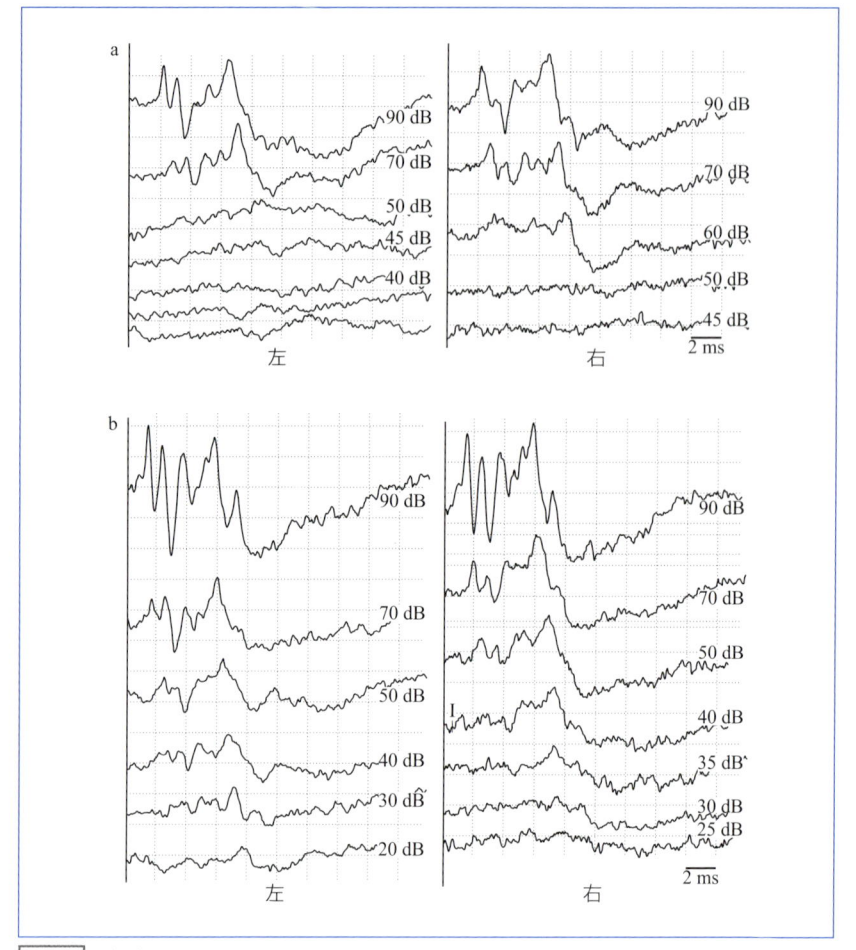

図2 症例のABR
　a. 粘調な貯留液を排出直後にとったABR．左右とも40 dB程度の閾値を示した．
　b. 鼓膜チューブ留置を施行して，3か月くらいの経過後のABR．左は15 dB，右は20 dB程度の閾値を示した．

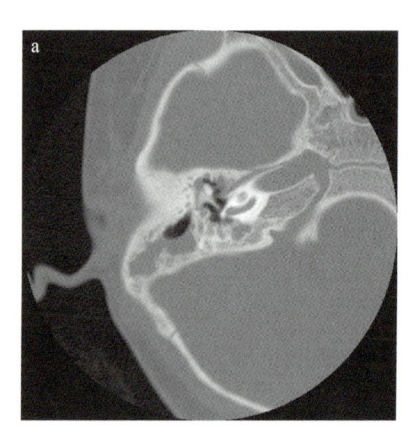

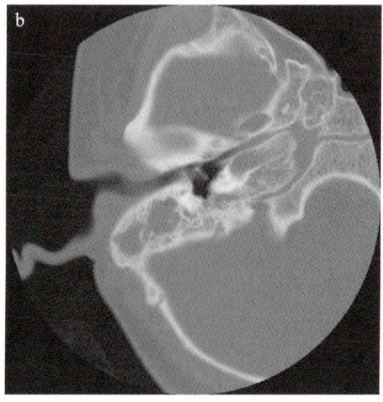

図3 症例のCT
　a. 中・下鼓室に貯留を認めない．
　b. 上鼓室，耳小骨周囲には，貯留および，炎症の残存を認める．

B 検査所見

このときの ABR を図 2a に示した．閾値は左右とも 45〜50 dB 程度であった．その後抗菌薬を使用するも鼻汁が止まらず，貯留を繰り返すため，鼓膜チューブを両側に留置とした．両親からチューブ留置後，鼻汁も落ち着き，発語が増えてきたとの報告を受けた．3 か月後の ABR では，図 2b に示すように閾値は左 15 dB，右 20 dB 程度に改善した．現在 2 歳半であるが，内向的ではあるものの，医療者とも会話をするようになっている．

この症例は，おそらく，当初粘調な多量の滲出液のため 60 dB 近い両側難聴で，性格的なものも加わり発語が遅れていたと考えられる．その後貯留が減少し，反応がよくなってきた．初めの ABR が貯留液を排出していたにもかかわらず軽度から中等度の難聴を呈したのは，上鼓室などに炎症・貯留の残存があったためと考えられる．この際の CT を図 3 に示す．貯留液が粘調である場合，鼓膜から排出しても，乳突洞・上鼓室には残存し，結果的に耳小骨の動きを妨げることもある．チューブを留置して，しっかり含気化され 3 か月くらいが，聴力も完全に改善している状態であると考えてよいのではないか．

2 中耳奇形

中耳奇形には遺伝的または原因不明のもの，母親の妊娠期間中の感染（風疹など）・薬剤服用などによるものがある．

耳小骨は，第一鰓弓と第二鰓弓由来であり，これらに由来する顔面顎の外面奇形を伴うもの（Treacher Collins syndrome）もある．外耳道閉鎖・耳介異常・顔面顎などの異常を伴う場合は，難聴も疑いやすいが，耳小骨奇形のみの場合は幼小児期にはわかりにくい場合もある．病歴・高分解 CT・ABR・ティンパノメトリーの結果などを考えあわせる必要がある．

耳小骨奇形では，異常の場所によって軽度から高度の難聴が起こり得て，それに応じて，ABR も様々であり，治療も簡単な手術から，アブミ骨手術・手術不能（顔面神経の走行異常を伴う特殊な場合）までいろいろあり，詳細な検討が必要である．

文献
1) Matsune S, Sando I, et al.：Ann Otol Rhinol Laryngol 1991；100：439-446
2) Shott SR, Joseph A, et al.：Int J Pediatr Otorhinolaryngol 2001；61：199-205
3) Park AH, Wilson MA, et al.：Otolaryngol Head Neck Surg 2012；146：135-140
4) Daly KA, Brown JE, et al.：Pediatrics 1999；103：1158-1166
5) Sakakihara J, Honjo I, et al.：Acta Otolaryngol 1993；113：187-190

2. 内耳疾患（感音難聴）

1）ABR と COR の関係

[埼玉県立小児医療センター耳鼻咽喉科] 安達のどか

新生児聴覚スクリーニング検査（newborn hearing screening：NHS）の普及により，早期に難聴が発見される傾向にあり，難聴精査を受ける平均受診月齢も年々低くなっている．当科での平均受診月齢は生後約20日目となっており，生後まもなく診断が可能となっていることがわかる．成人の難聴に対する対応と大きく異なる点は，小児はその後の時間経過および全体の発達により，聴覚も変化をきたしうるということである．NHSにて要再検査（refer）という結果で精密検査機関病院を受診した場合，新生児に対してまず行う検査として，ABRを施行するのが一般的である．しかし初回の聴力結果のみを重視し，聴覚管理を続けると当初の想定聴力と異なることがあるため，注意深く観察する必要がある．

ABR と COR

A　ABR の特徴

ABRの特徴はクリック刺激により，1 kHz以上の高音域の蝸牛部分がABRの誘発に関与するといわれている．船井らによるとABR閾値はABRの誘発に関与する1 kHz以上の周波数のうち，最も聴力レベルの低い部分を表すとある[1]．そのためトーンバースト（250 Hz）での低音域の反応も積極的に測定するように心がけている．しかしABRでは低音域と高音域を確認することができるが，その間の周波数は確認できないため，谷型難聴などは見落とす可能性がある．

B　COR と BOA の特徴

COR（conditioned orientation response audiometry：条件詮索反応聴力検査）は乳幼児の刺激源に対する詮索反応を利用した純音聴力検査（pure tone audiometry：PTA）である．また古典的条件付き理論を応用した聴力検査である．おもに1～3歳の幼児を対象としているが，発達が良好であればそれ以前の月齢でも十分可能な場合がある．また発達に遅れがあれば3歳以上でも対象となる[2]．

CORはスピーカーによる測定法であるため，左右それぞれの聴力閾値が特定できない．そのため，3歳未満の幼児は頭部が小さいことからヘッドホンを使う方法ではなく，インサートイヤホンを用いた聴力の評価が推奨される．このインサートイヤホンにおける3歳未満の幼児に対する聴力検査の有効性は富沢らによって実証されている[3]．またそれ以前の月齢においてはBOA（behavioral observation audiometry：聴性行動反応聴力検査）を施行する．BOAは音刺激による驚愕反応（startle reflex）であり，聴力が正常であっても本来閾値が高い．

BOAやCORは頻回の検査が可能で，ABRのような他覚的検査と違い，睡眠導入剤も不要で

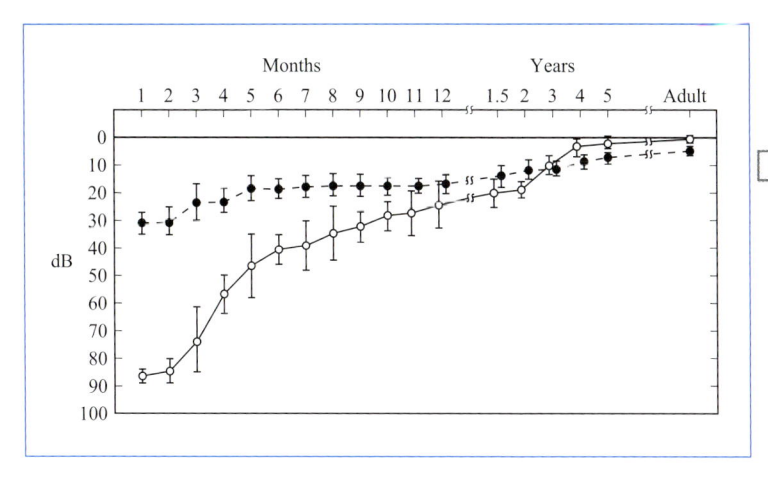

図1 月齢別のABRとCOR反応値
○行動反応聴力検査の閾値
● ABRの閾値
(加我君孝:乳幼児・小児の発達と難聴. 加我君孝(編):ABRハンドブック. 金原出版, 1998;92-98より)

あり，保護者同伴にて検査を施行することが可能である．

C 年齢別CORの正常値

図1[4]にあるように，それぞれの月齢・年齢ごとにCORの結果の正常値が異なる．すなわちCORの結果が悪かったからといって難聴でない場合も多く，月齢相当にあわせた判断が必要である．またそれぞれの発達レベルによって聴力が正常でも反応が不明瞭でしばしば判断がむずかしい場合もあるため，適宜，他覚的聴力検査をあわせて参考とする必要がある．このようなABRとCORの閾値の関係は未熟児・新生児，および乳幼児における小児聴覚発達の尺度となりうる[5]．

新生児聴覚スクリーニング後の聴力経過

A 当科での経過観察方法

新生児・乳幼児の難聴の聴力経過における診かたについて，NHSで要再検査となった児に対するわれわれのフォローアップ方法を一つの参考例として，以下にあげる．

外来初診日にABRを施行し，高度難聴児に対しては月に1回の割合でBOA・CORを施行し，中等度難聴児に対しては3か月おきを目安に行っている．出生まもない新生児に対して，両親が音に対する認識をより早期から興味をもってもらう目的もあり，検査時は同伴で行いBOAより開始し，適した月齢でCORに移行する．療育先の決定は，数か所の療育施設見学をしたあとで，遅くとも1歳までに決定し，その後定期的に療育先と情報交換を行っている．

当科では可能な限り難聴原因の検索を勧めており，初診時にサイトメガロウイルス(Cytomegalovirus：CMV)感染症の精査を全例に行っている．また遺伝検索として希望者には，コネキシン26(Cx26)検索を行っている．また側頭骨CTでの詳細な読影は必須な検査で大変重要な情報源となるため，1歳までに低被曝による撮影方法にて施行している．

ABRは基本的に1回目は初診時に，2回目は6～12か月後に1回を目安に施行する．難聴原因がCMVなどの変動する可能性がある場合，ウイルス活性化による聴力の変動時や治療前後の評価目的に2～3か月に1回施行することがある．

初診時の ABR と約 1 年後の比較をしたところ，全 92 例中，聴力不変が 66.6％，改善が 23.9％，悪化が 9.8％であった．このように 33.7％は変化をきたしていることから，経過を慎重に観察する必要があることがわかる．

また特に ABR の波形の潜時や波間潜時は参考になるため重要視している．I 波の延長が認められる場合は，のちに改善傾向を認めることがしばしばある．それは I 波すなわち中耳・蝸牛・蝸牛神経の発達的変化や中耳間葉系遺残などによる中耳含気不良の改善などが関与している．また当科の統計より，蝸牛神経～中枢までの脳幹成熟（髄鞘化）のなかでも，I－III 波間潜時改善が大きく関与していることより，下部脳幹（蝸牛神経－上オリーブ核）の経時的変化が予想される．

症例呈示――ABR と COR での聴力経過

A　ABR と COR 乖離なし（ABR と COR がほぼ同じレベルで経過するタイプ）

1 症例 1，図 2（ABR，COR）

現病歴	妊娠 38 週 2,900 g 正常分娩にて出生．出生時合併症なし．NHS〔歪成分耳音響放射：distortion product otoacoustic emission（DPOAE）〕にて右が要再検査となり受診となった．当科初診時 ABR は両側 80 dB の反応を認めた．その後，定頸した生後 4 か月から補聴器装用を開始し，徐々に補聴器装用効果を認めるようになった．
難聴精査	CMV 陰性，Cx26 変異なし．発達レベルは年齢相応で他合併症は認められない．
画像所見	側頭骨 HRCT で内耳奇形などの異常なし．頭部 MRI で髄鞘化遅延などの異常なし．
聴力経過	その後も補聴器下での反応は良好で，聴力の変動は認められない． 一般的に多く認められる難聴例である．

B　ABR と COR 乖離あり（ABR の閾値が高く，COR の閾値が低いタイプ）

1 難聴リスクファクターなし（症例 2，図 3［ABR，ASSR，DPOAE，COR］）
　　診断：後迷路性難聴（auditory neuropathy spectrum disorder：ANSD）

現病歴	妊娠 37 週 2,800 g 正常分娩にて出生．出生時合併症なし．NHS（AABR）にて両側とも要再検査のため生後 9 日目に受診となった．当科初診時 ABR の結果 100 dB にて両側無反応．定頸した生後 4 か月から両側補聴器の装用を開始し，その後装用下の反応は良好．しかし生後 10 か月頃より補聴器を嫌がるようになった．
難聴精査	CMV 陰性，Cx26 変異なし．
画像所見	側頭骨 HRCT で内耳奇形などの異常なし．頭部 MRI で髄鞘化遅延などの異常なし．
その他の所見	カロリックテスト：反応あり（左右差なし），片足立ち・歩行：正常
聴力経過	1 歳 3 か月時での DPOAE の反応は良好であった．COR の経過は当初無反応であったが 8 か月時より徐々に閾値が低下し，1 歳 8 か月より全周波数で 25 ～ 30dB の反応を認める．ABR の波形は，100 dB にて V 波は存在しないが－SP 波が存在し，また DPOAE が両側とも pass であることより最終的に先天性 AN（Auditory Neuropathy）と診断した．現在 3 歳，補聴器は装用せず言葉の数も増え成長発達や集団生活上も含め，コミュニケーションの問題は認められない．

ポイント：ANSD のなかでも補聴器や人工内耳の考慮が必要な COR も閾値が高いケースもあれば，本症例のように，不要で言語発達に問題ないケースが存在することがわかる．

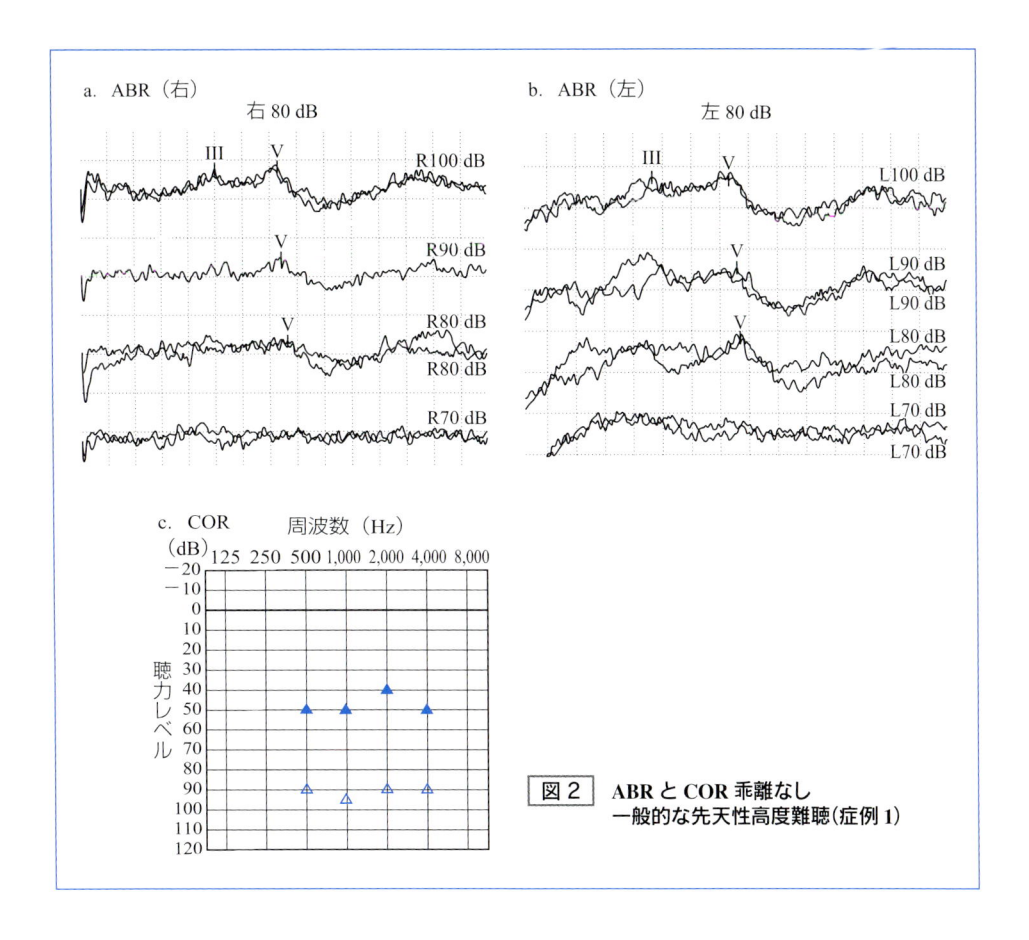

図2 ABRとCOR乖離なし
一般的な先天性高度難聴（症例1）

2 難聴リスクファクターあり（症例3，図4［ABR，DPOAE，COR］）

現病歴	在胎23週，前置胎盤のため帝王切開にて出生．出生体重490 g．慢性肺疾患にて日齢100まで人工呼吸管理下にあった．アミノグリコシド系抗菌薬の使用歴あり．NHS（AABR）にて両側とも要再検査のため受診．ABRにて両側100 dBで無反応．DPOAEは両側referであった．
難聴精査	CMV陰性，Cx26変異なし．
画像所見	側頭骨HRCTで内耳奇形などの異常なし．頭部MRIで髄鞘化遅延などの異常なし．
聴力経過	生後5か月頃より両側補聴器装用を開始した．しかし10か月頃より補聴器を嫌がり，裸耳にて反応良好で紙もみ音などの反応も良好であった．その後，言葉の表出も認められている．

ポイント：従来難聴リスクファクターといわれている，低出生体重児，頭頸部奇形，難聴家族歴，高ビリルビン血症などを認める場合，慎重に経過を観察する必要がある．

3 ABRとCOR乖離あり（ABRが正常だがCORの閾値が高いタイプ）

　重度の発達障害がある場合，しばしば予想されるのはABRでの聴力レベルは問題ないが，音の反応に対する表出が困難なため，CORでは反応が取りにくく悪い結果が出ることがある．判断がむずかしい場合は，一度は他覚的聴力検査の施行により判定を行うとよい．

ポイント：発達障害の有無により，一度はABRでの精査を行うとその後のCORでの経過が追いやすい．

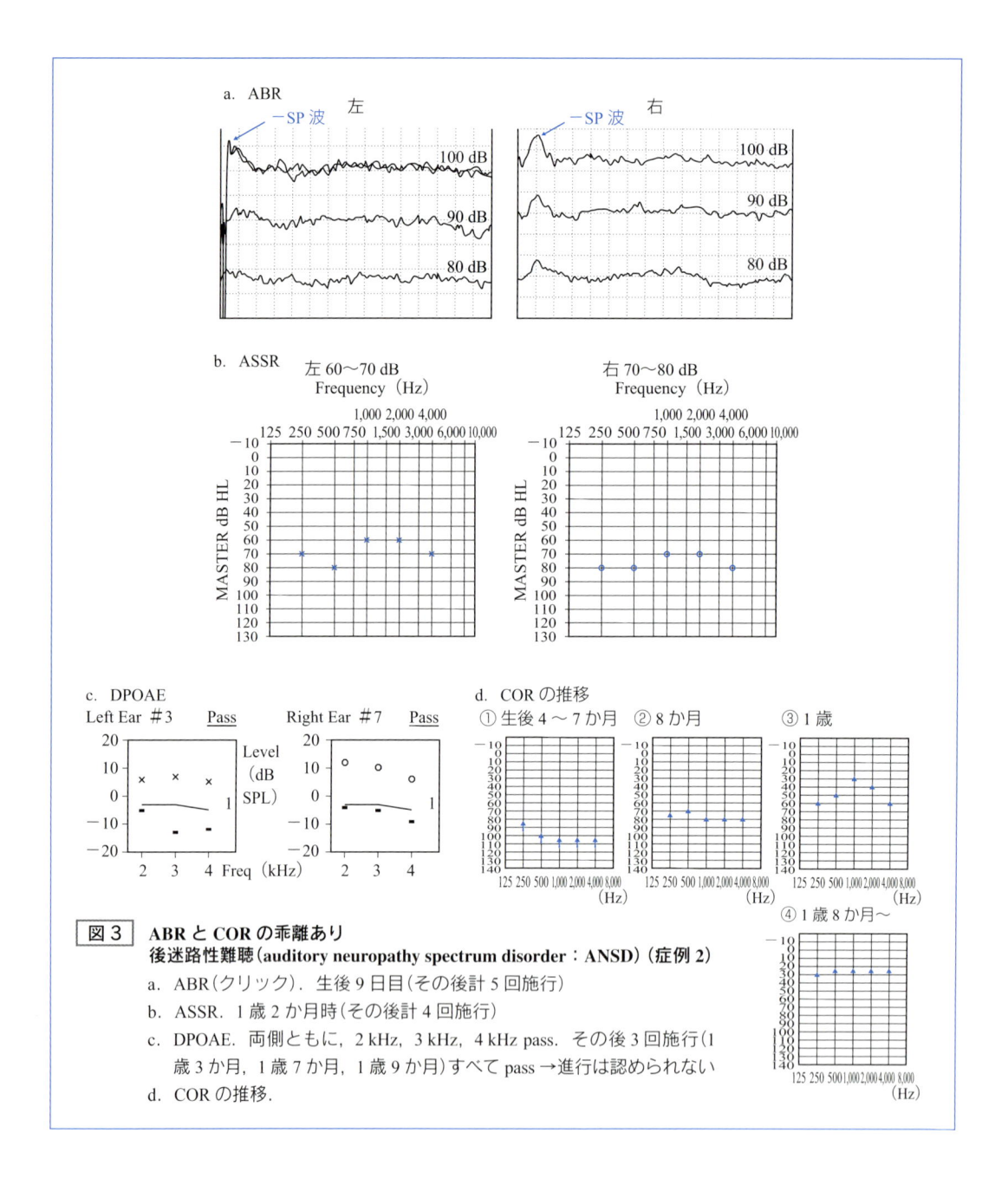

図3 ABRとCORの乖離あり
後迷路性難聴（auditory neuropathy spectrum disorder：ANSD）（症例2）
a. ABR（クリック）．生後9日目（その後計5回施行）
b. ASSR．1歳2か月時（その後計4回施行）
c. DPOAE．両側ともに，2 kHz，3 kHz，4 kHz pass．その後3回施行（1歳3か月，1歳7か月，1歳9か月）すべてpass→進行は認められない
d. CORの推移．

乳幼児の難聴診断のポイント

　乳幼児の聴力の判定は，経過を慎重にみる必要があり，全体の成長発達状況が参考になりうる．聴力の診断のみに意識が集中しがちであるが，他の合併症などの有無も配慮し，精査を進めるとよい．近年では遺伝子精査も可能となり，その疾患から難聴の合併率やなかには感音・伝音難聴，進行性などの予測をつけることができる場合がある．また脳幹の聴覚伝導路は，髄鞘化の完成まで1～2年必要で，大脳の聴皮質は数年以上の年月を要すことより，その経過は重要であることがわかる[5]．

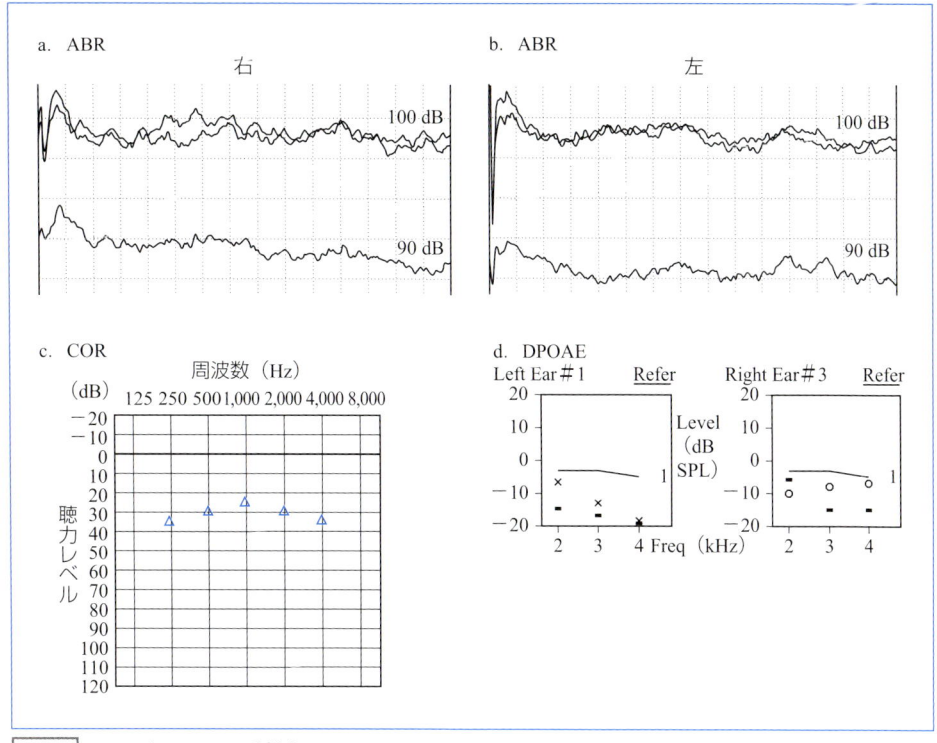

図4 ABRとCORの乖離あり
難聴リスクファクターを有する（症例3）
a, b. ABR. 両側100 dBで両側無反応
c. COR, d. DPOAE. 両側ともに, 2 kHz, 3 kHz, 4 kHz refer.

　ABRとCORを総合的に判断する過程をチャート（図5）に表した．図5のようにABRが正常でCORの反応が悪い場合も十分に考えられる．ABRはクリックがカバーする周波数帯が高音に限局しているため，低音はトーンバーストでの確認や，低音と高音の間はABRでは確認できない．このような場合はASSR（auditory steady-state response：聴性定常反応）での確認が必要なことがある．しかし，実際は聴力正常であるが，他の合併症などの影響で反応が悪く出ている場合が多いため，考慮が必要である．ABRが異常の場合，OAEでの追加検査によりANSDの確定診断が可能である．ANSDのなかでもCORが正常のタイプとCORが悪いタイプがあり，CORが悪ければ補聴器や人工内耳も考慮が必要である．OAEが異常の場合，難聴である可能性が高いことになるが，なかにはCORのみよい結果が出ることがしばしばある．よくみられるのは，低出生体重児での出生例，ダウン症候群などの染色体異常例，頻度は少ないが細菌性髄膜炎の改善例などで認められることがある．このようにCORがよいが，他覚的検査で高度難聴が認められるため補聴器が必須と考えて補聴器装用を勧めても，しばしば補聴器を嫌がり最終的には装用せずに日常生活に不自由ないことがある．ABRおよびCORでも異常と出るものは一般的な難聴例で，判断が一番つきやすい例と考えられる．検査の施行回数はCORが圧倒的に多く，乳児期は1～2か月に1回を目安に行っている．最終的な聴力レベルの判断としては，日常生活環境下での反応を最も反映するCORを重視し，OAE，ABR，ASSRの他覚的聴力検査を適宜組み合わせ，

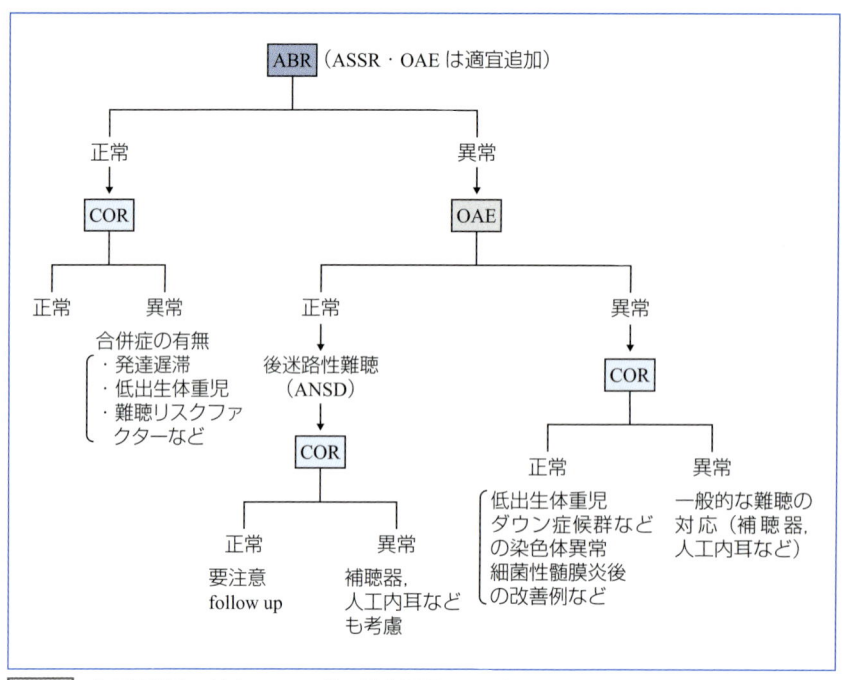

図5 先天性難聴に対するABR後の聴力経過チャート

表1	乳幼児の難聴診断のポイント
① CORの複数回の施行（1～2か月おき）
②発達評価：発達遅延，広汎性発達障害など
③難聴原因検索：側頭骨CT，CMV感染症，遺伝子異常（Cx26など），難聴リスクファクター
④聴力変動の可能性：CMV感染症，前庭水管拡大症，低出生体重児，ダウン症候群をはじめとする染色体異常，神経疾患など

　参考にしている．補聴器装用開始の判断は，0～1歳代は特にむずかしいが，表1の点を考察したうえで判断を行っている．

文献
1) 船井洋光：JOHNS1990；6：127
2) 小林武夫：新図解耳鼻咽喉科検査法．金原出版，2000；52-53
3) 富沢晃文，加藤大典ほか：Audiology Japan 1999；42：431-432
4) Kaga K, Tanaka Y：Arch Otolaryngol 1980；106：564-566
5) 加我君孝：乳幼児・小児の発達と難聴．加我君孝（編）：ABRハンドブック．金原出版，1998；92-98

2. 内耳疾患（感音難聴）

2）ABR，ASSR とオージオグラム

[目白大学クリニック] 坂田英明
[埼玉県立小児医療センター耳鼻咽喉科] 浅沼 聡

病態生理

A ABR

1 ABR の原理

ABR とは，音が外耳道，中耳，そして内耳から脳幹，大脳の聴皮質を経由する際，音刺激（クリック音）によって誘発される蝸牛神経から脳幹の聴覚伝導路までの電位を記録したものである．

刺激音にはほかにトーンピップ（1 kHz 周囲），トーンバーストがある．トーンバーストは立ち上がり，立ち下がり時間，刺激持続時間があるため刺激音が長くなり同期性が悪くなり，ABR の I 波は出現しにくく，閾値判定には一般的には適さないといわれている．

2 新生児期の ABR

ABR は，出生直後から明瞭な反応を得ることができるため難聴の早期診断，脳幹の発達や障害のよい指標となる．また，1,500 g 以下の低出生体重児，IRDS（infant respiratory distress syndrome：新生児呼吸促迫症候群）や PPHN（persistent pulmonary hypertension：新生児遷延性肺高血圧症），新生児仮死，新生児黄疸などといった難聴のリスクファクターを満たす場合は，予後を観察するうえでも新生児期の ABR は重要である．

新生児に ABR を行うときは，原則として十分な睡眠下で行うことが重要である．覚醒傾向にあると波形の再現性が乏しくなり，同期性も低下してしまう．検査前日はなるべく睡眠不足にさせ，検査前に母親にミルクなどを与えてもらい鎮静薬を服用させると良好な波形が得られやすい．

正常新生児の ABR は III 波の振幅が大きく V 波は小さい．上位の波形潜時ほど延長しているが徐々に短縮し，ほぼ 2 歳で成人と同じになる（図 1）．低出生体重児では，すべての波形潜時が延長している．しかし胎生 40 週相当の時期には正常新生児と同等になるという[1]．

3 脳幹の未熟性と ABR

下部脳幹から上部脳幹にかけての髄鞘化がほぼ完成するのは 1 歳を過ぎた頃である．出生時すでに下部脳幹の髄鞘化は完成しており，ABR の I 波，II 波の潜時変化は少ない．

しかし，上部脳幹すなわちオリーブ核より上位の下丘，内側膝状体は，出生時は髄鞘化しておらず，発達とともに潜時が短縮し，1 歳過ぎに髄鞘化が完成し安定する（図 2）[2]．

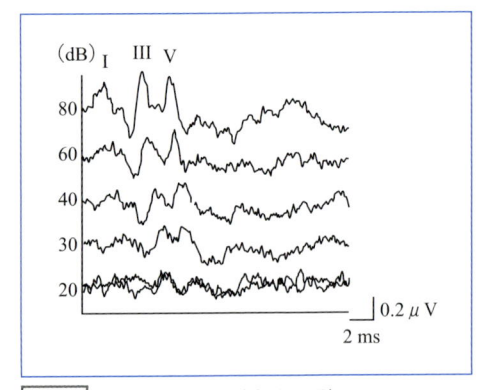

図1 新生児のABR（生後7日）

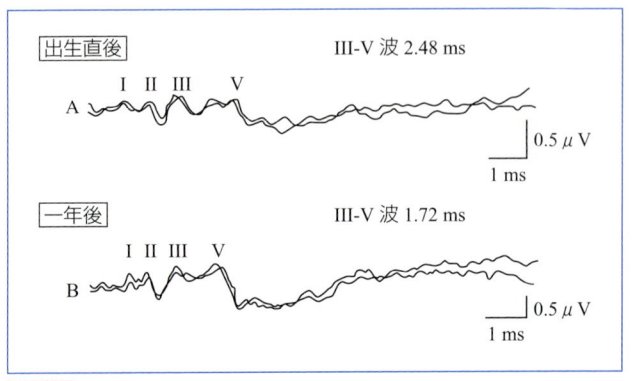

図2 脳幹の未熟性（III-V波潜時の比較）
（坂田英明：新生児とABR．加我君孝（編）：ABRハンドブック．金原出版，1998；124より改変）

4 トーンバーストと骨導ABR

a) トーンバースト

一般にトーンバースト刺激は同期性が悪く反応がはっきりしないといわれるが，丁寧に検査を行えばI波，II波はわかりづらいが，聴力判定に重要なV波はよくわかる．クリック刺激だけでなく，125，250，500 Hzのいずれかのトーンバースト刺激も併用したい．

b) 骨導ABR

骨導ABRについては〔I-2-5）ABR ②骨導ABR，p.35〕の項参照．

B ASSR（auditory steady-state response：聴性定常反応）

ASSRの最大の特徴は，ABRと同様客観的に検査が可能で周波数特異性をもった詳細な聴覚評価が可能ということである．判定はアルゴリズムを用いて行われオージオグラムの推定が可能である．1秒間に40〜100回繰り返した聴覚刺激に対し，脳波の定常的な反応をみる．ABRで使用されるトーンピップやクリック音に比べ，ASSRはSAM（sinusoidally amplitude modulated：正弦波的振幅変調）音によるため，周波数特異性をもった詳細な聴覚評価が可能になり，乳児期での補聴器の装用時には威力を発揮する．

しかし，ABRと違い波形自体をみることは困難で，アルゴリズムを用いるため実際の聴力の閾値と検査結果が乖離することもある．閾値をS/N比で判定している場合，たまたま低い音刺激時にノイズがかなり低いと反応として捉えてしまい，周波数間での閾値が典型的な低音障害や高音障害，谷型などではなく極端に変化することもある．骨導ASSRについては，250 Hzや500 Hzなどの低音部で実際の閾値と乖離しやすいことがある．また，中等度難聴と高度難聴では中等度難聴で乖離がみられやすい．

さらに，ABRと異なり潜時などが不明なため，脳幹の未熟性の有無などは診断できない．したがって，すべてABRにとって代わる検査とまではいかないだろう．骨導ASSRも骨導ABR同様，すべての検査にとって代わることはない．

C オージオグラム

純音聴力検査（pure tone audiometry：PTA）の特徴についてはいうまでもない．ABR，ASSRの特徴を踏まえ各種検査を適宜組み合わせ，総合的に聴力を判定する必要がある．

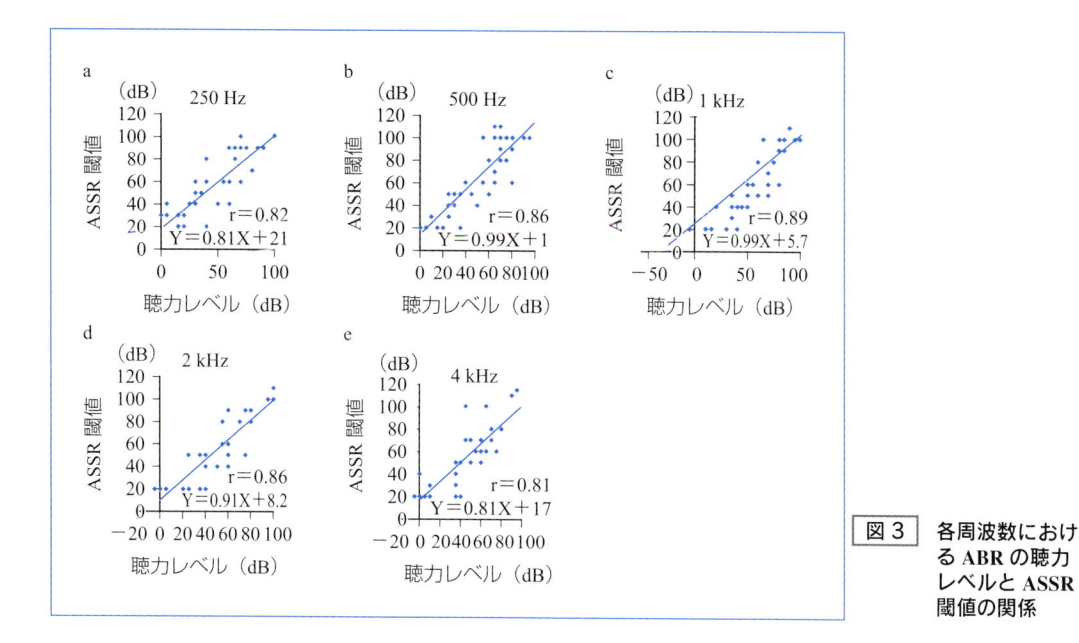

図3 各周波数におけるABRの聴力レベルとASSR閾値の関係

検査法とその組み合わせ

A　ASSRとABRの同日施行

1 対象

　図3a〜eにASSR閾値(250 Hz, 500 Hz, 1 kHz, 4 kHz)とABRの聴力レベルとの相関を表した．対象は難聴の疑いおよび精査目的でASSR，ABRを同日に施行した症例で，1歳未満の症例，心因性難聴と診断した症例およびABRが100 dBでscale outであった症例を除外した25症例36耳とした．年齢は1歳4日〜11歳6か月(平均：4歳9か月，男児15名，女児10名であった．ASSRとABRの閾値はよく相関していることがわかる．相関係数では低周波数でやや低かった．
　ASSRは周波数別に他覚的検査が可能であるが，中等度難聴ではABR閾値と乖離するといわれている．各種検査の特徴をよく踏まえる必要がある．

症例呈示

A　患者プロフィールと検査――症例①

月齢・性別	初診時生後10日，女児
既往歴	新生児聴覚スクリーニングで両側要再検査(refer)となり，紹介された．

B　検査所見

　まずABR検査を行い両側とも105 dBで反応ははっきりしなかった(図4a, b)．ASSRは図5に示した．反応が110 dB付近でみられる．難聴の原因はGJB2の遺伝子変異であった．その

図4 症例① ABR

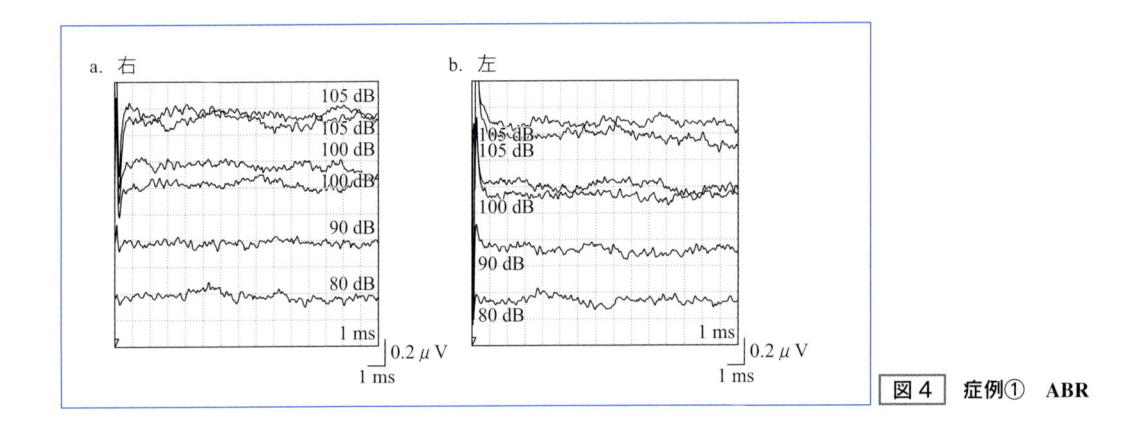

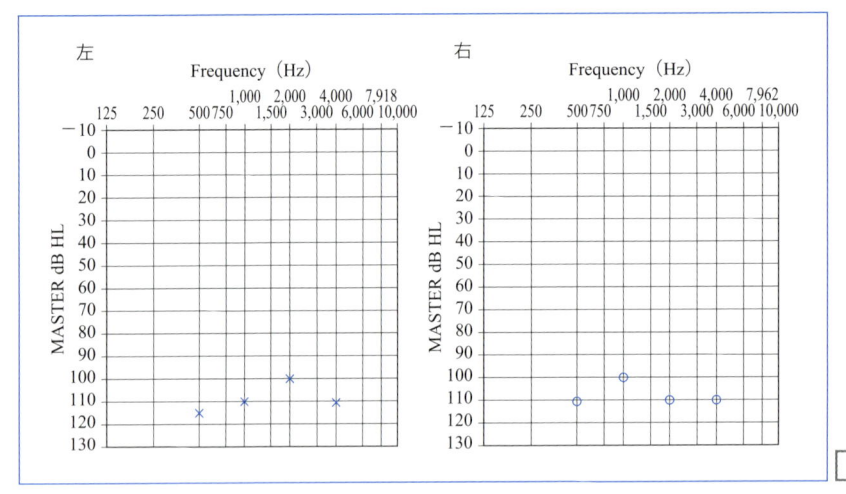

図5 症例① ASSR

後，生後8か月でインサートイヤホン下に左右耳別のオージオグラムを行った（図6）．これらの結果をもとに補聴器装用による療育を行っている．

C 鑑別診断のポイント

ABRは最初に行う検査であるが，周波数が3 kHz付近に限定されること，ブースターを使用すれば音圧を上げることは可能であるが，基本的には100 dBであることなどの特徴がある．ASSRは120 dBまでの聴力閾値を測定することが可能である．ASSRを行うことで「ABRで反応がないので全く聞こえていません」などと誤った説明を家族にしないことも可能となる．

またインサートイヤホン下に左右別のオージオグラムを施行することでより適切な補聴器装用が可能となる．

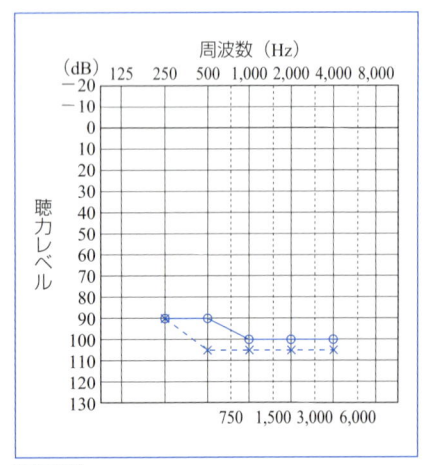

図6 症例① VRA

図7 症例② ABR

図8 症例② 気導ASSR

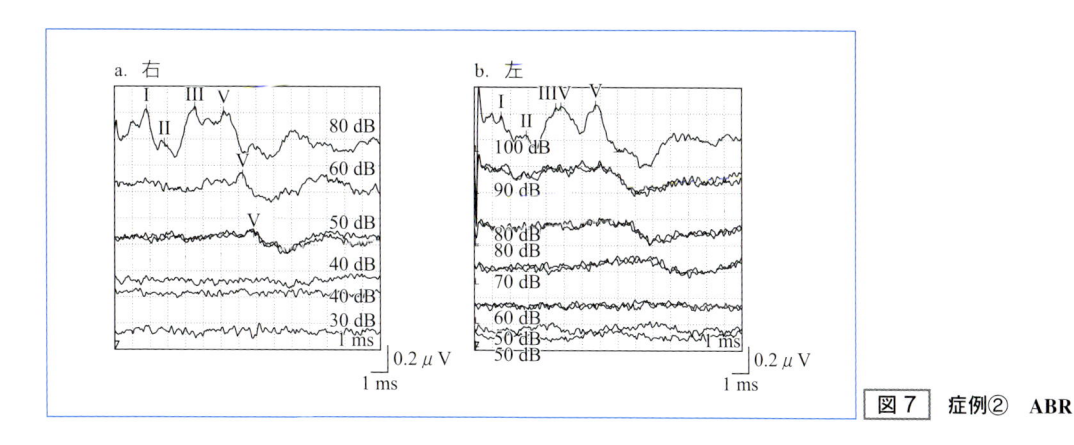

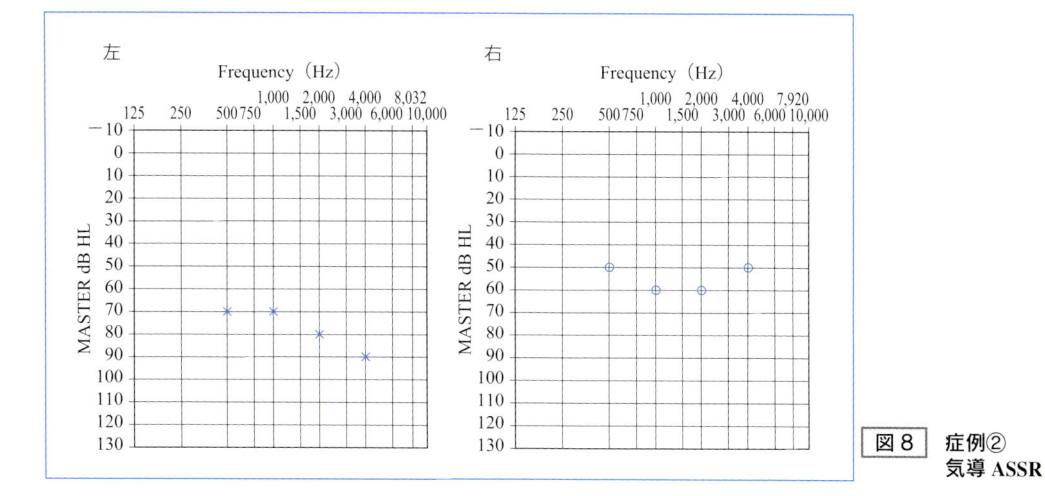

A 患者プロフィールと検査──症例②

月齢・性別	初診時生後7日,女児
既往歴	新生児聴覚スクリーニングで両側要再検査となり生後1か月で紹介された.兄は前庭水管拡大症による進行性難聴がある.

B 検査所見

　ABRは右50 dB(図7a),左70 dB(図7b)の中等度難聴であった.その後中耳炎を反復したため気導ASSR(図8),骨導ASSR(図9)を施行した.左は高音漸減型であることがわかる.その後のCORを図10に示す.

C 鑑別診断のポイント

　乳幼児期はしばしば中耳炎に罹患する.特にきょうだいが保育園や幼稚園に通園している場合多くなる.したがって,伝音,感音難聴の鑑別には耳内所見,CT,ティンパノメトリーのほか

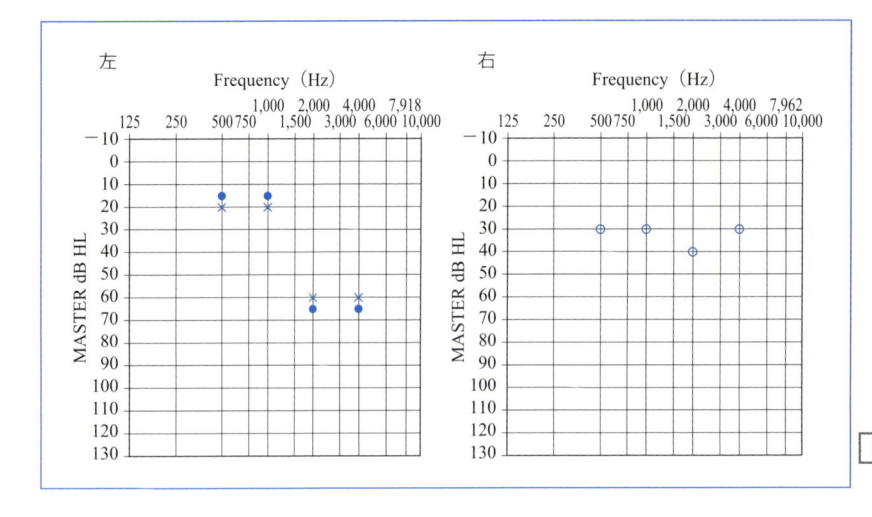

図9 症例② 骨導ASSR

に骨導 ABR または骨導 ASSR も重要となる．また，症例のように高音漸減型の難聴の場合は ABR のみならず ASSR での診断が有用となる．

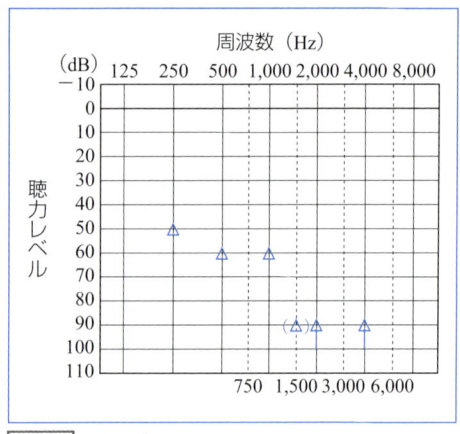

図10 症例② COR

見逃しやすいポイント

A　ABR の限界

1　ABR 無反応の場合の解釈

　新生児の ABR 検査では，100 dB までの閾値検査が限界である．ブースターを取り付けさらに閾値を上昇させることも可能であるが覚醒してしまい，十分な波形は得られない．100 dB で反応がない場合の解釈は重要である．

　埼玉県立小児医療センター（1985〜2000年）での ABR 無反応例は 115 例あった．SFD 出生，新生児仮死，髄膜炎，脳炎などで反応がなかった症例でも後に反応が出ることもある．出生時の ABR で両側要再検査となり ABR で両側無反応であったが 1 年後の ABR 検査で閾値の改善がみられる場合もある．

　ABR が無反応でも低音部の聴力が残存していれば，後の COR 検査などで反応がとれることがしばしばある．クリックの ABR で反応がないからといって，聴力が全くないということはな

い，トーンバースト，ASSR などの検査も適宜行う．1 歳頃には COR で 130 dB 付近までの閾値検査も可能となり，反応がみられることもある．重症の先天性風疹症候群など一部の疾患の場合を除き，全く反応なしという症例は少ない．

2 ABR 正常の場合の解釈

通常，ABR は 3 kHz を中心としたクリック刺激で検査される．しかし，クリック刺激だけでは低音障害型の難聴を見逃すこともある．生後 6 か月頃より COR 検査を行い必ず閾値を確認しなければならない．

その他，ABR でも補充現象陽性タイプとよべる反応を示す高度難聴例がある．すなわち強大刺激ではほぼ正常な ABR を示すが，刺激を弱くすると潜時が著明に延長するタイプである．このような場合もあり，検査では閾値，潜時の確認が必須となる．

最初の検査で ABR 閾値が正常でもリスクファクターや重篤な合併症を伴う場合は経過観察が重要となる．

また，新生児期の ABR が正常でも，発達とともに異常を示すことがある．Cockayne 症候群やミトコンドリア脳筋症，染色体異常の一部の疾患，PPHN は進行性難聴を示すことがあり，注意を要する．一部のサイトメガロウイルス（*Cytomegalovirus*：CMV）感染症や，前庭水管拡大症なども当初の ABR が正常でも徐々に聴力低下が進行する症例もあるので注意が必要である[3]．

B ABR 判読上のポイント

検査は何回か行うことが大切で，波形の再現性を確認する．難聴の閾値の判定は，最後まで安定して出現する V 波を目安とする．30 dB で V 波が認められれば異常なしとする．V 波がはっきりしない場合 3 ms 付近の陰性波を指標とする報告もある[4]．

time scale は 20 ms であるかの確認も重要である．10 ms の scale では閾値が低いと V 波の潜時が延長し判定がしにくくなるので，必ず 20 ms がよい．

また，振幅の記録の違いという単純な理由で閾値を誤ってしまうこともある．振幅も 0.5 μV より 0.2 μV であると V 波の判読が容易になることもある．

（執筆協力者：富澤晃文）

文献

1) Kaga K, Tanaka Y：Arch Otolaryngol 1980；106：564-566
2) 坂田英明：新生児と ABR．加我君孝（編）：ABR ハンドブック．金原出版，1998；124
3) 川城信子：周産期医学 1995；25：1227-1230
4) 田中　充，西澤豊子ほか：Audiol Jap 1988；31：377-378

2. 内耳疾患（感音難聴）

3）内耳奇形と人工内耳手術

[東京医療センター・感覚器センター] 南　修司郎

病態生理

A 分類

　内耳奇形は膜迷路奇形と骨迷路奇形に分けられる．膜迷路奇形とは，先天性難聴の多くに当てはまり，CTで見える骨迷路構造は正常だが膜迷路細胞レベルでの障害が難聴の病態である．本項ではCTにて異常と判断される骨迷路奇形を内耳奇形として述べる．1987年にJacklerら[1]は多重断層撮影に基づいて内耳奇形を5つに分類し，内耳発生学的に説明を行った．2002年にSennarogluら[2]はCT，MRIの画像診断発展に伴い新たな分類を提唱し，人工内耳治療適応などの臨床学的な説明を加えている．表1にSennaroglu分類を示し，解説を加える．

B 人工内耳手術の適応・手術アプローチ・電極の選択

　蝸牛に電極を挿入するスペースがないMichel奇形，cochlear aplasiaは当然人工内耳の適応とはならない．その他の奇形でもMRIにて蝸牛神経の有無を確認することが人工内耳適応を決めるうえで重要である．

表1　Sennarogluによる内耳奇形分類と解説

1	Michel deformity（Michel奇形）	完全に蝸牛・前庭ともに欠損
2	Cochlear aplasia	蝸牛のみ欠損
3	Common cavity（共通腔）	蝸牛と前庭が一塊となり単一の囊胞状空洞を形成
4	Incomplete partition（IP）	一部囊胞状となった蝸牛・前庭
	IP-I	蝸牛軸の欠損した囊胞状蝸牛と拡張した前庭
	IP-II（Mondini奇形）	蝸牛軸欠損し囊胞一体化した蝸牛頂・中回転と蝸牛軸のある基底回転．拡張した前庭と前庭水管拡大を伴う
5	Hypoplastic cochlea	蝸牛の寸法が正常よりも小さい．分化度によりtype I, II, IIIに分かれる．
6	Large vestibular aqueduct syndrome（LVAS）	蝸牛・前庭は正常だが，前庭水管の拡大（>1.5 mm）を認める．
7	Narrow IAC	内耳道の幅が狭い（<2.5 mm）

1 Common cavity（共通腔）

蝸牛と前庭が卵形または円形の一つの空洞を形成している．ある程度分化した半規管を伴うことがある．common cavity と前庭・半規管が嚢胞化した cochlear aplasia とは CT 画像上類似しており，鑑別が重要である．というのも，前庭・半規管が嚢胞化した cochlear aplasia では人工内耳効果は見込めないためである．common cavity の人工内耳手術アプローチは transmastoid labyrinthotomy アプローチとなる[3]．common cavity の周辺壁に神経組織が存在するため[4]，電極を common cavity 壁に十分接触させることが重要である．選択する電極の長さについて，CT 画像から common cavity 直径をはかり，円周の長さを計算し（直径×円周率），その長さに合わせた電極を選択する．蝸牛軸がないため，蝸牛軸に巻き付くタイプの電極は使用できない．

2 IP-I

このタイプの蝸牛は蝸牛軸が存在せず，内耳道と広くつながっており gusher（内耳リンパ液が噴出すること）を起こす可能性が高い．顔面神経窩アプローチにて手術可能である．神経節細胞の局在がわからないため，common cavity 同様，十分に蝸牛壁に沿いできるだけ多くの神経組織を刺激できる電極を選択する．蝸牛軸がないため，蝸牛軸に巻き付くタイプの電極は使用できない．

3 IP-II（Mondini 奇形）

IP-II は基底回転部の蝸牛軸は存在するが，頂回転・中回転部が嚢胞状一体化している．Mondini 奇形ともよばれ，内耳奇形のなかで最も頻度が高い．顔面神経窩アプローチにて手術可能である．ラセン神経節は基底回転のみに存在するため，基底回転の長さにあった電極を選択する．蝸牛軸に巻き付くタイプの電極も使用可能である．

4 Hypoplastic cochlea

蝸牛のサイズが正常よりも小さいため，短いタイプの電極を使用する．CHARGE 症候群に合併することがあり，その場合は側頭骨の発育も悪く顔面神経窩アプローチがむずかしくなり，経外耳道アプローチも必要となる．半規管の低形成を伴っていることがあり，顔面神経の走行異常に注意が必要である．

5 Large vestibular aqueduct syndrome（LVAS）

蝸牛・前庭・半規管は正常で前庭水管拡大を認める．蝸牛は正常であるので内耳奇形のない症例と同様に，顔面神経窩アプローチですべてのタイプの電極が使用可能である．

検査法とその組み合わせ

聴力レベルの評価は，他の先天性難聴と同様に ABR，ASSR（auditory steady-state response：聴性定常反応）といった誘発電位検査と COR（conditioned orientation response audiometry：条件詮索反応聴力検査）といった行動反応聴力検査を組み合わせて総合的に評価する．内耳奇形の診断には高分解能 CT（high resolution computed tomography：HRCT）と MRI 画像検査が必須である．HRCT により上記の内耳奇形分類を行うことは難しくなく，MRI では蝸牛神経の有無，内耳リンパ液の有無を確認することにより人工内耳手術の適応が決まる．画像検査を行う時期である

が，HRCTは早期に行われるのが望ましい．まず内耳奇形は先天性難聴の20％程度にみられ，それほどまれではない．さらに内耳奇形の型により，聴覚リハビリテーションが工夫される．Michel奇形のように蝸牛が欠損しているにもかかわらず，気づかずに補聴器装用が行われる事例がある．またcommon cavityとIP-I症例は補聴器装用効果が低く，人工内耳手術を早期に検討する必要がある．IP-IIとLVASの聴力レベルは様々であり，補聴器装用効果が期待できるが，頭部外傷などで難聴が進行する可能性があり，厳重な経過観察が必要である．

EABR（electrically evoked auditory brainstem response：電気刺激聴性脳幹反応）は音刺激の代わりに蝸牛電気刺激に対する聴神経・脳幹聴覚路の神経活動電位を記録したものであり，有毛細胞の機能に依存せずに聴神経よりも中枢の神経活動を評価できる．内耳奇形症例に対する人工内耳手術を行ううえで，EABR検査目的として術前（人工内耳適応判断），術中（人工内耳効果予想），術後（マッピング補助）の3つが考えられる．Nikolopoulosら[5]はHRCTで内耳道狭小など蝸牛神経欠損が疑われても，術前EABRにてよい反応がみられれば人工内耳効果がよいとする報告をしている．われわれはルーチンに術中EABRを測定しており，次の症例呈示では内耳奇形3症例でのHRCTと術中EABRの結果を紹介する．内耳奇形のない先天性難聴症例における人工内耳を経由したEABRでは，頂回転側より基底回転刺激のほうが，振幅がより小さく，またV波潜時がより延長する．Cinarら[6]は内耳奇形症例において，人工内耳を用いた蝸牛内刺激EABRが最も適切な客観的テストでありマッピングに役立つと評している．詳細は，I-2-5）ABR③ EABR（電気刺激聴性脳幹反応），p.38を参照されたい．

症例呈示① common cavity

A 患者プロフィールと検査

年齢・性別	2歳8か月時，女児
検査法・経過	新生児聴覚スクリーニングにて発見された先天性難聴の女児．ABRでは両側105 dBにて反応を認めず，HRCTにて内耳奇形（common cavity）と診断された．生後4か月より補聴器装用を開始したが，補聴器装用効果が不良であった．
検査・手術のコツ	2歳8か月時に右人工内耳埋込手術をtransmastoid labyrinthotomyアプローチにて行った．gusherはなかった．術後の人工内耳装用効果を認めていたが，3歳4か月時に転倒頭部打撲による電極故障のため，同側の人工内耳入れ替え手術（MED-EL COMBI 40+）を行った．現在5歳となり良好な言語発達を認めている．

B 検査所見

人工内耳手術前のHRCTを図1に示す．両耳とも蝸牛と前庭が一塊の嚢胞状となりcommon cavityを認める．術中EABRは前述の内耳奇形のない症例に比べると電極先端側，電極基部側ともに振幅が小さく，EABR閾値は高いが，明らかな聴神経反応を認めた．

C 鑑別診断のポイント

前述した通りcommon cavityと前庭・半規管の嚢胞化したcochlear aplasiaとの鑑別は重要である．common cavityは人工内耳の適応となるが，前庭・半規管の嚢胞化したcochlear aplasiaは人工内耳の適応とはならない．Sennaroglu[7]は鑑別のポイントとして，common cavityのほうがより

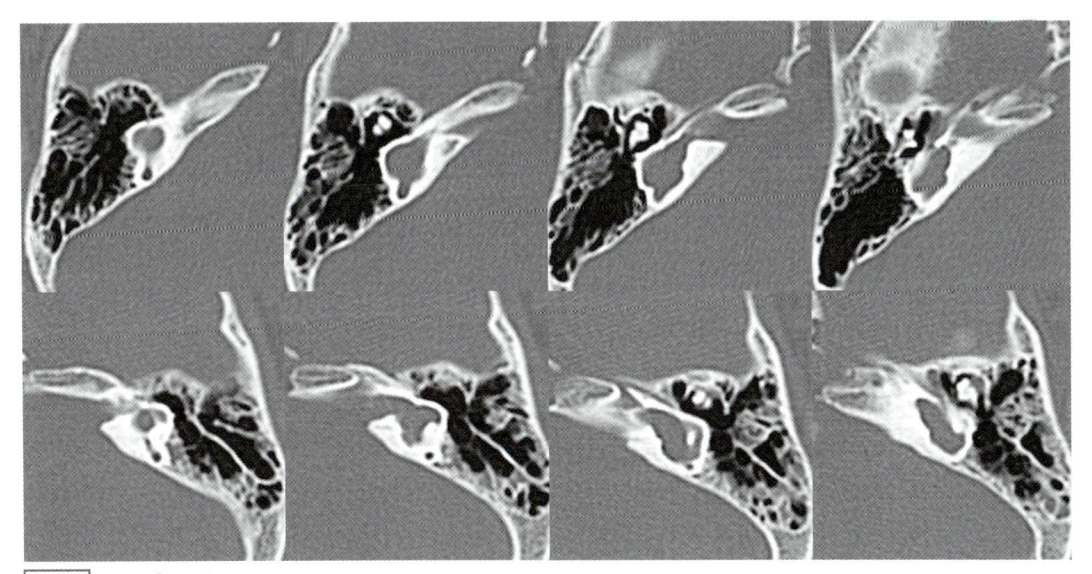

図1 症例①の側頭骨 CT
両側 common cavity

卵形または円形の外形を示し，より前方に存在すると述べているが，鑑別がむずかしい症例もあると思われる．

症例呈示② IP-I

A 患者プロフィールと検査

年齢・性別	2歳，男児
検査法・経過	新生児スクリーニングにて refer（要再検査）となり，精査にて内耳奇形（IP-I）による重度難聴と診断された．既往には川崎病と1歳7か月で脳瘤手術を受けている．補聴器装用効果を認めなかった．
検査・手術のコツ	2歳時に左人工内耳埋込手術（MED-EL PULSAR ミディアム電極 24 mm）を行った．顔面神経窩アプローチにて手術を行い，蝸牛開窓後 gusher を認めたが全電極挿入し，gusher 閉鎖可能であった．

B 検査所見

図2 に HRCT 画像を示す．両耳とも蝸牛軸が欠損し囊胞状蝸牛と拡張した前庭を認める．右は蝸牛神経管狭窄があり蝸牛神経形成不全が疑われたため，左耳を術耳に選択した．術中 EABR の反応は不良であった．

C 鑑別診断のポイント

Song ら[8]は EABR にて反応を認めない人工内耳症例は，人工内耳装用効果が期待できないため，早期に脳幹インプラントへの移行を勧めている．本症例はまだ術後早期であるが，術中 EABR の反応が不良であったが術後3か月目に行った外来での EABR は反応が出現した．聴性

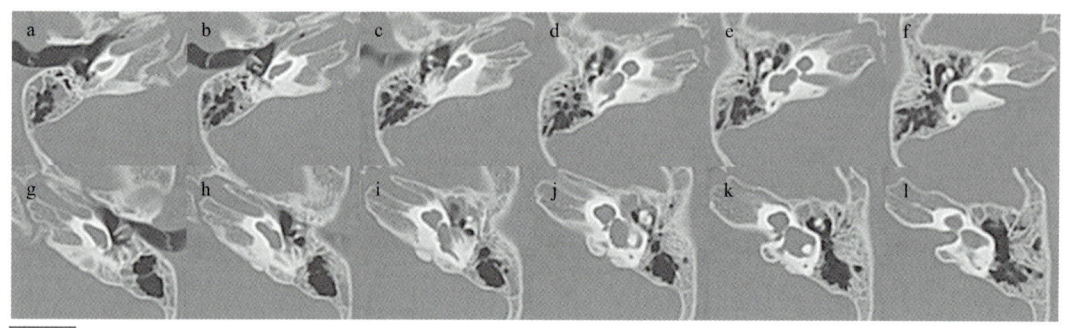

図2 症例②の側頭骨 CT（両側内耳奇形）
右（a～f）．IP-I ＋蝸牛神経管狭窄，左（g～l）．IP-I

行動にも音への反応が出現してきた．厳重な注意を持ってマッピングおよび療育を行っている．

症例呈示③　hypoplastic cochlea type III

A　患者プロフィールと検査

年齢・性別	5歳6か月，女児
検査法・経過	CHARGE 症候群の女児．裸耳で 100 dB 以上の重度難聴であり，補聴器装用効果も不良であった．HRCT にて hypoplastic cochlea type III と診断した．
検査・手術のコツ	5歳6か月時に右人工内耳埋込手術（MED-EL PULSAR ミディアム電極 24 mm）を行った．側頭骨発育不良と中耳炎の合併もあったため，顔面神経窩アプローチではむずかしく，外耳道後壁を一時的に落とし，経外耳道アプローチを併用し全電極挿入可能であった．Gusher はなく，外耳道後壁は再建した．

B　検査所見

術前の HRCT を示す（図3）．両側とも蝸牛軸は存在するが，蝸牛軸方向の高さが短く，結果として 1.5 回転蝸牛となっており hypoplastic cochlea type III である．また両側半規管形成不全，左蝸牛神経管狭窄，乳突蜂巣発育不良，鼓室内軟部組織も認める．術中 EABR で，基底回転側刺激では閾値は高いが，頂回転側刺激では明瞭な反応を認めた．

C　鑑別診断のポイント

HRCT にて左は蝸牛神経管の狭窄を認め，蝸牛神経形成不全が疑われたため，右の人工内耳埋め込み手術を行った．半規管形成不全があり，顔面神経第2膝部がやや前下方に偏倚していた．本症例もまだ術後早期であるが，術中 EABR で良好な反応が認められたため，人工内耳装用効果が期待できる．

見逃しやすいポイント

これまで内耳奇形を評する際に蝸牛1.5回転などと，蝸牛の回転数に注目されていたが，嚢胞状となった蝸牛や低形成蝸牛では回転数を正確に評価することは難しく，また回転数は必ずしも

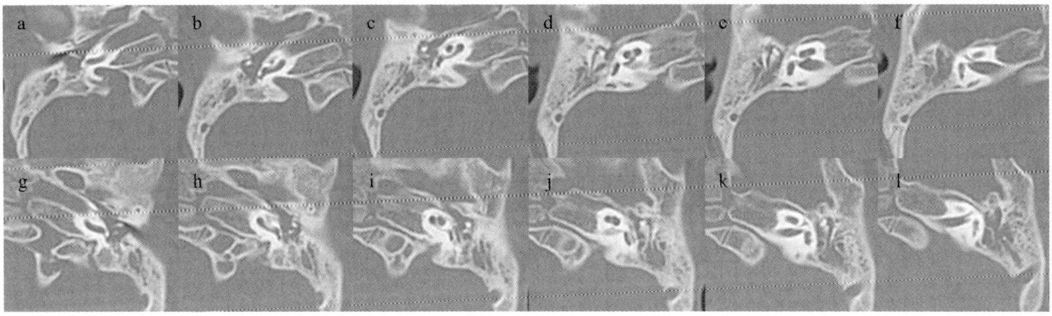

図3 症例③の側頭骨CT（両側内耳奇形）
右（a〜f），hypoplastic cochlea type III ＋半規管形成不全，左（g〜l），hypoplastic cochlea type III ＋半規管形成不全＋蝸牛神経管狭窄

人工内耳装用効果の予後を反映しない．

通常人工内耳手術では電極挿入後の術中にNRT，ARTといった神経反応テレメトリを行っているが，common cavityやIP-Iでは蝸牛軸ならびに螺旋神経節がないため，NRT，ARTでは反応が得られない．EABRはcommon cavity，IP-Iでも内耳壁に存在する神経組織を刺激し，聴性脳幹反応を拾うことができ，その反応がみられると非常に安心する．ただし，人工内耳刺激が効率よく聴神経に伝えることのできる蝸牛軸・ラセン神経節を有する症例のほうが，EABRの反応も良好である．

□文献
1) Jackler RK, Luxford WM, et al.：Laryngoscope 1987；97（3 Pt 2 Suppl 40）：2-14
2) Sennaroglu L, Saatci I：Laryngoscope 2002；112：2230-2241
3) McElveen JT Jr, Carrasco VN, et al.：Laryngoscope 1997；107：1032-1036
4) Graham JM, Phelps PD, et al.：J Laryngol Otol Suppl 2000；25：1-14
5) Nikolopoulos TP, Mason SM, et al.：Ear Hear 2000；21：236-241
6) Cinar BC, Atas A, et al.：Otol Neurotol 2011；32：1065-1074
7) Sennaroglu L：Cochlear Implants Int 2010；11：4-41
8) Song MH, Bae MR, et al.：Laryngoscope 2010；120：1625-1631

2. 内耳疾患（感音難聴）

4）脳性麻痺

[東京慈恵会医科大学耳鼻咽喉科] 力武正浩
[東京医療センター・感覚器センター，国際医療福祉大学三田病院耳鼻咽喉科] 加我君孝

　脳性麻痺は新生児期までに生じた非進行性の脳病変による運動機能障害とされる．厚生省脳性麻痺研究班（1968）による脳性麻痺の定義は，「受胎から新生児（生後4週以内）までの間に生じた，脳の非進行性病変に基づく，永続的な変化しうる運動および姿勢の肢位（posture）の異常である．その症状は2歳までに発現する．進行性疾患や一過性運動障害，または将来正常化するであろうと思われる運動発達遅延は除外する」とされている．脳性麻痺は病態により痙直型（spasticity），アテトーゼ型（athetosis），強剛（rigidity），失調（ataxia）などに分類される．脳性麻痺の原因としては**表1**のようなものがあげられる．アテトーゼ型や痙直型をはじめとして聴覚・平衡覚障害の合併をきたす頻度が高く，難聴を認めることが多い．

╋ 病態生理

　内耳性の感音難聴は，内・外有毛細胞の障害と血管条の障害に分けることができる．コルチ器は血液脳関門から薬剤のような物質が自由に入らず障害から保護されている．新生児では血液脳関門と同様に未完成のため障害されやすい．脳性麻痺の2大原因は，仮死，すなわち低酸素脳症と新生児重症黄疸による高ビリルビン血症である．有毛細胞は低酸素により障害されやすく，血管条は高ビリルビン血症に障害されやすい．このようにして生じる感音難聴は，高周波数が障害されやすく高音障害型，あるいは高音急墜型の難聴をきたすことが多い．

A　脳性麻痺による内耳への影響について

1　血液脳関門と血液内耳関門

a）　**血液脳関門**（blood-brain barrier：BBB）

　血液脳関門とは毛細血管内皮細胞のtight junctionが基本構造であり，脳毛細血管基底膜がBBBの生理学的バリア機能に深く関与している．脳毛細血管の内皮細胞内腔表面には陰性荷電が存在しcharge barrierとして機能しているが，新生児ではBBBが未完成で通過しやすいため，ビリルビンも本来は通過できないのにもかかわらず通過してしまう．

b）　**血液内耳関門**（blood-labyrinth barrier：BLB）

　外・内リンパ液の異なるイオン組成や構成成分を一定に保つためにBLBがある．血液-外リンパ液関門はラセン靱帯上部の毛細血管の内皮細胞にあり，tight junctionで強く結合し，BBBと類似した構造である．血管条毛細血管は血液-内リンパ液関門を構成しているがtight junctionでゆるやかな結合をしている．毛細血管基底膜にはsize barrierが存在する．この基底膜には陰性荷電があり，charge barrierとして作用している．成人の低酸素脳症や高ビリルビン血症では脳障害は生じうるが難聴は生じない．このことはBBBとBLBは成人と新生児では働きが異なることを

表1	脳性麻痺の原因
①仮死	④低酸素脳症
②高ビリルビン血症	⑤出生時の頭部外傷
③低出生体重	⑥胎内感染（Rubella, CMV, トキソプラズマなど）
（2,500 g 以下）（患児の 30 % 以上で認められる）	⑦生後の髄膜炎・外傷・敗血症・重度の脱水など

示唆する．成人になると BLB は障害に強いことを示している．

2 仮死

新生児期は蝸牛のコルチ器の有毛細胞は，無酸素や低酸素状態に対して，脳と同様に易傷害性が強い．仮死により痙直型あるいは痙直・アテトーゼ混合型の脳性麻痺が生じることがあるが，感音難聴の生じる頻度も高い．聴力像は，高音部の難聴が特徴的なことが多い．重度の仮死状態において各臓器で虚血性変化が強く認められた一例での側頭骨病理の報告では，内外有毛細胞，血管条，ラセン神経節細胞，前庭神経節細胞に変性や消失を認めている[1]．それ以外の症例では，ラセン神経節細胞，前庭神経節細胞の萎縮などを一部に認めるのみで，コルチ器や耳石器には異常は認められなかった．新生児期では仮死状態あっても重篤な内耳障害は生じにくいが，ラセン神経節細胞，前庭神経節細胞はコルチ器などと比べ低酸素状態に対する抵抗性が弱いと考えられる．

3 新生児重症黄疸

新生児黄疸の後遺症，すなわち核黄疸はアテトーゼ型の脳性麻痺と難聴を伴うことが多い．新生児黄疸による難聴の原因としては，Goodhill らは脳幹の障害[2]，Gerrard らは，蝸牛神経腹側核と背側核の障害[3]，菅らは蝸牛神経核レベルであると提唱した[4]．Keleman は内耳性であると報告し[5]，Kaga も新生児重症黄疸によるアテトーゼ型脳性麻痺で難聴を認めた症例において ABR（聴性脳幹反応）は無反応より感音難聴であると内耳説を報告した[6]．その後 Sano が歪成分耳音響放射（distortion product otoacoustic emission：DPOAE）も消失していたことから有毛細胞の傷害による感音難聴であると報告した[7]．BLB を通過してしまったビリルビンが内耳に影響し，難聴を引き起こすと考えられる．

4 薬剤の影響，その他の影響

周産期の治療で使用される薬剤の中には，難聴の原因となるものがしばしば利用されるため注意が必要である．脳性麻痺の患児は，麻痺の病因から麻痺だけでなく，その他の合併症を併発する．そのため多くの薬剤の投与をはじめとし，様々な治療を受けるため注意が必要である．

a) アミノグリコシド系薬物

ゲンタマイシン（GM），アミカシン（AMK）は髄膜炎など細菌感染の治療によく用いられる．成人では投与量が多いと内耳の感覚細胞が障害され感音難聴が生じる．ストレプトマイシン難聴と同様の機序で生じると考えられる．

b) 利尿薬

メニエール病のような内リンパ水腫の治療にもフロセミド（ラシックス®）のような利尿薬が用いられる．血管条に作用し，内耳のイオン輸送に影響し，アミノグルコシド系薬剤と併用すると感音難聴が生じやすくなる．

c) 筋弛緩剤

人工呼吸の維持に用いられるパンクロニウムブロマイド〔ミオブロック®(2012年1月に販売中止)〕は，先天性横隔膜ヘルニアに膜型人工肺を用いた体外循環による呼吸循環補助(extracorporeal membrane oxygenation：ECMO)で用いられるが，遅発性の感音難聴の原因として疑われている．入院中では難聴は生じないが，退院後コルチ器の感覚細胞のアポトーシスによって難聴が生じる可能性が高い．

検査法とその組み合わせ

一般に脳性麻痺の患者においても，脳性麻痺以外の患者と同様の検査を，可能な範囲で行う．まず純音聴力検査(pure tone audiometry：PTA)を行える例では純音聴力検査行う．麻痺などによりボタンを押すことができない症例では挙手法を用いる．また語音聴力検査を行える症例では語音聴力検査も行う．純音聴力検査が行えない症例では，条件詮索反応聴力検査(conditioned orientation response audiometry：COR)あるいはPTAを行う．同時に他覚的聴力検査として，OAEとABRを用いてCORとあわせて聴力の評価を行う．

症例呈示

A 患者プロフィールと検査──症例①

年齢・性別	15歳，男児
既往歴	在胎28週，1,036gで出生．溶血性ショックが原因の高ビリルビン血症によるアテトーゼ型の脳性麻痺
検査法	ABR
検査のコツ	PTA，CORは障害のため行えず，ABRとトランペット型補聴器(図1)を用いて聴性反応を確認した．
経過	現在，補聴器装用下に通所施設に通っている．聴覚理解はあるが音声語の発達は認められない．

B 検査所見

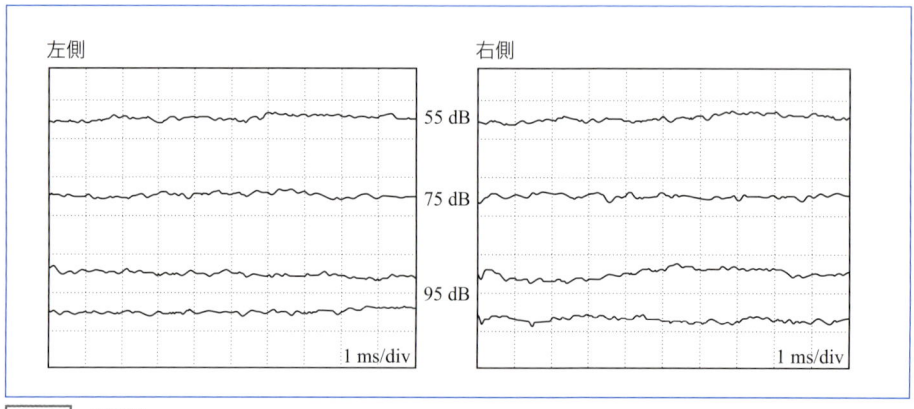

図1 症例① ABR
ABRは両側ともに95dBで無反応

A 患者プロフィールと検査——症例②

年齢・性別	1歳4か月，女児
既往歴	在胎41週，2,495gで出生．重症新生児仮死が原因の低酸素脳症による痙直型の脳性麻痺
検査法	COR（図2），他院でABRを行った．ABRでは反応認めなかった．
経過	補聴器を装用すると250，500，1,000，2,000Hzとも15dBの閾値改善が認められる．しかし，四肢の不随意運動，筋緊張が強いため，安定した補聴器の装用が困難であるが，短時間でも装用することを勧めている．

B 検査所見

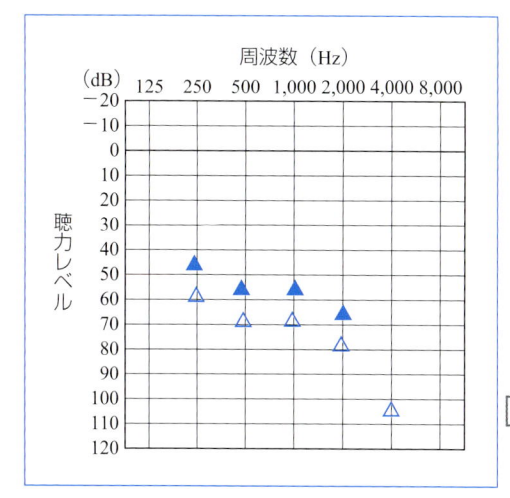

図2 症例② COR
CORでは60～80dBで反応を認めた．

A 患者プロフィールと検査——症例③

年齢・性別	24歳，男性　アテトーゼ型
既往歴	在胎36週，2,550gで出生．新生児肝炎が原因の高ビリルビン血症によるアテトーゼ型の脳性麻痺
検査法	ABR，COR，PTA
検査のコツ	PTAは挙手法で行った
経過	補聴器装用下に音声発話を獲得し，普通小中高等学校で学び，専門学校を経て現在社会人として活躍している．

B 検査所見

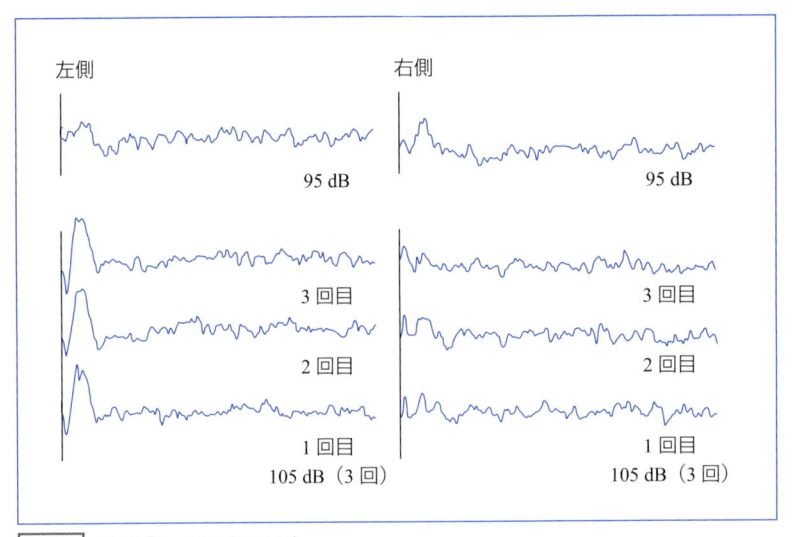

図3 症例③　ABR（8 か月）
両側とも ABR の波形は 105 dB で無反応

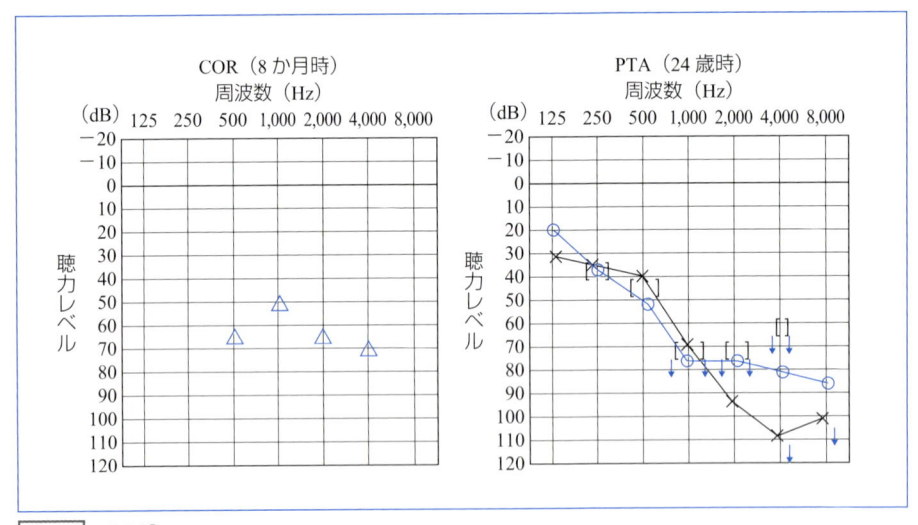

図4 症例③　COR，PTA
COR では 50 〜 70 dB で反応が認められ，PTA では高音漸傾型の感音難聴を認めた．

鑑別診断のポイント

　症例①と②は両症例とも ABR（図 1，図 2）のみでは両側高度難聴と考えられる．症例①ではトランペット型補聴器を用いて話しかけると明らかな聴性反応が認められ，症例②でも COR（図 2）で反応があり中等度難聴の診断となった．症例②では耳掛け型補聴器を用いて補聴を開始し，本人の音に対する反応が改善した．症例③も ABR（図 3）では反応が悪いが，低年齢児の COR と成人期の PTA（図 4）では中等度の難聴であった．ABR だけでなく COR など，複数の検査

を行い正確な聴力を評価する必要がある．脳性麻痺ではABRの閾値と実際の聴力との間に差が認められることが多い．PTAでは高音部の閾値が上昇しているためにABRの反応が悪くなるが，低音部の聴力はよいためにCORがよいことが一因と思われる．

脳性麻痺患者におけるpitfall

　障害者施設に通う，あるいは施設に在住する成人期の脳性麻痺患者が難聴を疑われて外来を受診することがある．本人の訴え，家族，あるいは施設の担当職員が難聴を疑い，医療機関に連れて来られる．それまで聴力検査を一度も受けたことがない例が多い．先に述べたような高音域に障害がみられるような感音難聴が多い．難聴の程度によって補聴器の適応があれば，障害を考慮し耳掛け型補聴器を使用するが，本人一人では扱えないことが多く，家族あるいは施設の職員に使い方を説明する．補聴器装用後は音がよく聴こえるようになり，コミュニケーションが改善し，気持ちが明るくなる症例が多い．まず片耳に装用し，十分慣れてから両耳装用も考える．脳性麻痺の難聴は内耳性難聴であるため補聴器の装用効果が大きいが，現在でも脳性麻痺の幼小児も成人も聴覚障害の有無・程度を正しく診断されていないことが少なくなく，障害児，障害者に携わる耳鼻科医が患者へ貢献することが重要である．

■おわりに

　脳性麻痺は，以前は新生児重症黄疸の後遺症である核黄疸（kernicterus）の症例が多かった．その後の新生児医療の進歩による人工呼吸，交換輸血，光線療法により核黄疸による脳性麻痺の症例は著しく減少しつつある．しかしながら，新生児医療の進歩とともに出生時体重が1,000g未満，特に500～600gの超低出生体重児が育つようになり，脳性麻痺と難聴の合併が疑われる患児が増えつつある．新生児期から乳幼児期にかけて，早期診断，早期補聴・療育が必要である．心身障害児医療に携わるものとして，小児科との連携をとることが望まれる．成人期例に関しても患者が聞こえているのかどうかが，障害のため判断されずに，難聴が見逃されている例が多く見受けられ，患者が難聴と思われずに生活している可能性が高い．脳性麻痺という疾患名から中枢性の難聴と思われることが多いが内耳性の難聴であるため正確な評価を行い，症例ごとに早期に補聴を行うことが重要である．

文献

1) Koyama S, Kaga K, et al.：Acta Oto Laryngol 2005；125：1028-1032
2) Goodhill V：J Speech and Hear Disord 1956；21：407-410
3) Gerrard J：J Laryngol Otol 1952；66：39-46
4) 菅　文朗，菊池昌弘ほか：耳鼻と臨床　1974；20：22
5) Keleman G：Arch Otolaryngol 1956；63：392-398
6) Kaga K, Kitazumi E, et al.：Int J Pediatr Otorhinolaryngol 1979；1：255-264
7) Sano M, Kaga K, et al.：Int J Pediatr Otorhinolaryngol 2005；69：1211-1217

2. 内耳疾患（感音難聴）

5）染色体異常

[国立成育医療研究センター感覚器・形態外科部耳鼻咽喉科] 守本倫子

　染色体異常が認められる児は，幼少時は筋緊張の低下，口蓋裂などを伴っていることが多いため，滲出性中耳炎も伴いやすい．さらに先天性の中耳，内耳奇形に伴う感音難聴も認められる症例は少なくないが，聴力が改善または悪化してくる例もある．しかし精神発達遅滞があると音への反応がわかりにくく，さらに全身状態などが悪く，定期的な経過観察が困難な例もあるため，個々に対応していく必要がある．

病態生理

A 聴力変動

　ダウン症候群をはじめとした染色体異常や神経疾患のなかには，生後6か月以内ではABR閾値が上昇していても2歳までに正常になることがあると報告されている[1]．その原因として，
①滲出性中耳炎が改善した可能性
②聴神経・脳幹の発達の未熟性
③反応の同期性の低下
があげられる．

　新生児の中耳腔には間葉組織が残存しており，健常児では1歳まで，奇形・染色体異常では4〜5歳までに吸収される．金らは，ABRにて閾値が改善した例ではほとんどの症例でI波潜時の延長が認められ，蝸牛あるいは蝸牛神経の未熟性，または中耳の病変の両者が関与していることを指摘している[2]．中耳炎の治療のみで閾値改善する例や，当初高度難聴と診断されていた患者の聴力閾値が改善する症例もしばしば報告されており，難聴の診断の際は十分に念頭におくべきである．

B 21トリソミー（ダウン症候群）

1 難聴合併の疫学

　ダウン症候群は21番染色体が3本あり，約800人に一人の割合で出生する．知的障害，心疾患，十二指腸閉鎖などの内臓奇形に加え，中耳炎や難聴を伴い，それが発達遅滞にさらに影響を及ぼすことがある．難聴は38〜78％に一側または両側に認められ，70％は伝音難聴，20％は感音難聴，10％が混合性難聴とされている[3]．自験例では，ダウン症候群32症例中，感音難聴は6例（19％）伝音難聴13例（40％）混合性難聴9例（28％）であった．滲出性中耳炎にて鼓膜チューブ留置術を行ったのは20例（63％）であり，2例は慢性中耳炎であった．

2 原因

a) 滲出性中耳炎

ダウン症候群の児は，滲出性中耳炎を繰り返しやすい．この理由は，健常児に比べて咽頭が狭く，常に上気道感染と鼻汁が認められやすいこと，さらに筋緊張が弱く耳管機能が未熟であることがあげられる．飯野らは67例のダウン症候群児を検討し，全例両側または一側の滲出性中耳炎を合併していて，健常児よりもはるかに高率であったことが報告されている[4]．しかし，外耳道が細いうえ，診察に際して児の協力が得られにくいため，耳鏡で鼓膜所見をとりにくく滲出性中耳炎がはっきりわからないこともある．

b) 中耳奇形

幼少時に中耳炎に対して適切な治療を受けていなかったために，慢性中耳炎や中耳真珠腫を併発する例も少なくない．これにより慢性的な感染，耳漏により耳小骨の変形をきたし，伝音難聴が増悪する例もある．また，ダウン症候群児の側頭骨病理所見では，中耳腔に間葉性組織の残存とそれによる卵円窓，正円窓の閉鎖，耳小骨の異常なども報告されている．

c) 内耳奇形

全般において低形成であり，短蝸牛，半規管や前庭の奇形や蝸牛神経の低形成が有意に認められている．

d) 髄鞘化遅延

聴覚路は5歳まで髄鞘化が進むとされており，23％に髄鞘化不全があったとする報告もあれば，年齢相当である，という報告もある．

3 難聴の経過

a) 乳幼児期

ダウン症候群では外耳道が狭いことにより滲出性中耳炎などの鼓膜所見が十分にとれないこともあり，ABRのみで難聴が判断されてしまうことも少なくない．しかし，ダウン症候群の乳幼児におけるABRを検討した報告では，I波潜時延長が35％に認められたとされており，閾値上昇の原因は，①外耳道が細く，耳垢で閉塞しやすい，②滲出性中耳炎，③間葉系細胞残存による伝音難聴が多い．成長とともに外耳道も拡大し，滲出性中耳炎も軽快してきた例では閾値が改善し，さらに中耳伝音系に明らかな異常がなくても，2歳を過ぎた頃より高度難聴が改善してくる例では髄鞘化不全が原因として推測されている．

b) 成人後

早発老化現象として，思春期以降より徐々に聴力低下がみられることがある．

18〜45歳の正常聴力のダウン症候群患者19例のABRを正常成人と比較したところ，Ⅲ，Ⅴ波潜時およびI-Ⅴ波間潜時の短縮が認められており，この理由として，脳の容積が縮小していることと聴覚入力経路が単純化していることが考えられている[5]．

C Turner症候群

1 難聴合併の疫学

X染色体二つのうちの一つが欠損または一部欠損していることにより生じる．短頸で61％に反復性中耳炎の既往があり，鼓膜チューブ留置も32〜57％に必要であったとされている．難聴合併頻度は約50％とされているが，感音難聴は思春期を過ぎた頃から，特に谷型〜高音域を中心に低下してきて，核型が完全欠損型(45, XO)では早期から進行するのに対し，モザイク型

ではやや緩徐に進行する傾向がある[6]．

2 原因

a) 伝音難聴

頸部リンパ浮腫や高口蓋に伴う耳管の解剖学的異常により，反復性中耳炎，滲出性中耳炎になりやすく軽度伝音難聴を呈しやすい．また，十分に治療が行われていなかった場合，慢性中耳炎や真珠腫にもなりやすいため，中等度難聴を呈することもある．中耳疾患の既往は完全欠損型で80％に認められたものの，モザイク型では50％程度であった．

b) 感音難聴

①**エストロゲン分泌不全**：内耳のコルチ器にはエストロゲンの受容体が分布しており，思春期から分泌が亢進するエストロゲンが十分に分泌されないことにより内耳が変性してくるという説はあるが，血中エストロゲン濃度と難聴について明確な相関が認められていない．

②**IGF-1 分泌不全**：最終身長と難聴の程度が比例していることから，幼少時に成長ホルモンが十分に分泌されなかったことにより聴力低下をまねくという説がある．しかし，成長ホルモン投与を行っても感音難聴には効果がなかったと報告されている．

③**遺伝子欠損**：細胞の新陳代謝と成長をつかさどるとされているSHOX(short stature homeobox-containing)遺伝子がX染色体のP腕にあり，これが欠損している完全欠損型(XO)では聴力の進行が著しいという説で，最も有力と考えられている[7]．

3 難聴の経過

思春期を過ぎた頃から高音域の聴力が低下するため，社会に出た頃より難聴を自覚することも少なくない．20歳以上では2年ごとに定期的な聴力の評価を行い，必要に応じて補聴器装用が必要となる．

D その他の染色体異常

1 難聴合併の疫学

佐野は，染色体異常があって聴力検査を行ったもののうち，51名(32.9％)に難聴が認められたと報告しており[8]，常染色体異常では21トリソミー以外の28例では64％に難聴が認められたとされている．また，Velocardial症候群(22q 11.2 欠失症候群)などは統計がほとんどないが，難聴合併率が65％(感音性19％，混合性28％，伝音性17％)とされており，特に高周波数域に閾値上昇を認めるとされている[9]．

2 原因

a) 中耳疾患

Velocardial facial症候群では，口蓋裂や粘膜下口蓋裂を伴っているため，耳管機能不全があり滲出性中耳炎を伴いやすく，軽度以上の伝音難聴を呈する．

b) 内耳奇形

13トリソミーでは，蝸牛および半規管の形成不全と，顔面神経の走行異常および前庭神経，蝸牛神経の低形成が，18トリソミーでは外耳および中耳の低形成，間葉成分の残存と，蝸牛形成不全や欠損などが報告されており，発生段階での高度の形成不全が原因となっている．

検査法とその組み合わせ

A 乳幼児聴力検査(BOA, COR, peep show test)

　染色体異常がある児では，知的発達の遅れも認められるため，十分に聞こえる音を呈示しても全く興味を示さないことが多い．このため，難聴が発見しにくく，注意深い観察や検査が必要となる．しかし，ABRで無反応であってもかなり小さな音に反応が認められる場合もあり，低周波数領域の音が聞こえている可能性や髄鞘化不全または同期不全の可能性もある．また，当初COR(conditioned orientation response audiometry：条件詮索反応聴力検査)の音刺激に反応がなかったものが，徐々に反応するようになり，ABRを行ったところ，閾値改善している例もよく経験する．音刺激による条件づけを行ってボタンなどを押すpeep show testは相当成長発達し，練習しないと困難であることが多い．

B OAE(耳音響放射)検査

　染色体異常がある児は，滲出性中耳炎の合併率も高く，外耳道が狭いこともあるため多くの例で反応が不良となることが多い．また，髄鞘化不全など中枢神経系の異常や蝸牛神経の形成不全では，OAE検査では良好な反応が得られることもあるため，補助的な診断方法として行うべきである．

C ABR, ASSR

　I波の潜時延長がある場合は，滲出性中耳炎や中耳奇形などの中耳疾患や蝸牛神経低形成などを念頭におくべきであり，側頭骨CTなどの画像検索を検討する．ASSR(auditory steady-state response：聴性定常反応)は周波数ごとの聴力閾値が測定可能であるため，染色体異常でCORでの反応が明確ではない児に対して有用である．また，補聴器を装用して音場検査で閾値を測定することもできる．

症例呈示

A 患者プロフィールと検査

年齢・性別	9歳，女児　9p-症候群 West症候群
検査法	新生児スクリーニング(DPOAE, ABR)で難聴を指摘，ティンパノグラムにて滲出性中耳炎を診断後，両側鼓膜チューブ留置後ABRにて高度感音難聴の診断を行った．口蓋裂あり．側頭骨CTでは異常なかったためCORにて経過観察していたところ，4歳でABR正常化した．
検査のコツ	染色体異常の児に対しては，まず滲出性中耳炎による影響を排除してから検査を行う．側頭骨CTによる情報は有用である．

B 検査所見

1 初診時(生後6か月)

　初診時(生後6か月)のABRでは70dBと閾値上昇を認めたが，同時にI波潜時の延長が認め

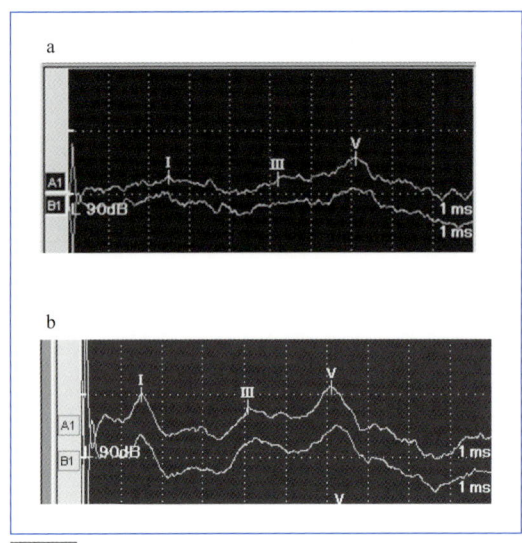

図1 症例のABR波形
a. 6か月時
I波潜時の延長があり，聴力閾値は70 dBであった．
b. 9か月時
鼓膜チューブ留置後，I波潜時は正常児と同じ程度に短縮した．

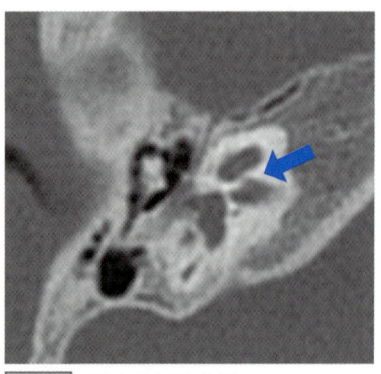

図2 蝸牛神経狭窄例
中等度難聴を呈するダウン症男児の側頭骨CT
染色体異常では，内耳奇形が多くみられるため，予後予測にも有用である．

られ，耳鏡所見，ティンパノグラム両側B型であったことから両側滲出性中耳炎と診断した（図1a）．CORでは100 dBにてようやく反応が認められた．

2 鼓膜チューブ留置術後

両側滲出性中耳炎に対して，両側鼓膜チューブ留置術施行．術後のABRを図1bに示す．I波潜時が明らかに短縮しているのがわかる．このときのABRでの聴力閾値は60 dBと改善した．側頭骨CTでは明らかな異常なし．CORでも80 dBにて反応がみられるようになった．

3 4歳時

CORでは明らかな変化は認められなかったが，家庭での声かけに反応が良好になってきたとのことで再度ABR施行．閾値は40 dBまで低下した．定期的にCORにて経過をみたところ，9歳時では40 dBで良好な反応を示すことができた．

C 鑑別診断のポイント

染色体異常の児は脳幹発達が未熟であるため，1歳未満でABRの閾値が上昇していた場合，改善する可能性も期待できる．しかしあくまでも「改善の可能性」であって，確証ではない．しかし反対に内耳奇形の合併率も高いため，側頭骨CT（図2）やMRIにより確認し，改善する見込みがあるかないかを予測することも重要である．

見逃しやすいポイント

- 発達遅滞がある児の聴力検査は,何度か繰り返して行わないと正確な反応はわかりづらい.正常乳幼児でもCORにて40 dB程度の音に確実に反応がみられるのは生後8か月ごろからである.このため,CORで反応が乏しかった場合に難聴を疑うか,音刺激への反応が乏しいだけとみなすか,しっかり判断することが必要である.
- 染色体異常の児のABRでは波形の不分離や潜時の延長などが生じやすい.その原因として脳幹発達が未熟であるためか,滲出性中耳炎によるものか,耳鏡所見,ティンパノグラム,側頭骨CT,MRIなどを用いて診断し,中耳炎の治療や補聴器装用など,適切な治療を行うことが大切である.

文献

1) 加我君孝:聴覚の発達の基礎.加我君孝(編):新生児聴覚スクリーニング—早期発見・早期療育のすべて.金原出版,2005;99-106
2) 金 玉蓮,新正由紀子,加我君孝ほか:Otol Jpn 2006;16:171-177
3) Northern JL, Downs MP:Hearing in children. 5th ed, Lippincott, 2002;95-96
4) 飯野ゆき子:耳鼻臨床 1996;89:929-936
5) Forti S, Amadeo C, et al.:Brain Res 2008;1233:58-62
6) Morimoto N, Tanaka T, et al.:J Pediatr 2006;149:697-701
7) Barrenäs M, Landin-Wilhelmsen K, et al.:Hear Res 2000;144:21-28
8) 佐野光仁:JOHNS 2000;16:1705-1707
9) Zarchi O, Attias J, et al.:J Pediatr 2011:301-306

2. 内耳疾患（感音難聴）

6）Usher 症候群

[信州大学附属病院人工聴覚器学講座] 岩崎　聡
[信州大学医学部耳鼻咽喉科] 吉村豪兼

　新生児・幼小児期に難聴と診断され，その後視覚障害を合併するとコミュニケーション手段の習得に大きな影響を及ぼす．その代表的な疾患が Usher 症候群であり，感音難聴に網膜色素変性症（retinitis pigmentosa：RP）を伴い，von Graefe（1858 年）によって報告[1]された．遺伝性であること（常染色体劣性遺伝）が Charles Usher（1914 年）によって報告[2]され，Usher 症候群との名称が付けられた．また，Smith ら（1994 年）によって症状と症状のみられる時期によって 3 つのタイプに分類された[3]．それ以外に，感音難聴に虹彩色素異常を伴う Waardenburg 症候群，進行性感音難聴と腎障害および水晶体異常などを伴う Alport 症候群，進行性感音難聴に偽網膜膠腫や精神発達遅滞を伴う Norrie 病などが難聴に眼科異常を合併する症候群としてあげられる．視聴覚障害を伴う場合は，聴覚障害のみとは異なる介入方法が必要となるため，疾患の早期診断が重要となる．本項では Usher 症候群の症例を呈示し，具体的な検査の進め方を紹介する．

病態生理

A　臨床症状

1　頻度

　Usher 症候群の頻度は海外では国により多少の差はあるが，人口 10 万人当たり 3.0 〜 6.2 人と報告されている[4]．わが国における Usher 症候群の頻度はタイプ 1 の小児（19 歳以下）を対象にした大鳥ら（1978 年）の報告[5]では 10 万人当たり 0.6 人と極端に少ない結果であったが，岩崎ら（2006 年）の RP 患者を対象とした自覚症状に基づいたアンケート調査[4]では 10 万人当たり 6.7 人であり，諸外国と類似した頻度が報告されている．しかし，わが国においてはいまだ Usher 症候群の頻度を含めた実態はわかっていない．

2　タイプ分類（表1）

　Usher 症候群タイプ 1 は新生児・幼小児期より高度〜重度難聴を呈し，前庭機能障害を伴う例が多く，視覚症状は思春期前から生じる．タイプ 2 も新生児・幼小児期より高音障害型の難聴を呈し，視覚症状は思春期以降に生じるが，前庭機能障害は伴わない例が多い．タイプ 3 は進行性の難聴を伴うのが特徴である．したがって，タイプ 1 は新生児・幼小児期に高度〜重度難聴が診断されても Usher 症候群との鑑別は困難である．Usher 症候群は一般的に先に難聴が発症し，その後夜盲や視野狭窄などの視覚症状がみられる[6]．これまでの海外の報告では，タイプ 1 が 25 〜 39.3 %，タイプ 2 が 12.2 〜 75 %，タイプ 3 は 0 〜 20 % の頻度であり，国によりばらつきがみられたが，わが国における調査結果[7]（タイプ 1 は 25.4 %，タイプ 2 は 45.8 %，タイプ 3 は

表1	Usher症候群のタイプ分類(Usher症候群に関する調査研究班　2010年)
タイプ1	幼少期より高度難聴を呈す．めまいを伴う例が多く，視覚症状は10歳前後より生じる．
タイプ2	若年期より高音障害型の難聴を呈する．視覚症状は思春期以降に生じる．めまいを伴わない例が多い．
タイプ3	難聴，視覚症状とも思春期以降に生じ，難聴は徐々に進行．

表2　Usher症候群タイプ別の原因遺伝子と頻度

タイプ	原因遺伝子	タイプ別頻度
タイプ1	MYO7A	33〜50%
	USH1C	まれ
	CDH23	10〜35%
	PCDH15	11%
	USH1G	まれ
タイプ2	USH2A	85%以上
	GPR98	まれ
	DFNB31	まれ
タイプ3	CLRN1	—

28.8%)は諸外国と大きく相違ない頻度であった．

B　内耳の病態

1　原因遺伝子(表2)

　　Usher症候群はいずれのタイプにおいても常染色体劣性遺伝形式をとり，原因遺伝子としては現在までに9つが同定されている[8]．それぞれの遺伝子とタイプ別の頻度を表2に示す．表に示した遺伝子以外にも USH2A の修飾遺伝子として PDZD7 が報告されている．わが国のUsher症候群患者においても MYO7A，CDH23，USH2A の変異報告があり，今後さらに遺伝子検査が進むことが期待される．Usher症候群は新生児・幼小児期における表現型は非症候群性難聴であり，遺伝子検査は早期診断に非常に有用である．また，上記の遺伝子はUsher症候群だけではなく，非症候群性難聴の原因遺伝子(MYO7A，USH1C，CDH23，PCDH15，DFNB31)や非症候群性網膜色素変性症の原因遺伝子(USH2A)であることも注目すべき点である．変異と表現型の関連性(genotype-phenotype correlation)がある遺伝子(CDH23)や明らかでないもの(MYO7A)もある．

2　遺伝子変異からみた内耳病態

　　Usher症候群の原因遺伝子はいずれも内耳の stereocilia，および tip-link や ankle-link などの hair bundle におもに発現し，変異により hair bundle の形態異常がみられる[8]．有毛細胞の変性を引き起こし，内耳性難聴となる．タイプ1，タイプ2はそれぞれ複数の遺伝子が原因であるが，表現型は同じであり，遺伝的異質性(genetic heterogeneity)をもつ．しかし，原因遺伝子はそれぞれ異なるクラスやファミリーからなる蛋白をコードしており，内耳や網膜においてそれぞれの蛋白がネットワークを形成していることが予想され，詳細が明らかとなってきている．

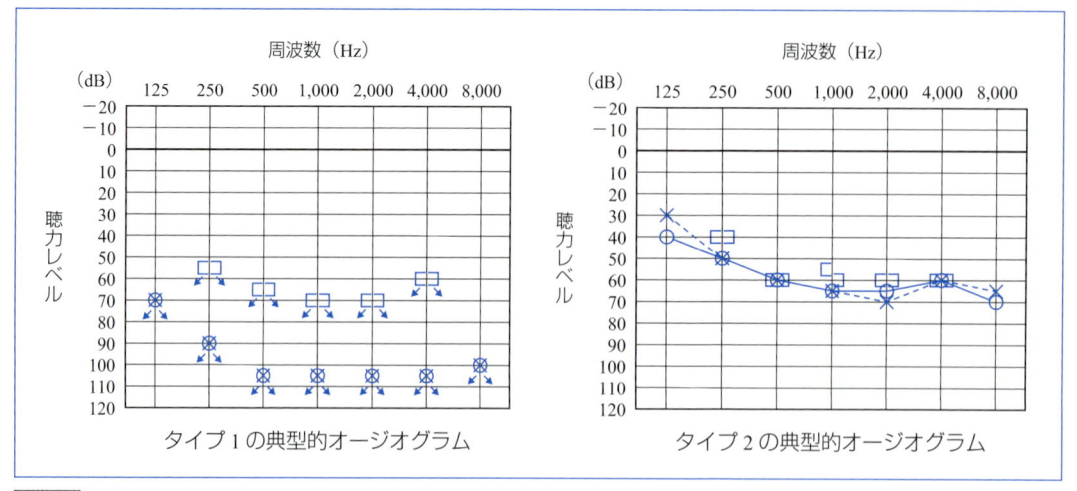

図1 Usher 症候群タイプ1，2のオージオグラム

検査法とその組み合わせ

A 聴覚障害に対する検査(図1)：タイプ1，2の聴力図

　Usher 症候群タイプ1は先天性もしくは幼少時にすでに高度難聴を認めるため，新生児聴覚スクリーニングで要再検査(refer)と判定される場合もある．難聴が最初の段階で認められる症状のため，ABR 検査で両耳の高度閾値上昇を確認する必要がある．また内耳性難聴であるので OAE（耳音響放射）の反応も認められない．補聴器による補聴効果が望めないことが多く，10歳前後から RP による視覚障害を生じてくるため，補聴器による効果がみられない場合は，早期の人工内耳とさらに両耳装用を考慮すべきと考える．タイプ2は軽度〜中等度難聴の場合もあり，難聴の発見が遅れることがあるので注意を要する．

B 平衡機能に対する検査

　Usher 症候群のタイプ1は前庭機能障害を伴い，タイプ2は伴わない．タイプ3は前庭機能障害を伴う場合と伴わない場合がある．前庭機能障害の評価法は一般的にはカロリックテストが行われている．カロリックテストは，日本めまい平衡医学会の指針によれば冷水刺激の最大緩徐相速度で評価することが望ましいとしている．RP の患者でめまい・ふらつきを感じている方は割合多いようで，40.5％に認められたとの報告がある[7]．しかし，岩崎らの調査[9]では，めまいの自覚の有無と前庭機能障害とは必ずしも一致しないことが指摘されている．また，RP による視覚障害が進むと弱視眼振がみられるため，カロリックテストによる評価が困難となり，新生児・幼児に施行することも困難なため，臨床的にタイプ1を早期に診断するためにはいろいろと問題がある．幼小児に実施できる前庭機能評価法には回転椅子検査があるが，まだ Usher 症候群における定まった指針は出ておらず，今後の課題と思われる．

C 眼科の検査

　RP はまず暗いと物が見えにくい夜盲を認め，その後視野狭窄を伴ってくる．しかし，中心視

力は保たれているので視力検査では異常を認めない．RP の診断は眼底検査と視野検査になるが，初期の段階ではその判定が困難となる．早期に RP を診断するためには ERG（electroretinogram：網膜電図）検査が有用である．しかし，幼小児には鎮静下で実施する必要があり，また，RP は難聴よりも遅れて発症するため，臨床的に Usher 症候群を新生児・幼児期に診断することは困難である[10]．

症例呈示

A　患者プロフィールと検査

年齢・性別	5 歳，男児
検査法	ABR，ASSR，OAE，COR，遺伝子検査，ERG
検査のコツ	OAE は新生児聴覚スクリーニングで pass した症例もあり，ほかの検査と組み合わせて聴覚評価を行うことが重要である． 夜盲，Usher 症候群原因遺伝子変異が認められた場合は眼科を受診．

B　検査所見

1 聴覚検査

　　患者は新生児聴覚スクリーニングの自動聴性脳幹反応（automated auditory brainstem response：AABR）で要再検査と指摘されたため，生後 1 か月で精密聴力検査指定施設を受診．ABR 検査は 90 dB で両側無反応．ASSR（auditory steady-state response：聴性定常反応），COR（conditioned orientation response audiometry：条件詮索反応聴力検査）とも両側 110 dB 以上．DPOAE（distortion product otoacoustic emission：歪成分耳音響放射）は両側無反応．両側先天性高度感音難聴と診断された．そのほか全身的に特記すべき事項は認められなかったため，非症候群性難聴として生後 3 か月から補聴器装用を開始した．1 歳 8 か月に人工内耳埋め込み術を受けた．

　　タイプ 1，タイプ 2 ともに新生児・幼小児期より難聴を呈するため，AABR により新生児聴覚スクリーニングでは要再検査となる．またタイプ 1 は高度感音難聴，タイプ 2 は「高音障害型」の感音難聴であるため，ABR ではそれぞれ高度〜重度，中等度〜高度難聴となる．OAE については新生児聴覚スクリーニングとして検査された場合に pass した症例もあり，その評価は COR や ASSR も組みあわせて評価することが望まれる．

2 平衡機能検査

　　患者は歩行開始年齢が遅かった（24 か月齢）が，平衡機能検査は実施していなかった．いずれのタイプにおいても，新生児・幼小児期においては表現型として「感音難聴のみ」であり，Usher 症候群を疑うのは困難である．タイプ 1 では両側前庭機能障害を伴うが，疑う契機としては独歩開始年齢（約 20 か月齢）の遅延がある．

　　しかし，感音難聴に前庭機能障害を伴う疾患としてはほかに Pendred 症候群や内耳奇形などもあり Usher 症候群に限られたものではないことに注意が必要である．また先述したように，新生児・幼小児期に施行できる平衡機能検査は回転椅子検査など限られた検査であり，どの施設でも可能ではないと思われる．

3 網膜電図（ERG）

　5歳時に遺伝子検査を実施した結果，Usher症候群タイプ1原因遺伝子である*MYO7A*遺伝子変異が確認されたため，眼科を受診．視覚症状はなく，眼底検査で明らかなRPの所見は指摘されなかったが，ERG検査にてRPと診断された．

　詳細は専門書に譲るが，夜盲などの症状が出現する前（2～3歳）においてもRPの診断が可能とされる．検査は鎮静下で行う必要があるため，施行には遺伝子検査などの難聴以外の検査結果が必要と思われる．

C　鑑別診断のポイント

　繰り返しになるが，Usher症候群はいずれのタイプにおいても新生児・幼小児期においては非症候群性難聴としての対応となる．平衡機能検査や網膜電図は施行困難である場合が多く，早期診断のためには遺伝子検査が必須であると思われる．またRPに難聴を伴う症候群には，頻度は少ないがRefsum症候群（魚鱗癬，多発神経障害と運動失調），Alstrom症候群（真性糖尿病と肥満），Cockayne症候群（矮小発育症，精神発達遅滞，小頭症，光線過敏による皮膚炎，歩行障害と独特な顔の特徴）などがある．いずれも進行性の難聴を伴うため，軽度難聴から高度難聴まで様々である．

見逃しやすいポイント

　Usher症候群の特にタイプ1は新生児・幼小児期に難聴のみを認め，視覚障害による自覚症状は10歳前後からみられるため，新生児・幼小児期に診断することは臨床的には大変困難となる．そのため，早期診断のためには遺伝子診断が有用となる．また，先天性または乳幼児期から難聴を認めた小児においても，平衡機能障害や夜盲を疑う症状がみられたらUsher症候群も考慮することが重要である．RPの早期診断にはERGが有用である．

　タイプ2は軽度～中等度難聴であった場合，眼科でRPのみのフォローを受けている場合があり，積極的に聴覚検査を実施していくことが重要である．

文献
1) Von Graefe A：Von Graefes Arch Ophthalmol 1858；4：250-253
2) Usher CH：R Lond Ophthal Hosp Rep 1914；19：130-256
3) Smith RJH, Berlin CI, et al.：Am J Med Genet 1994；50：32-38
4) 岩崎　聡，橋本泰幸ほか：Otol Jpn 2006；16：37-41
5) 大鳥利文，法基　隆ほか：臨床眼科 1978；32：423-430
6) 橋本泰幸，岩崎　聡ほか：Audiology Japan 2005；48：214-219
7) 吉村豪兼，岩崎　聡ほか：Otology Japan 2012；22：40-46
8) Yan D, Liu XZ：J Hum Genet 2010；55：327-335
9) 岩崎　聡，名倉三津佳ほか：Equilibrium Research 2005；65：220-224
10) Iwasaki S, Maruyama Y, et al.：Int Ophthalmol 2006；25：277-282

2. 内耳疾患(感音難聴)

7) 盲聾児と髄膜炎

［東京医療センター・感覚器センター］　新正由紀子
［東京医療センター・感覚器センター，国際医療福祉大学三田病院耳鼻咽喉科］　加我君孝

　聴覚と視覚の重複障害については，ヘレン・ケラー女史が非常に有名である．女史は生来健康であったが，細菌性髄膜炎を疑わせる高熱を伴う疾患により，聴覚と視覚を完全に失った．その後，サリバン女史の教育により，大学教育を修了し，世界の障害者福祉の向上に貢献した．現在においても，頻度はまれではあるが，先天的に聴覚・視覚の重複障害を併せもつ小児や，髄膜炎などの疾患で後天的に聴覚障害などを発症する例は認められる．他の精神運動発達遅滞などの障害を合併し，正確な視力や聴力の測定が困難な場合もある．

病態生理

A　盲聾児

　聴覚と視覚の重複障害をきたしうる疾患として，大きく先天性と後天性とに分けられ，先天性の聴覚・視覚重複障害の原因疾患としては，超低出生体重，先天性風疹症候群(congenital rubella syndrome：CRS)，先天性 CMV(cytomegalovirus：サイトメガロウイルス)感染症，CHARGE 症候群などがある．日本における障害発生率の報告によると，未熟児網膜症による両眼失明の発生は超低出生体重児(出生体重 1,000 g 未満)の約 2 ％前後で，聴力障害の発生頻度と同程度であった[1〜3]．視覚・聴覚とも重複して障害をもつ症例の頻度はさらにまれとなるが，超低出生体重児の新生児期死亡率は年々低下しており，今後も発生するであろうと推測される．

　CRS の三大主徴は先天性心疾患・難聴・白内障である．風疹の予防接種が普及した近年ではその発生は抑えられていたが，日本では風疹予防接種率の低い年齢層が存在し，2004 年から現在に至るまで，成人患者を中心に風疹の流行が地域的にみられる事態となった．その結果，CRS の患児も 2004 年以降認められており，今後も注意が必要である．

　先天性 CMV 感染症は，胎内感染のなかで最も頻度が高くよく知られている疾患である．重症の場合には，黄疸，紫斑，精神運動発達遅滞，視力障害，難聴，低出生体重，小頭症，脳の石灰化，肝脾腫などを合併する．約 90％ は不顕性感染であり出生直後には無症状であるが，長期的には 15〜20％ に難聴や精神発達遅滞が認められるとされている[4]．

　CHARGE 症候群は眼コロボーマ，後鼻孔閉鎖・狭窄，中枢神経の異常，心疾患，精神運動発達遅滞，外陰部低形成，耳の異常，難聴などの多彩な臨床症状が合併する疾患で，その程度は非常に幅がある．2004 年に原因遺伝子(8 番染色体上の CHD7)が同定された．外耳奇形，内耳奇形のいずれも合併する可能性がある[5]．

　後天的に聴覚・視覚の重複障害をもたらす疾患としては，Usher 症候群，ミトコンドリア病などの遺伝性疾患，髄膜炎などがあげられる．このうち最多の疾患は Usher 症候群で，感音難聴に網

膜色素変性症を伴う疾患である[6]．臨床症状により3つのタイプに分類され，タイプ1が幼少期より高度難聴および前庭機能障害を呈するもので，視覚障害は10歳前後より生じるとされている[7]．

B 髄膜炎

髄膜炎は，麻疹，流行性耳下腺炎とともに，小児の後天性難聴の3大原因の一つといわれてきた．特に細菌性髄膜炎の罹患後には，難聴を後遺症として残す割合は5～35％と報告されている[8]．幼児期の後天性難聴は，失聴後早期に補聴器や人工内耳などの対処を行い，聴能訓練を開始しなければ，それまで獲得した言語を喪失してしまうという問題がある．さらに髄膜炎の場合には，内耳蝸牛の骨化が進行する恐れがあるため，早期に病態を把握することは非常に重要となる．

検査法とその組み合わせ

A ABR

聴力を判断する他覚的検査法として必須である．しかし，高音周波数帯域の聴力をおもに反映するとされているため，ABR検査で無反応であっても，低音域での聴力が残っている可能性がある．

B COR または BOA

全周波数帯域においての検査を行うことができる．しかし，小児の覚醒状態や気分など，さらには検査者の経験によっても結果が変化する恐れがある．精神運動発達遅滞や心疾患など他の合併症を有する症例も多く，複数回検査を行って判断する．

C ASSR

近年ASSR検査器械の普及により，以前よりも検査を行うことができる施設が増加している．低音域の聴力も他覚的に推定できるとして歓迎されているが，ABR検査よりも検査に長時間を要すること，聴力が軽度の場合には実際の聴力レベルとの差が大きくなることなどの問題点もあり，他の検査法とあわせて総合的に判断する必要がある．

D 平衡機能検査

カロリックテスト，回転椅子検査，VEMP(vestibular evoked myogenic potential：前庭誘発筋電位)検査などを症例に応じて行う．盲聾児は聴覚のみでなく視覚も障害されているため，運動発達の大幅な遅滞が生じることとなる．また，髄膜炎では，罹患前には正常に獲得していた運動発達のレベルが，罹患後に逆戻りしてしまうことも多く経験する．これら運動発達遅滞における平衡機能の関与を判定する．

E 画像検査

側頭骨CT検査およびMRI検査を施行して内耳・中耳の状態を調べることで，聴力レベルや前庭機能の障害をある程度推測することができる．人工内耳治療の適応の有無を判断する場合にも重要である．

F 視機能検査

　小児の聴力検査が困難なものである以上に小児の視力検査はむずかしい．小児専門の眼科への受診を勧め，視機能訓練が可能であれば積極的に行い，残存視力を活用させるようにする．

症例呈示

A 患者プロフィールと検査

年齢・性別	8歳，女児
プロフィール	妊娠中の胎児発育遅滞あり，胎児仮死のため妊娠38週で緊急帝王切開にて出生．直後の血液検査にて風疹 IgM 抗体陽性，頭蓋内石灰化を認め，CRS の診断を受けた．
検査法	AABR，ABR，BOA，COR，視機能検査
検査のコツ	経過および検査所見から難聴の可能性が考えられる場合，まず聴覚スクリーニング検査を実施するのが簡便である．スクリーニングで要再検査であれば，ABR で精査を行う．

B 検査所見

1 AABR 検査

　生後2日で両耳要再検査(refer)の結果であった．

2 ABR 検査（図1）

　生後1か月で両耳とも105 dBHL で無反応であった．

3 BOA，COR 検査

　生後1か月での BOA 検査では，太鼓の強大音でも反応を認めなかった．生後6か月から補聴器装用を開始したが，補聴器装用下でも音への反応が乏しく，生後1歳より COR 検査を試みるも，条件づけが不可能であった．補聴器の装用はできるだけ続けていたところ，4歳頃から補聴器装用下で音への反応がみられるようになった．

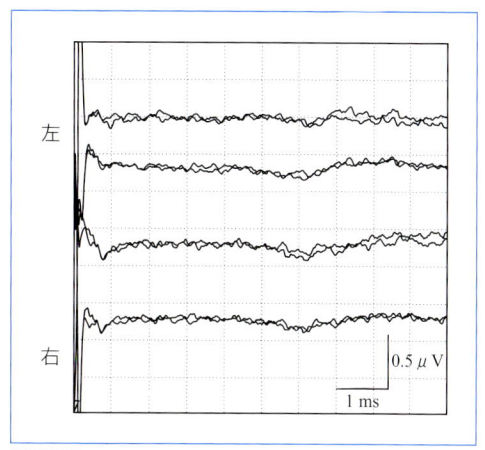

図1 症例の ABR 検査結果
105 dBHL クリックの刺激で，V 波を認めない．

4 視機能検査

　新生児期に両目の白内障と左目の角膜混濁が認められた．生後2か月で白内障手術，8か月で緑内障手術を行った結果，左は光覚程度，右は0.1程度の視力レベルであると考えられた．光るおもちゃや鏡に手を伸ばす，手をヒラヒラさせじっと見つめるといった行動がみられている．

C 鑑別診断のポイント・見逃しやすいポイント

聴覚・視覚障害とも，その程度は症例ごとに非常に幅がある．また，小児の成長に伴い，その障害が改善あるいは進行する可能性もあり，経過を追って定期的に検査を繰り返す必要がある．本例の場合，運動発達が著しく遅れたが8歳になって少し補助するだけで歩行が可能となった．音声言語はまだない[9]．合併症が多い場合には，他診療科と密に連携することも重要となる．それぞれの疾患の優先度を参照しつつ，聴覚に関しても適切な診断時期，治療時期を逃さないように注意すべきである．内山の全国の盲児・ろうあ児施設の実態調査によると，盲ろうあ児153人の原因疾患は多い順に先天性(54%)，遺伝性(12%)，先天疾患・奇形(12%)，低出生体重(10%)，胎内感染(7%)，後天性(2%)，周産期(2%)である[10]．

文献

1) 中村　肇, 上谷良行ほか：日本小児科学会雑誌 1995；99：1266-1274
2) 中村　肇, 上谷良行ほか：日本小児科学会雑誌 1999；103：998-1006
3) 中村　肇, 上谷良行：1990年度出生の超低出生体重児9歳時予後の全国調査集計結果．分担研究報告書，厚生科学研究「周産期医療体制に関する研究」(主任研究者：中村　肇)，1999
4) Saigal S, Lunky O, et al.：Am J Dis Child 1982；136：896-901
5) 安達のどか：ENTONI 2012；138：58-64
6) Cremers FP, Kimberling WJ, et al.：J Med Genet 2007；44：153-160
7) Smith RJ, Berlin CI, et al.：Am J Med Genet 1994；50：32-38
8) Nadol JB Jr.：Laryngoscope 1978；88：739-755
9) 新正由紀子, 加我君孝：Equilibrium Res 2012；71：264-269
10) 内山　勉：盲児施設・ろうあ児施設に在籍する重複障害児の実態調査ならびに重複障害児の適切な処遇に関する調査研究．平成16年度児童関連サービス調査研究事業報告書．こども未来財団．2005

3. 蝸牛神経疾患

1）Auditory Neuropathy と Auditory Neuropathy Spectrum Disorder

［東京医療センター・感覚器センター，国際医療福祉大学三田病院耳鼻咽喉科］加我君孝

　Auditory Neuropathy（以下，A.N.）とは，1996年に筆者とアメリカの A. Starr が別々に報告した新しい聴覚障害のことである．成人の純音聴力検査では，低音域の閾値上昇を示す中等度感音難聴に比し，語音明瞭度検査では 50％ と著しく低い．OAE（耳音響放射）正常で，蝸電図では −SP 優位で N_1 は低振幅か無反応，ABR 無反応を呈する．

　これに対して，新生児聴覚スクリーニング後，OAE 正常で ABR 無反応の症例が気づかれるようになり，2008年，アメリカのコロラド小児病院が Auditory Neuropathy Spectrum Disorder という概念を与えた．しかし成長すると，一時的なものと恒久的なものとに分かれる．乳幼児例と成人例では，病態生理が異なることがわかってきた．

■ 病態生理

A　1996年の二つの初めての報告

　1996年，筆者らは Scandinavian Audiology 誌に "Auditory Nerve Disease" というタイトルで，新しい聴覚障害が存在することを報告した[1]．すなわち，純音聴力検査（pure tone audiometry：PTA）では低音部の閾値が中等度上昇し，中音域〜高音域は軽度に上昇するだけにもかかわらず語音の弁別が著しく悪く，20〜40％ 程度という乖離した結果を示す．他覚的検査では DPOAE（歪成分耳音響放射：distortion product otoacoustic emission）は正常，蝸電図では −SP は出現するが，N_1 は欠除するかあるいは著しく小さい．ABR は無反応で，後天性であり，日常生活では1対1で話すと会話は成立するが電話は聞き取れない．騒音のあるところでは会話ができない．数人との討論もできない．補聴器は効果がない．検査所見はラセン神経節よりもさらに末梢で，しかし感覚細胞より中枢側に障害部位が存在することを示唆している．

　Starr ら[2] は同年，Brain 誌に "Auditory Neuropathy" というタイトルで，同様の検査所見を示す聴覚障害も報告した．4〜49歳までの10例の報告で，3例が Charcot-Marie-Tooth 病．7例は様々なバックグラウンドの症例であった．初めての報告から16年が過ぎ，先天性症例の存在も報告され，近年，アメリカの研究者から Auditory Neuropathy Spectrum Disorder[3] という概念が提案されている．さらに，A.N. 症例の遺伝子異常も報告され，新展開を見せている．

B　最近16年間の新展開

　1996年以降，A.N. に関して，以下のようなことが明らかになってきた．
①新生児聴覚スクリーニングで先天性の A.N. が存在することがわかってきた．ABR 無反応で DPOAE 正常なため，DPOAE だけで先天性難聴を診断するのは無理があることがわかった．

表1 Auditory Nerve Disease の筆者らの新しい分類に関する提案

1. 発症	a. 先天性 b. 後天性
2. 病態生理	タイプI　Auditory Neuropathy タイプII　Auditory and Vestibular Neuropathy タイプIII　Vestibular Neuropathy
3. 障害側	a. 両側性 b. 片側性
4. 障害部位	a. 内有毛細胞のシナプス b. ラセン神経節（蝸牛神経）

注：vestibular neuropathy は上前庭神経と下前庭神経の vestibular neuropathy に分ける

蝸電図を記録すると CM（蝸牛マイクロホン電位：cochlear microphonics），SP（加重電位：summating potential）が記録され，蝸電図は A.N. の診断に重要である．
②人工内耳手術で聴覚が回復する例が多い．その理由として非同期状態の蝸牛神経に人工内耳により電気刺激を行うことで同期的反応をもたらすためであろうと推測されている．
③遺伝子異常が報告されている．a. Otoferlin は成体マウスでは内有毛細胞に発現されている蛋白で，シナプス小胞のシナプス前膜への結合に関与する遺伝子といわれている，b. Myelin protein zero（*MPZ*）遺伝子は，遺伝性の sensory motor neuropathy と難聴を呈する．ラセン神経節と神経線維の著しい脱落を認めるが，外有毛細胞は頂回転で 30％ 脱落している以外は正常，c. 視力障害を合併する *OPA1* 遺伝子も報告されている．病態が内有毛細胞のシナプスにあるのか，蝸牛神経そのものにあるのか不明である．
④A.N. Spectrum Disorder：DPOAE（＋），ABR（－）を示す症例を A.N. Spectrum Disorder[3]と分類する提案がされているが問題が少なくない．発達とともに DPOAE が消失して，感音難聴に変わったり，逆に ABR が出現するようになったりすることが知られるようになった．さらに DPOAE（＋），ABR（－）の症例で聴覚言語の発達が良好な例も発見されているからである．

C　Vestibular neuropathy の併存の有無について

三半規管の検査にはカロリックテストと回転イス眼振検査がある．耳石器機能検査では sacculus（球形嚢）に起源をもつ前庭誘発筋電位（vestibular evoked myogenic potential：VEMP）がある．さらに前庭神経そのものを刺激する galvanic stimulation があり，前庭器により前庭一次ニューロンの生理学的検査の方法は増えた．

筆者らは 10 例の後天性の auditory nerve disease 症例について調べたところ，①カロリックテストで両耳とも反応低下〜無反応，②回転イス眼振検査で左右回転とも反応欠如あるいは反応低下，③ VEMP では無反応，④身体動揺計検査で 3 反応が低下していた．これらの結果を総合的に考えると，前庭器および前庭一次ニューロンにも A.N. に相当する vestibular neuropathy ともよぶべき病態の存在が推測される[4]．

D　新しい分類の提案（表1）

本疾患には聴覚障害だけでなく，平衡覚障害を伴う症例の存在が明らかになった．筆者らは表1 に示すように本疾患を auditory nerve disease とし，これには auditory neuropathy のみ，auditory and vestibular neuropathy の両方の合併，vestibular neuropathy のみと 3 つに分けるのが妥当ではないかと提案したい．これに etiology（病因論）を加えて congenital（先天性）と acquired（後天性）に分ける．片側性と両側性も追加するのが適当と考えられる[4]．

E 今後の課題

①病態生理の解明．シナプス異常の有無，蝸牛神経の軸索あるいは髄鞘の病態の異常，蝸牛神経の同期性の低下など．
②聴覚認知の障害の解明．純音聴力検査の結果に比し，なぜ語音聴力検査での最高明瞭度が 50％以下と低いのにもかかわらず，1 対 1 の会話が可能なのか．
③遺伝子異常なのか否かあるいは高ビリルビン血症や変性疾患の一部なのか[5]．
④治療として人工内耳手術が唯一なのか．
⑤vestibular neuropathy 単独の疾患は存在するか．しかし DPOAE が外有毛細胞に起源をもつ反応であるが，前庭器の感覚細胞の機能だけを他覚的に評価する検査法はまだない．
⑥新生児聴覚スクリーニングで DPOAE が新生児期に出現し，発達とともに消失する例や，はじめ消失していた DPOAE も ABR も出現する例など，A.N. Spectrum Disorder という新概念はこれから実態が明らかになろう．
⑦A. N. Spectrum Disorder の実態を長期フォローアップにより解明する必要がある．症状が異なる症例が多いため，診断名を告げるとき注意がいる．

検査法とその組み合わせ

　自覚的聴力検査と他覚的聴力検査，前庭機能検査を組み合せて，初めて診断が可能となる．以下の検査が少なくとも必要である．純音聴力検査，語音聴力検査，DPOAE，ABR，蝸電図，VEMP，カロリックテスト，回転椅子検査．

症例呈示

A 患者プロフィールと検査

月齢・性別	16 歳，男子
検査法	純音聴力検査，語音聴力検査，ABR，蝸電図，DPOAE
検査のコツ	DPOAE が正常で ABR 無反応，その中間の蝸電図で−SP が出現する

B 検査所見（図 1）

①純音聴力検査：両耳とも低音から中音域の閾値上昇が認められる．
②語音聴力検査：最高明瞭度は右 20％，左 30％と 50％以下．
③ABR：左右とも無反応．しかし，潜時約 1 msec のところに陽性の高まりがある．
④蝸電図：N_1 は認めないが，−SP は出現している．
⑤DPOAE：左右とも正常反応を示している．

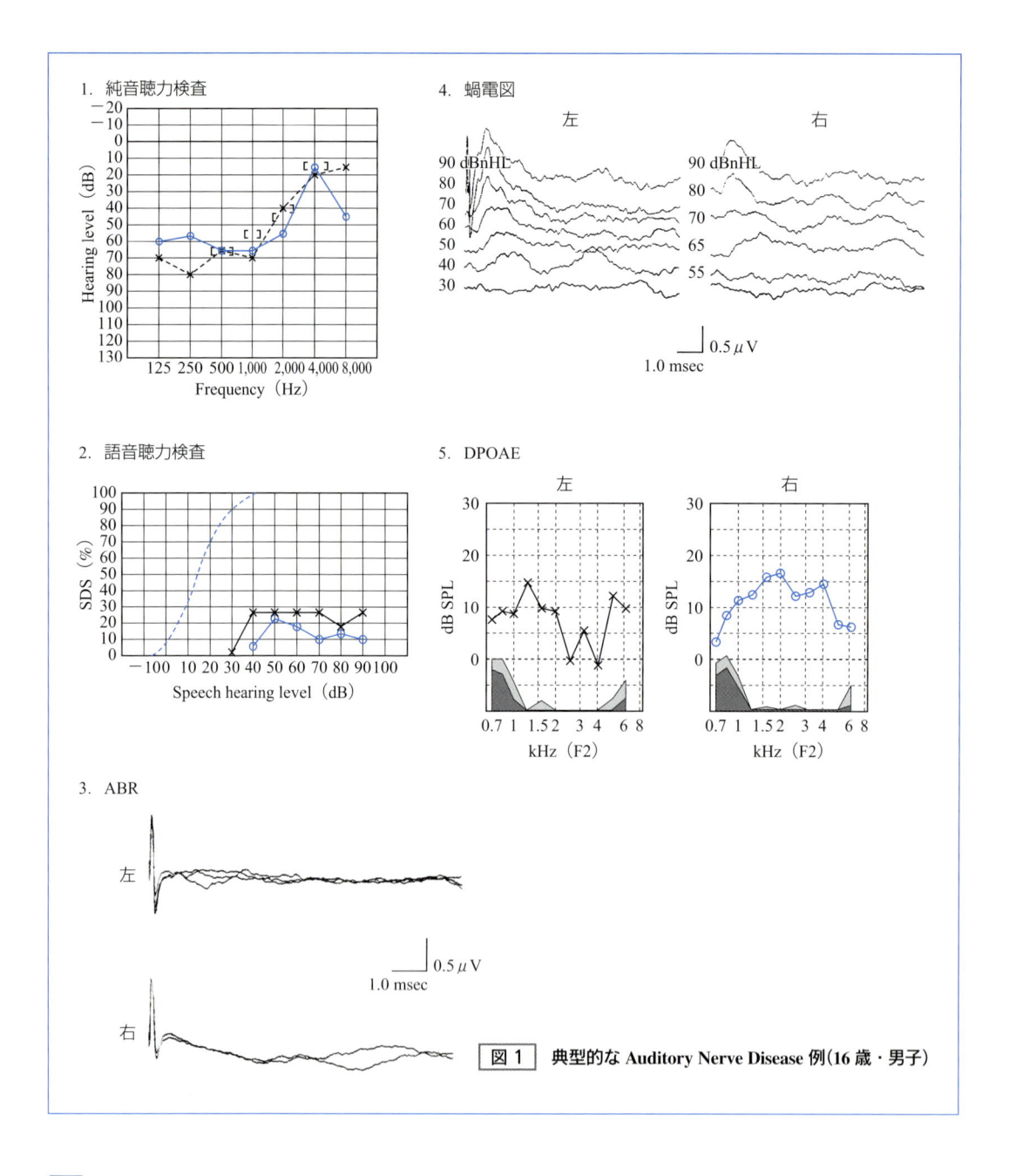

図1 典型的な Auditory Nerve Disease 例（16歳・男子）

C 鑑別診断のポイント

Auditory Neuropathy を考えるための組織学的，生理学的，病理学的な基本事項を表2[6]に示した．

□ 文献
1) Kaga K, Nakamura M, et al.：Scand Audiol 1996；25：233-238
2) Starr A, Picton TW, et al.：Brain 1996；119：741-753

表2 Auditory Neuropathy を考えるための基本事項

a. 神経細胞の数	b. シナプス神経伝達物質
1. 蝸牛神経　　32,000〜41,000 2. 内有毛細胞　3,500 3. 外有毛細胞　12,000	1. Glutamate（Afferent） 2. Acetylcholine（Efferent）
c. 神経伝導速度	d. シナプスの数（現在のところ不明）
1. Unmyelinated fiber 3〜5 km/h 2. Myelinated fiber　50〜400 km/h	1. 内有毛細胞　Afferent 　　　　　　　Efferent 2. 外有毛細胞　Afferent 　　　　　　　Efferent
e. 蝸牛神経病変のタイプ	f. 治療
1. 脱髄 2. 軸索変異 3. Desynchronization	1. 不要 2. 補聴器 3. 人工内耳

（野村恭也，原田勇彦ほか：耳科学アトラス―形態と計測値．第3版，Springer，2008 より）

3) Hayes D, Sininger YS, et al.：Guidelines：Identification and management of infants and young children with auditory neuropathy spectrum disorder. The children's hospital, Colorado, USA, 2008
4) Kaga K, Starr A：Neuropathies of the Auditory and Vestibular Eighth Cranial Nerves. Springer, 2009；13-20
5) Matsunaga T, Kaga K, et al.：Clin Genet 2012 in press
6) 野村恭也，原田勇彦ほか：耳科学アトラス―形態と計測値．第3版，Springer, 2008

3. 蝸牛神経疾患

2）蝸牛神経低形成

[埼玉県立小児医療センター耳鼻咽喉科] 浅沼 聡

　蝸牛神経低形成は，画像診断技術の進歩により明らかになった感音難聴の原因の一つで，胎児期における蝸牛神経の発生障害により生じたものである．以前原因不明とされてきた先天性感音難聴のなかには，本疾患が含まれている．

病態生理

A 病態

　聴神経（前庭蝸牛神経）線維の周囲に中胚葉組織が集まって軟骨化することにより，胎生9週頃内耳道が形成される．神経の分化が障害されると，その神経線維の径に応じた骨化しか起こらない．前庭神経の分化の後に生じる蝸牛神経の分化が何らかの理由により障害されると蝸牛神経の低形成を生じ，その結果として蝸牛神経管の狭窄を生じる．

　ごく一部に，後天的に神経の変性によって生じる蝸牛神経低形成も報告されている．その場合は，蝸牛神経管および内耳道の狭窄はない[1]．

B 分類

　蝸牛神経低形成は，形態的に患側の内耳道狭窄を伴う症例と伴わない症例に大きく二つに分けられる．各々内耳奇形を合併する症例と合併しない症例が存在する．また，臨床症状や他の合併症の有無により症候群性，非症候群性に分けることができる．症候群には，CHARGE症候群，ダウン症候群，Pendred症候群などがある．症候群性の場合には非症候群性に比べて両側性の割合が高い[1]．

C 聴力

　高度から重度の感音難聴を呈することがほとんどである．一部に高音障害型や谷型の聴力像を呈する症例が存在する．一側性難聴の場合，わが国では聴覚補償が問題となることはない．両側性蝸牛神経低形成で補聴器の効果が乏しい場合に人工内耳適応の判断が問題となる．両側性蝸牛神経低形成があり，内耳道狭窄を伴うものは一般的に人工内耳の成績が不良であるが，ごく一部に効果がある症例も存在する．

検査法とその組み合わせ

A 聴力検査

年齢および発達段階に応じて，純音聴力検査(pure tone audiometry：PTA)または乳幼児聴力検査，語音聴力検査，ABR(聴性脳幹反応)，ASSR(聴性定常反応：auditory steady-state response)を行う．本疾患が疑われる場合には，可能な限り DPOAE(歪成分耳音響放射：distortion product otoacoustic emission)を行うべきである．

1 ABR

ABR では多くの症例が，無反応ないし高度から重度の難聴を示す．V 波が検出される場合には潜時が延長している症例が多い[1]．

2 ASSR

周波数別の聴力閾値や ABR で無反応であった重度難聴症例の閾値を判断するために用いる．一般に高度から重度の難聴を示すが，高音障害型や谷型の聴力像を示す症例も存在する．

3 DPOAE

高度から重度の難聴がありながら DPOAE 患側 pass となり，内耳機能が保たれている症例(後迷路性難聴)が存在する．新生児聴覚スクリーニングで OAE を用いている場合には，蝸牛神経低形成は見逃されている可能性がある[2]．

B 画像検査

1 側頭骨 CT(図1)

軸位断にて蝸牛神経管径を測定し，1.5 mm 以下の場合，蝸牛神経管の狭小ありと判断する．蝸牛神経管の狭小がある場合には極めて高率に MRI で蝸牛神経低形成が認められる[2,3]．したがって CT のみの撮影で判断する場合には，蝸牛神経管径が 1.5 mm 以下の場合に蝸牛神経低形成があると判断してよい．あわせて内耳道狭窄の有無，左右差，内耳奇形(蝸牛，前庭，半規管の形態異常)の有無に着目する．内耳道の中間地点での前後径が 3 mm 以下の場合には内耳道狭窄ありと判断する．なお，蝸牛神経管径は年齢による有意な差はない．

2 MRI

高分解能 3D heavy T2 強調像が有用である．軸位断または内耳道長軸に直交する斜位矢状断にて蝸牛神経が描出されないかあるいは内耳道内の顔面神経，前庭神経よりも細い場合に蝸牛神経低形成と診断される[3,4]．あわせて小脳橋角槽において聴神経(前庭蝸牛神経)と顔面神経の太さの差にも着目する(図2, 3)．

ここで注意しなければならないのは，「MRI で蝸牛神経が描出されない≠蝸牛神経の欠損」である．MRI での蝸牛神経の描出限界を念頭に置かなければならない[5,6]．

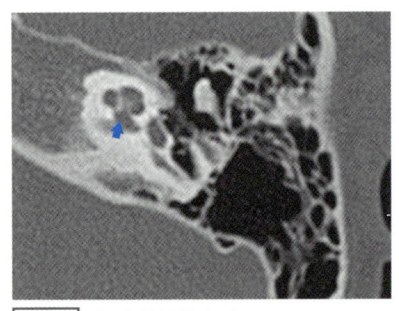

| 図1 | 蝸牛神経管（→） |

| 図2 | 内耳道内脳神経の走行のシェーマ |

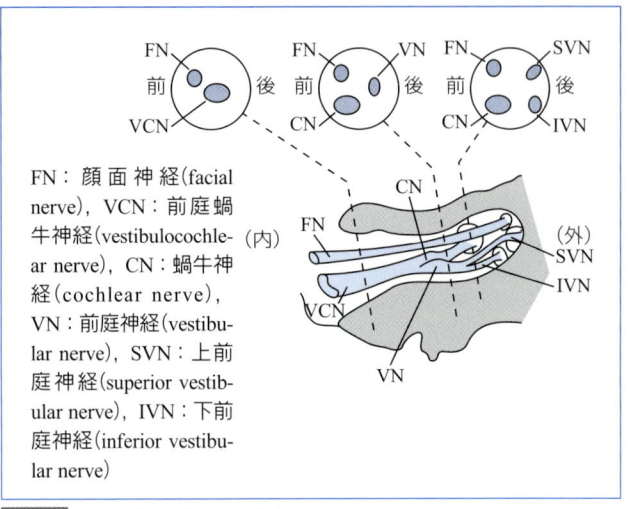

FN：顔面神経(facial nerve)，VCN：前庭蝸牛神経(vestibulocochlear nerve)，CN：蝸牛神経(cochlear nerve)，VN：前庭神経(vestibular nerve)，SVN：上前庭神経(superior vestibular nerve)，IVN：下前庭神経(inferior vestibular nerve)

（Lebranc A：The cranial nerves. Anatomy, imaging, vascularization. Springer-Verlag, Berlin, 1995；155-273 より改変）

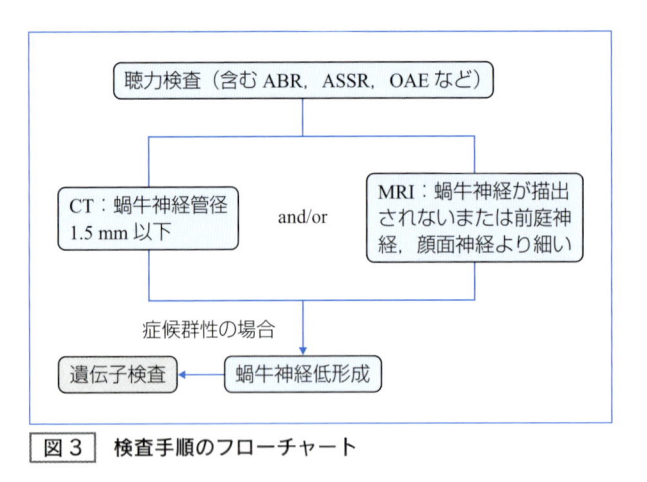

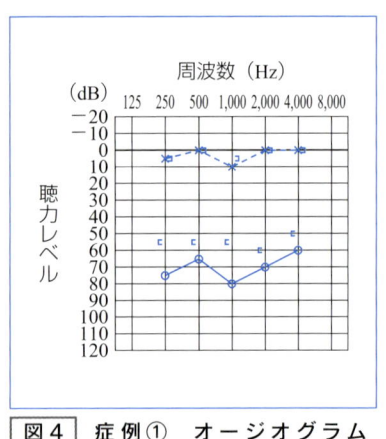

| 図3 | 検査手順のフローチャート |

| 図4 | 症例① オージオグラム（play audiometry） |

症例呈示

A 患者プロフィールと検査──症例①

年齢・性別	6歳，男児
受診の契機	就学時健診にて右難聴を指摘され紹介となる.
検査法	play audiometry，ABR，DPOAE，側頭骨 CT

B 検査所見

1 オージオグラム（play audiometry：遊戯聴力検査，図4）

右感音難聴を示したが，幼少のため右気導にはマスキングをかけていないため ABR を追加した.

図5 症例① ABR

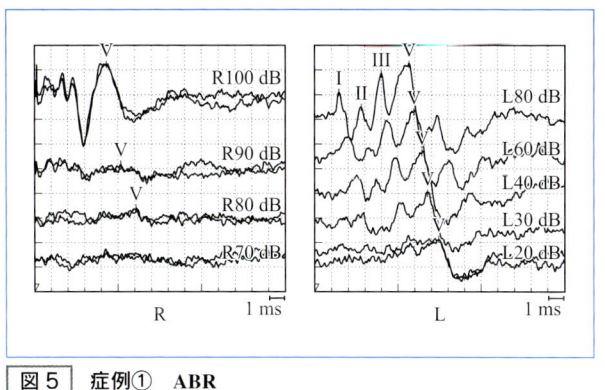

図6 症例① DPOAE

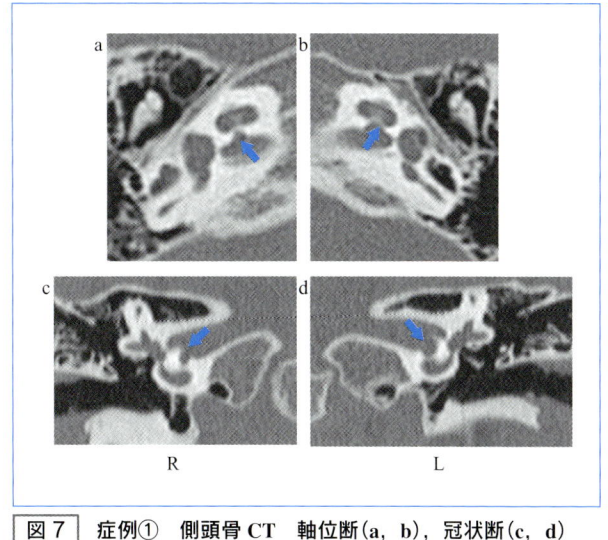

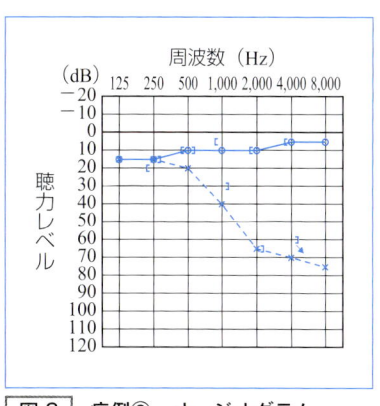

図7 症例① 側頭骨CT 軸位断(a, b), 冠状断(c, d) 蝸牛神経管(→)

図8 症例② オージオグラム

2 ABR(図5)

ABR 閾値は,右 80 dBnHL,左 20 dBnHL であった.

3 DPOAE(図6)

両耳とも 2 kHz, 3 kHz, 4 kHz すべて pass で右後迷路性難聴の所見であった.

4 CT(図7)

蝸牛神経管径が左 1.98 mm に対し,右 1.18 mm で右蝸牛神経管の狭小を認める.内耳道狭窄はなく,左右とも蝸牛,前庭,半規管の形態に明らかな異常は認めない.前庭水管の拡大もない.以上のことから,右蝸牛神経低形成と診断した.

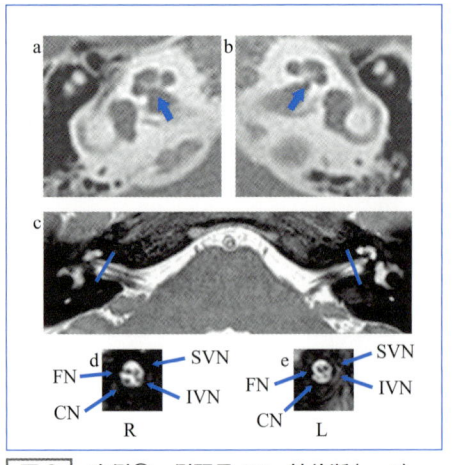

図9 症例② 側頭骨CT 軸位断(a, b), MRI 軸位断(c), MRI 斜位矢状断(d, e)
FN：顔面神経，CN：蝸牛神経，SVN：上前庭神経，IVN：下前庭神経

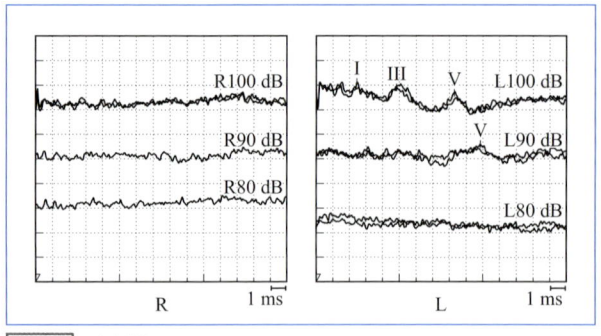

図10 症例③ ABR

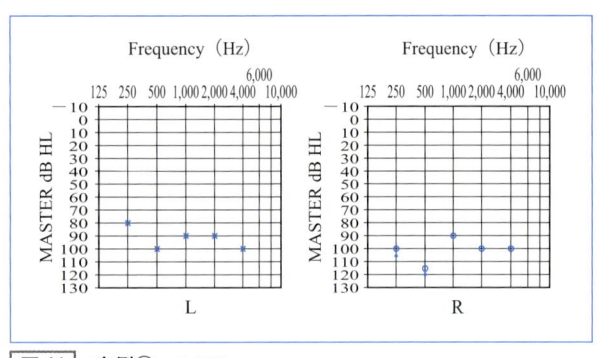

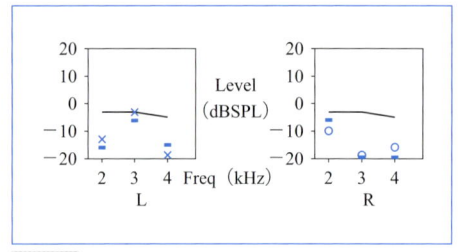

図11 症例③ ASSR

図12 症例③ DPOAE

A 患者プロフィールと検査——症例②

年齢・性別	6歳8か月，男児
受診の契機	学校健診で左難聴を指摘され，精査目的で紹介となった．
検査法	純音聴力検査，側頭骨CT，MRI

B 検査所見

1 オージオグラム(純音聴力検査，図8)

左耳で高音障害型感音難聴を示した．平均聴力レベル(4分法)右 10 dBHL，左 41.3 dBHL

2 CT(図9a, b)

蝸牛神経管径が右 2.73 mm に対し，左 1.07 mm で左蝸牛神経管の狭小を認めた．左右とも内耳道狭窄はなく，蝸牛，前庭，半規管の形態に明らかな異常は認めない．前庭水管の拡大もない．

3. 蝸牛神経疾患　2）蝸牛神経低形成　137

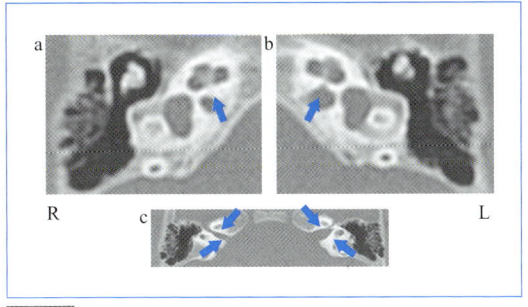

図13 症例③　側頭骨 CT　軸位断
a, b. 矢印：蝸牛神経管, c. 矢印：内耳道

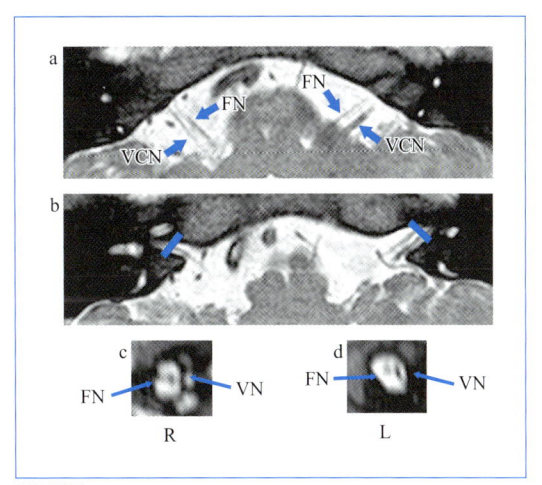

図14 症例③　MRI 軸位断(a, b), MRI 斜位矢状断(c, d)
FN：顔面神経, VCN：聴神経（前庭蝸牛神経）, VN：前庭神経

3 MRI（図 9c, d, e）

　内耳道に直交する斜位矢状断では，右内耳道内には蝸牛神経が明瞭に認められるのに対し，左内耳道内には対側蝸牛神経および同側の顔面神経と比較して極めて細い蝸牛神経を認める．小脳橋角槽レベルで聴神経（前庭蝸牛神経）の太さに左右差はない．
　以上から，左蝸牛神経低形成と診断した．

A　患者プロフィールと検査——症例③

年齢・性別	2 か月，女児
受診の契機	新生児聴覚スクリーニングの自動聴性脳幹反応（AABR）両側要再検査（refer）にて紹介された．
検査法	ABR, ASSR, DPOAE, 側頭骨 CT, MRI, COR（条件詮索反応聴力検査）

B　検査所見

1 ABR（図 10），ASSR（図 11）

　右 100 dBnHL で No response．左耳閾値 90 dBnHL であった．ASSR も示す．

2 DPOAE（図 12）

　両側とも 2 kHz, 3 kHz, 4 kHz すべて refer であった．

3 CT（図 13）

　蝸牛神経管径が右 0.68 mm，左 0.56 mm で両側とも蝸牛神経管の狭小を認める．右内耳道径は，2.11 mm と狭窄を認める．左内耳道狭窄はない．左右とも蝸牛，前庭，半規管の形態に明らかな異常を認めない．前庭水管の拡大もない．中耳・乳突蜂巣の含気は良好で，耳小骨連鎖にも異常を認めない．

4 MRI(図14)

左右とも蝸牛神経は明瞭に同定されない．右内耳道狭窄を認める．小脳橋角槽において聴神経(前庭蝸牛神経)の太さにも明らかな左右差があり，右が細い．顔面神経に左右差は認められない．

以上から，両側蝸牛神経低形成と診断し，生後5か月より補聴器の装用を開始した．1歳時のオージオグラム(COR：条件詮索反応聴力検査)を示す(図15)．

両側蝸牛神経低形成の場合，ある程度の補聴器の装用効果がある場合も多い．

しかし装用効果がない場合に，人工内耳の適応の判断が問題となる．

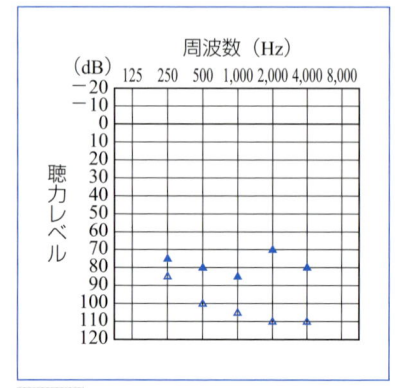

| 図15 | 症例③ オージオグラム (COR) |

△：裸耳，▲：補聴器装用下

✚ 見逃しやすいポイント

①蝸牛神経低形成には，内耳道狭窄を伴う場合と伴わない場合がある．CT読影に際しては，内耳道に左右差がない場合にも必ず蝸牛神経管の左右差に着目する．

②高度難聴がありながらDPOAE患側pass症例が存在する．

新生児聴覚スクリーニングにOAEを用いている場合には，蝸牛神経低形成を見逃す危険性がある．同様に聴力像が水平型感音難聴の場合，精査がDPOAEのみでpassであると心因性難聴とも誤診する可能性がある．

③高音障害型，谷型の聴力像の場合にはABR結果の解釈に注意が必要である．

④両側性蝸牛神経低形成で補聴器の効果が乏しい場合における人工内耳適応の判断には，EABR(electrically evoked ABR：電気刺激聴性脳幹反応)が有効である[7]．

⑤症候群性の場合があるので合併する症状の有無に注意する[1]．

文献

1) 両側性蝸牛神経形成不全症のサブタイプ分類に基づく診療指針の確立．平成22〜23年度総合研究報告書，厚生労働科学研究費補助金「難治性疾患克服研究事業」(主任研究者：松永達雄)
2) 守本倫子，泰地秀信ほか：Otology Japan 2009；19：41-48
3) Komatsubara S, Haruta A, et al.：ORL J Otorhinolaryngol Relat Spec 2007；69：198-202
4) Kim HS, Kim DI, et al.：Am J Neuroradiol 1998；19：1155-1161
5) Christine M, Glastonbury H, et al.：Am J Neuroradiol 2002；23：635-643
6) Adunka OF, Roush PA, et al.：Otol Neurotol 2006；27：793-801
7) Warren FM 3rd, Wiggins RH 3rd, et al.：Otol Neurotol 2010；31：1088-1094

3. 蝸牛神経疾患

3）聴神経腫瘍

[慶應義塾大学医学部耳鼻咽喉科] 井上泰宏

　聴神経腫瘍は，そのほとんどが前庭神経から発生するとともに，神経細胞ではなく schwann 細胞が腫瘍化することが明らかになっているので，正確には前庭神経鞘腫（vestibular schwannoma）と呼称されるべき腫瘍ではあるが，臨床的には聴神経腫瘍という病名が一般に広く用いられている．また前庭神経由来の腫瘍であるということから，「めまい」を主訴とする症例が多いように思われるが，実際には「難聴」「耳鳴」といった蝸牛症状を主訴として来院する症例のほうが圧倒的に多い．この理由としては，「聴神経腫瘍のほとんどが良性腫瘍であるので，その成長速度が遅く，前庭代償が生じやすいため」であるといわれている．

　従来，聴神経腫瘍の発症率は 10 万人に一人程度とされてきたが，めまいや難聴を生前に訴えたことがない症例の剖検において，その 1％前後に聴神経腫瘍が認められたとする報告がある[1]ことに加え，近年の MRI の普及により無症状の聴神経腫瘍が少なからず発見されているという事実から，実際の発症率はもっと高いのではないかとする意見も多い．

　聴神経腫瘍の好発年齢は 40 〜 50 歳であり，小児における発症はまれとされている．また，小児の症例のほとんどは神経線維腫症Ⅱ型（neurofibromatosis typeⅡ：NF2）に伴って発症する．したがって，小児で一側性聴神経腫瘍を発見した場合には，対側の内耳道や小脳橋角部に腫瘍が存在しないかどうかを確認するとともに，頭部のみならず脊髄を含めた全身検索を行うべきである．

　なお，NF2 とは，両側性に発生する聴神経腫瘍を主徴とし，その他の神経系腫瘍や皮膚病変・眼病変を呈する常染色体優性の遺伝性疾患（第 22 番染色体長腕の Merlin 蛋白遺伝子の異常）である．一般に若年発症の NF2 は腫瘍の増大速度が速く，多数の神経系に腫瘍を発症することで多くの機能障害を生じることから，治療の際にはそれぞれの症例においてどの機能を優先して考えるかについて十分に検討する必要がある．

病態生理

　聴神経腫瘍が発生する部位は内耳道内の前庭神経節（Scarpa の神経節）付近であるといわれており，そのほとんどは内耳道内から小脳橋角部へと増大していく．内耳道は脳脊髄液に満たされた硬い側頭骨内のトンネルであり，その中を上下の前庭神経と蝸牛神経から構成される第 8 脳神経と，第 7 脳神経（顔面神経），前下小脳動脈や，その分枝である迷路動脈が走行している（図 1）．これらの解剖学的特徴から，聴神経腫瘍症例における聴覚障害の病態としては，蝸牛神経の圧迫による蝸牛神経障害，迷路動脈の圧迫による蝸牛循環障害，内耳リンパの組成の変化などが考えられている．さらに Neely[2]や Ylikoski ら[3]によると蝸牛神経への腫瘍の浸潤が認められる症例もあるとされている．迷路動脈の圧迫による蝸牛循環障害では内耳性難聴の特徴を示すことが多く，腫瘍の発生部位が後迷路であるからといって，必ずしも後迷路性難聴を呈するとは限らない

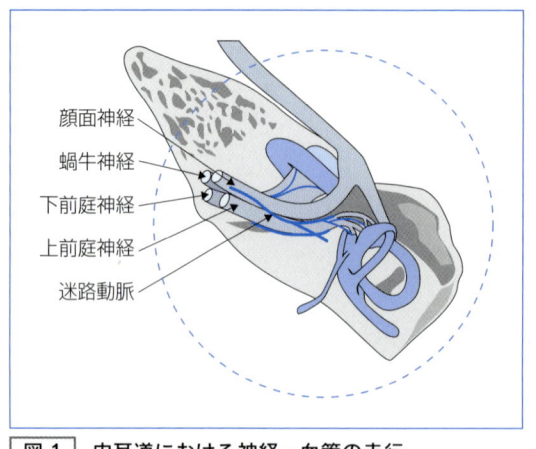

図1 内耳道における神経・血管の走行

ので，検査結果を行っていく際には，その結果を総合的に判断していく必要がある．

検査法とその組み合わせ

A 純音聴力検査（pure tone audiometry：PTA）

聴神経腫瘍の症例では，聴力が正常のものから聾のものまで，様々な聴力像を示すことから，疾患特異的な聴力型はないとされている．また難聴の発症の仕方についても，徐々に進行するものもあれば，突発的に発症するものもある．一方，突発難聴で発症する症例は聴神経腫瘍のうちの 5〜20％ であり，これらの 15％ 前後は 1〜2 kHz を底にもつ谷型の聴力型を示すとされている[4]．

成人の場合，一側性感音難聴に対しては，それが内耳性難聴であるのか，後迷路性難聴であるのかを鑑別するため，PTA に加えて閾値上検査や語音聴力検査を順次行うが，小児の場合には，これらの検査が困難であり，施行できたとしても測定値にどの程度の信頼性があるかが判断しにくい場合が少なくない．したがって，小児における難聴の鑑別には，音響性耳小骨筋反射（acoustic reflex：AR），OAE（耳音響放射），ABR（聴性脳幹反応）などの他覚的聴力検査を組みあわせて判断することになる．

B OAE

OAE は簡便かつ非侵襲的に測定できる音響反応であり，おもに内耳機能（外有毛細胞機能）を反映すると考えられている．中等度以上の内耳性難聴では記録することは困難であるが，後迷路難聴の場合には，PTA で高度の難聴を示す症例でも記録することができる．聴神経腫瘍以外でも，下位脳神経の神経鞘腫などでは，聾型の感音難聴を呈する症例でも OAE が良好に記録できることがあり，このような場合，腫瘍の摘出によって聴力が改善することが少なくない．

C ABR

聴神経腫瘍では蝸牛神経から脳幹にかけて存在する腫瘍の影響により，ABR の各反応波形の消失や，潜時の延長が生じることが多く，両耳間潜時差を基準とした場合，聴神経腫瘍の診断率

は90％以上であるとされている．

しかしながら，診断率がほぼ100％であるMRIの普及により，現時点ではABRは診断目的というよりも難聴の病態を知るための検査という意味合いが強いとする意見もある．すなわち，どの波形の潜時が延長しているのかを知ることによって，難聴の責任部位を予測し，治療に反映することができる．

一方，高度感音難聴を呈する症例では，通常，ABRの反応を得ることが困難であるので，①腫瘍による血流障害で内耳に強い障害が生じたために反応波形が消失しているのか，②内耳の障害がほとんどないのに後迷路の障害（純粋な後迷路障害）のために反応が得られないのかの区別がつかないことが多い．ここで，もしOAEの反応，もしくは蝸電図（electrocochleogram）のCM（cochlear microphonics：蝸牛マイクロホン電位）が良好に記録できれば，内耳の機能は保たれていることになるので，難聴の責任部位はおもに後迷路である（Auditory Neuropathyと類似の病態）と判断できる．

症例呈示

A 患者プロフィールと検査

年齢・性別	8歳，女児
既往歴	4か月来の右難聴を主訴に近隣の小児病院耳鼻科を受診．右中等度感音難聴を認めたため，ABRを施行したところ，V波潜時の延長を認めた．MRIで内耳道の拡大を伴う腫瘍が認められたため，当科紹介受診となった．その後，経過観察をしていたが，徐々に聴力が悪化するとともに，1年後のMRIで腫瘍の増大傾向が認められたため，経迷路法による摘出術を行った．
検査法	PTA，語音聴力検査，ABR，OAE
検査のコツ	PTAで高度感音聴力を示しても，後迷路に難聴のおもな原因がある場合には耳音響放射の記録や，蝸電図でCM，場合によってはAP（action potential：活動電位）の記録ができる．このような症例では，蝸牛神経を保存して腫瘍摘出をすることによって，術後に聴力改善が期待できる場合があるので，たとえ難聴が高度であっても安易に検査を省略しないようにする必要がある．

B 検査所見

1 頭部MRI所見（図2）

手術直前のMRIである．右内耳道に造影効果のある腫瘍を認める．

2 PTA（オージオグラム）

初診時のオージオグラムでは平均聴力レベル65 dBの感音難聴を認めたが（図3a），1年間の経過観察期間中に聾となった（図3b）．

3 ABR所見（図4）

近隣の小児病院で施行したクリック音刺激によるABRである．高音域では30 dB程度の難聴で

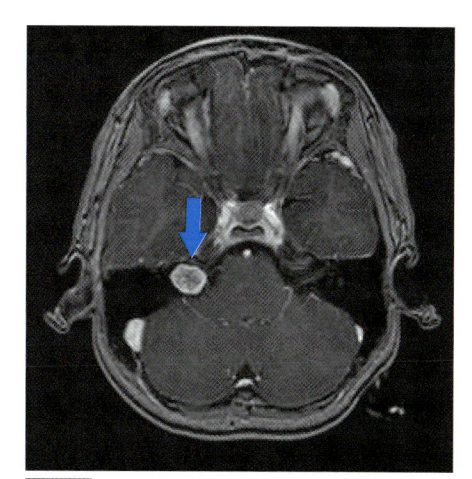

図2 頭部MRI所見

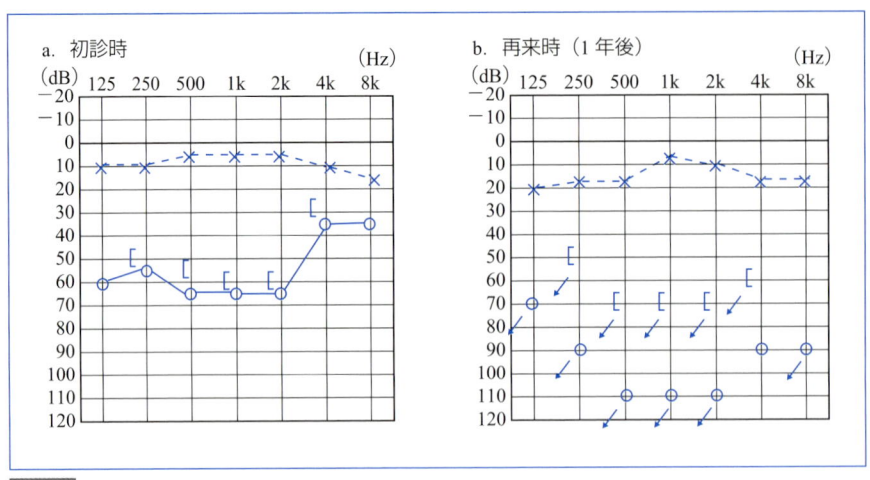

図3　オージオグラムの経時的変化

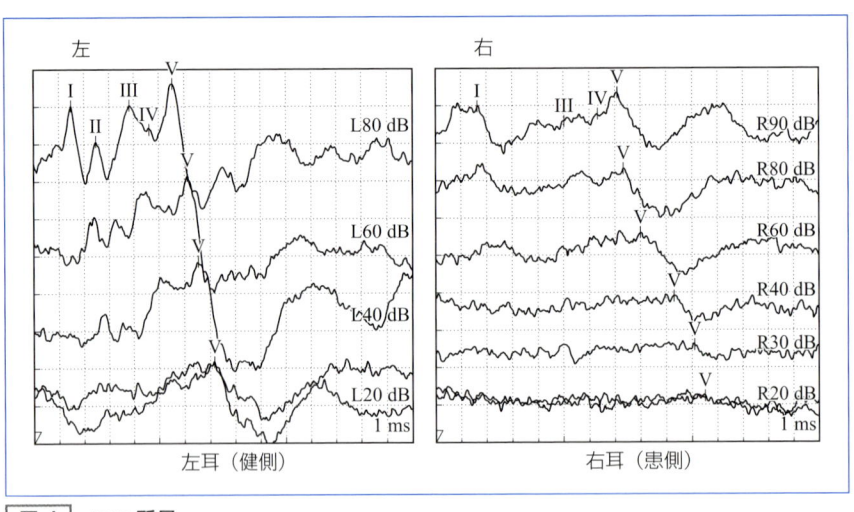

図4　ABR所見

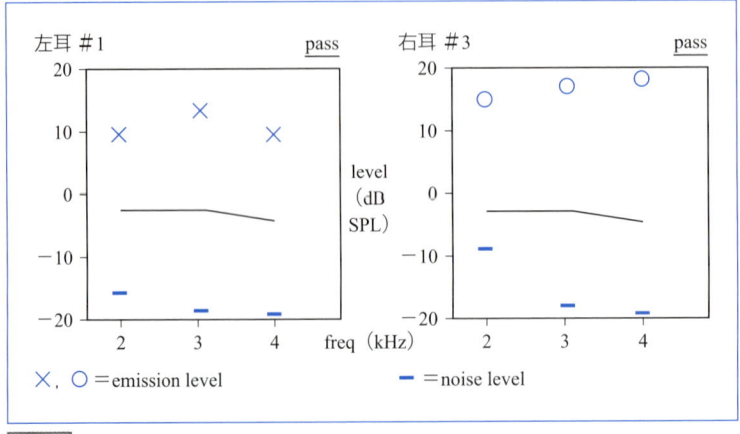

図5　OAE所見

あるのに対し，V 波潜時が明らかに延長している．経過観察 1 年後には，聴力は聾になり ABR の反応は認められなくなった．

4 OAE 所見（図 5）

1 年間の経過観察後，聾になった時点でも TEOAE（transient evoked otoacoustic emission：誘発耳音響放射），DPOAE（distortion product otoacoustic emission：歪成分耳音響放射）は，ともに良好な反応が得られた．

C 鑑別診断のポイント

内耳道から小脳橋角部に発生する腫瘍のうち，最も頻度の高い腫瘍は聴神経腫瘍であるが，髄膜腫や血管腫，脂肪腫など他の種類の腫瘍が生じることもあるので，まず MRI 画像での特徴から，これらを鑑別する必要がある．なぜなら腫瘍の組織型によって，手術の適応が異なるからである．また，前述のように特に小児の場合には NF2 でないことを十分に確認する必要がある．

見逃しやすいポイント

呈示した症例は，他覚的聴力検査で明らかな後迷路性難聴の特徴を示したが，内耳性難聴の特徴を示す聴神経腫瘍症例も少なくない．また，聴力の急激な悪化や，悪化改善の繰り返しを呈する症例の中には，「反復性の突発難聴」「メニエール病」などといった診断で経過をみられていた症例もある．したがって，原因不明の感音難聴症例（特に小児の症例）に対しては，たとえ高度の難聴でも ABR や OAE などの他覚的聴力検査を行うとともに，積極的に頭部 MRI を撮影するようにしてもよいのではないかと考える．

また，小児では自覚症状を訴えることが少ないために，学校健診で一側の難聴を指摘されたことが診断のきっかけになるような症例もある．この際に十分な検査もしないままに，安易に「ムンプス難聴」の後遺症といった診断を受けている症例もあるので注意したい．さらに非常にまれではあるが悪性聴神経腫瘍（malignant triton tumor）などの悪性腫瘍も発生しうるので，症状の進行の速さにも十分留意する．通常，聴神経腫瘍の経過観察にあたっては，MRI で腫瘍が確認されてから，その 6 か月後，そこで変化がなければさらに 1 年後に MRI を撮影することが多いが，初診時においては「悪性腫瘍である可能性が全くないとはいえないので，症状に変化があった場合には，すぐに来院するように」というような指示をしておくべきであると考える．

文献

1) Karjalainen S, Nuutinen J, et al.：Arch Otorhinolaryngol 1984；240：91-93
2) Neely JG：Laryngoscope 1981；91：1512-1531
3) Ylikoski J, Collan Y, et al.：Arch Otolaryngol 1978；104：679-684
4) 神崎　仁：耳鼻咽喉科展望 1990；33（補 3）：201-528

3. 蝸牛神経疾患

4）聴神経腫瘍の術中モニタリング

[コペンハーゲン大学耳鼻咽喉科・頭頸部外科] 宮崎日出海

聴神経腫瘍の手術治療，特に聴力温存のための最新のモニタリング手術について概説する．小児症例が極めて少ないことと，長時間の開頭手術となるため筆者自身に小児へのモニタリング手術の経験はないが，今後は神経鞘腫Ⅱ型をはじめとして，腫瘍増大が進行するような小児症例に本手術の適応が拡がるものと期待している．

病態生理

A 聴神経腫瘍の病態と初期検査

1 病態

聴神経腫瘍は内耳道内の前庭神経から発生する神経鞘腫がその本態である．内耳道内には前庭神経のほか，蝸牛神経と顔面神経が走行しており，前庭神経鞘腫の増大によって蝸牛神経の機能が最も影響を受けやすいため，初発症状はめまい感と聴力障害が多い．

2 初期検査

蝸牛神経機能検査〔純音聴力検査（pure tone audiometry：PTA），語音聴力検査，ABR〕，前庭神経機能検査〔カロリックテスト，前庭誘発筋電位（vestibular evoked myogenic potential：VEMP）〕，顔面神経機能検査（眼輪筋・口輪筋の筋電図検査）を行う．ABR は術中モニタリングにも使用するので，術前の ABR 検査はモニタリング手術の適応を決めるうえでも必須である．

B 新たな術中聴覚モニタリングと蝸牛神経マッピング

1 新たな術中聴覚モニタリング（蝸牛神経背側核活動電位）

術中聴覚モニタリングとして広く用いられている ABR は，500～1,000 回もの加算回数を要するため計測に 30 秒～1 分かかってしまう．蝸牛神経上に電極を置いて活動電位（cochlear nerve action potential：CNAP）を測定するモニタリング法は，ABR より強い電位を得ることができるが，幅 1 mm 程度の蝸牛神経上に細い電極を安定して設置することは容易ではなく，また，術野に電極と電極コードが入ってしまう．ABR，CNAP のこうした課題を解決し，かつ安定した電位を得るため，蝸牛神経背側核（dorsal cochlear nucleus：DCN）から得られる活動電位（dorsal cochlear nucleous action potential：DNAP）を計測する電極を開発した（特許番号 JP4185562，EP2100555，US-2009-0234421-A1）．蝸牛神経核での活動電位については以前にも報告[1,2]があるが，これが術中モニタリングとして応用されなかった第一の理由は，正常な脳組織を損傷せずに電極を安全かつ確実に DCN 上に設置することが困難であったからであろう．DCN は構造物として視認するこ

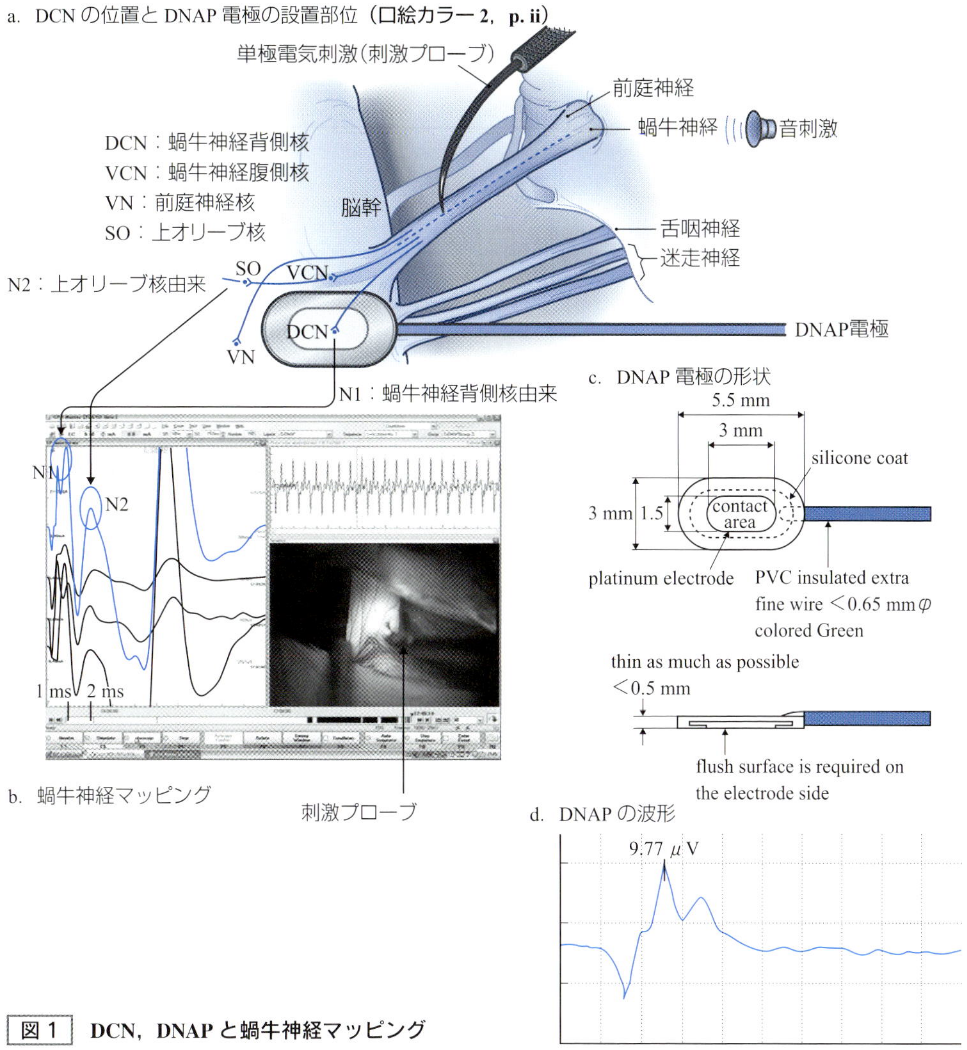
a. DCN の位置と DNAP 電極の設置部位（口絵カラー 2，p. ii）
単極電気刺激（刺激プローブ）
前庭神経
蝸牛神経
音刺激
DCN：蝸牛神経背側核
VCN：蝸牛神経腹側核
VN：前庭神経核
SO：上オリーブ核
脳幹
舌咽神経
迷走神経
N2：上オリーブ核由来
SO
VCN
DCN
VN
DNAP電極
N1：蝸牛神経背側核由来
N1
N2
1 ms
2 ms
b. 蝸牛神経マッピング
刺激プローブ
c. DNAP 電極の形状
5.5 mm
3 mm
silicone coat
3 mm
1.5
contact area
platinum electrode
PVC insulated extra fine wire ＜0.65 mmφ colored Green
thin as much as possible
＜0.5 mm
flush surface is required on the electrode side
d. DNAP の波形
9.77 μV

図 1　DCN，DNAP と蝸牛神経マッピング

とができないが，小脳脚と第 4 脳室ひだの間に存在する．DCN の大きさに合わせた 3 mm × 5.5 mm のシリコン板（厚み 0.5 mm）の中心にプラチナ電極を有する特殊電極を（**図 1c**）舌咽神経に沿って DCN 上に設置するため（**図 1a**），電極から延びるコードが術野の妨げになることはない．

2 DNAP の特性

DNAP（**図 1d**）は，その潜時から ABR の III 波と IV 波の複合波に相当すると考えている．ABR の数十倍の大きな振幅（2 ～ 10 μv）をもち，電位が安定して得られるため加算回数は 100 ～ 200 回ですむことが多い．したがって，測定時間は 6 ～ 12 秒と短縮し，リアルタイムでの術中モニタリングが可能となった．

3 DNAP モニタリング手術の手順

a）アプローチ

手術アプローチは後 S 状静脈洞法（retrosigmoid approach：RSA）が適しているが，腫瘍が内耳

道底に充満していない例では，後迷路法(retrolabyrinthine approach：RLA)でも可能である．以下，RSAでの手順を概説する．

b) 開頭と硬膜切開

頸窩まで大きく開頭する場合が多いが，腫瘍が小さい場合には500円玉大(直径約25 mm)の小開頭を行っている[3]．舌咽神経に沿わせるようにして電極を挿入するため，同神経周囲のくも膜を十分に切離する．脳槽から脳脊髄液が十分に流出すれば小脳は自動的に背側に下がり，脳ベラを使用せずに広い術野が得られる．蝸牛神経への不用意な牽引を避けることは，聴力温存手術の基本である．

c) DNAP電極の設置

前述のように電極を挿入，設置する．聴覚モニタリングと同様，顔面神経の術中モニタリングも行うので，DNAP電極に続いて顔面神経根周辺に電極(特許番号JP4303782, EP2229977)を留置する．

d) DNAP電位の低下と回復

DNAP電極を留置し，安定して得られた電位の振幅を100%として術中モニタリングを開始する．40%を下回った際にはすべての手術操作を即座に停止する．これは，神経損傷の時間を最少にとどめ，神経機能の回復を最大限にするためであり，瞬時に操作を止めることができれば多くの場合は30分程度でDNAPは回復する．

e) 単極電気刺激による蝸牛神経マッピング(図1b)

第VIII脳神経は小脳橋角部では蝸牛神経と前庭神経が一つの神経束として走行しており，解剖学的には明らかな境界を見ることはできない．第VIII脳神経上で単極電気刺激をしたときに，DNAP電極から得られる電位が蝸牛神経と前庭神経とで異なれば，その境界が電気生理学的にわかる．蝸牛神経の走行部位が確認できるので，蝸牛神経マッピングとよぶ．

微弱な電流(0.1～0.2 mA)による単極刺激を行うが，50回程度の加算(約3秒)を必要とするので，その間は刺激プローブを動かしてはならない．1 ms付近に現れる最初のピークは蝸牛神経核，あるいは前庭神経核からのものであるため，どちらの神経からの電位であるかの区別はつかない．

一方，2 ms付近に現れるピークは蝸牛神経を刺激したときにのみ現れるため，1 ms付近と2 ms付近の2か所にピークを認めた場合は，刺激部位に蝸牛神経が走行していると判断することができる．1 ms付近のピークから約1 ms遅れて現れた2 ms付近のピークは，その潜時から一つのシナプスを介して得られた反応と考えられる．これはDCNの次のシナプスである上オリーブ核由来の電位であり，ABRのIII波に相当すると推測している．

f) 聴神経腫瘍手術での蝸牛神経マッピング

聴神経腫瘍手術では，腫瘍表面に蝸牛神経が走行している場合や，蝸牛神経が菲薄化して境界が視認できない場合には特に有用である．腫瘍摘出の開始時に顔面神経の随意刺激(マッピング)と蝸牛神経マッピングを行い，それぞれの神経を回避した腫瘍切除範囲を決めている．

検査法とその組み合わせ

A　ABRとDNAP

ABRはDNAP電極を設置するまでの間の聴覚モニタリングとして，また，DNAPモニタリングのバックアップとして有用である．ABRでのモニタリングは，潜時の延長とV波の存在で判

断する．ABR の V 波が消失しても DNAP が得られることが多いことから，ABR の V 波の消失が聴力喪失を意味することではないことがわかってきた．

B　チャープ ABR と DNAP

　聴神経腫瘍による聴力の低下パターンは様々であるが，低音域や会話領域を中心に低下する例が少なくない．通常の音刺激に用いるクリック音は高音域に近いため，こうした症例には低音域の周波数帯の音刺激を用いたほうが，より正確な術中モニタリングをすることができると推察される．チャープ ABR 検査では 500 Hz から周波数帯ごとでの音刺激が出せる出力機器を使用するため，これによる音刺激と DNAP モニタリングとの組み合わせによって，個々の聴力パターンに応じた新たな術中モニタリングの可能性が生じてきている．

症例呈示

A　患者プロフィールと検査

年齢・性別	51 歳，男性
検査法	ABR，DNAP，蝸牛神経マッピング
検査のコツ	手術室内では麻酔器，手術顕微鏡などから発生する電磁波の影響を受けやすい．これらのノイズを減らす設定と，筋電図が混入しない工夫が必要である．

B　検査所見

　小脳橋角部に 4 mm 進展した左側の小腫瘍である（図 2a）．聴力は術前（図 2b）と術後（図 3b）で大きな変化はなく，腫瘍摘出率は 95% 以上であった（図 3a）．以下に，6 つの場面での術中モニタリング所見について解説する．

1　蝸牛神経マッピング（図 4）

　腫瘍切除を開始する前に，まず蝸牛神経マッピングにより走行部位を確認した．第 VIII 脳神経上の尾側において 0.2 mA で単極刺激を行ったところ，1 ms と 2 ms に二つのピーク（N1，N2）が現れ，この部位に蝸牛神経が走行していることがわかった．腫瘍表面においても施行し，腫瘍上に蝸牛神経が走行していないことを確認した．

2　腫瘍摘出開始（図 5）

　画面右上から左へ，Facial-mapping zone，MEP（muscle evoked potential），DNAP，ABR，FRE-MAP（facial nerve root evoked muscle action potentials）の電位が表示されている．中央にある 4 つの数値は右から順に，DNAP の振幅 %，ABR の潜時延長 ms，口輪筋の振幅 %，眼輪筋の振幅 % である．

　振幅は腫瘍摘出開始時にはすべて 100% を越えており，腫瘍摘出前ではそれぞれの神経へのダメージがないことがわかる．

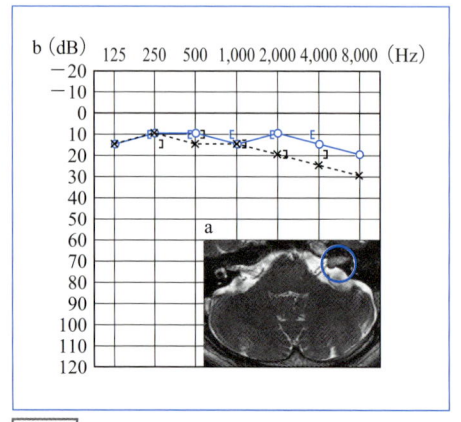

| 図2 | 術前データ
a. 術前MRI, b. 術前聴力
青丸で囲んだ部分が腫瘍

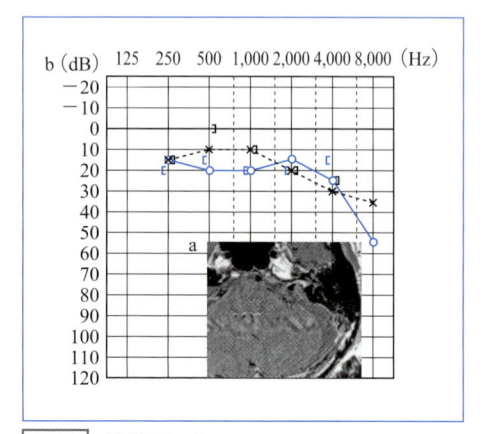

| 図3 | 術後データ
a. 術後MRI, b. 術後聴力

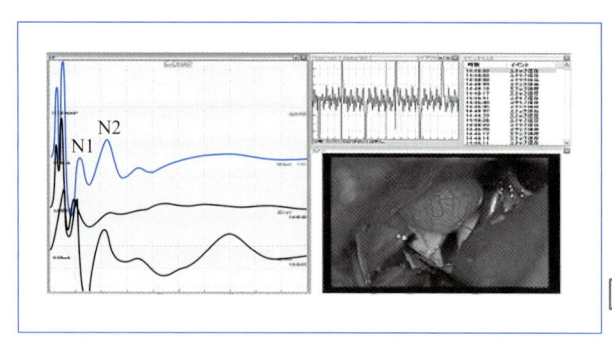

| 図4 | 腫瘍摘出前の小脳橋角部での蝸牛神経マッピング（口絵カラー3, p. iii）

| 図5 | 腫瘍摘出開始時のモニタリング画面（口絵カラー4, p. iii）
ABR, DNAPともに計測開始時の波形が一番上に表示されている（灰色線）．その下の波形（青線）が現在のモニタリング結果である．

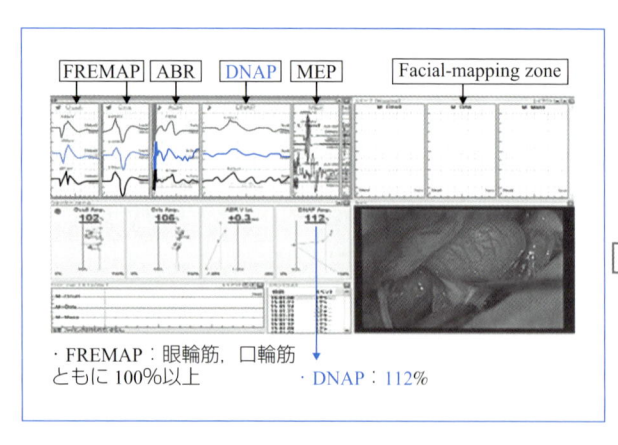

3 内耳道ドリリング時のDNAP低下と待機

　小脳橋角部での腫瘍摘出後，内耳道のドリリングを行った．徐々にDNAPが低下して40％前後となったため，すべての手術操作を中止し30分間待機した．DNAP47％の時点で，モニター画面からはABRのV波がほとんど消失した．

4 腫瘍摘出再開

　ドリリング終了後，内耳道内の腫瘍摘出中にも再びDNAPが低下したため，さらに30分間の

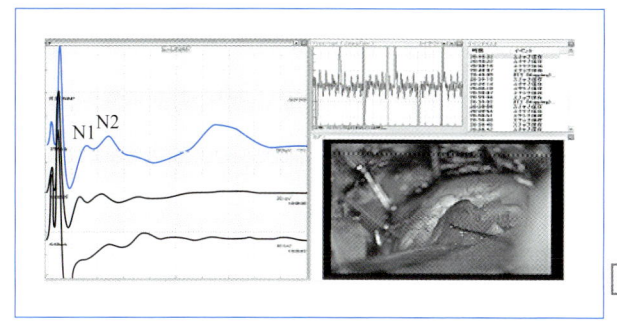

図6 腫瘍摘出後の内耳道内での蝸牛神経マッピング(口絵カラー5, p.iii)

手術待機を行った．その結果，DNAP が 60% 台に回復し，腫瘍摘出を再開した．

5 腫瘍摘出後の蝸牛神経マッピング(図6)

腫瘍摘出が終わった段階で，蝸牛神経の確認を行った．内耳道内の尾側において，残した腫瘍皮膜越しに蝸牛神経マッピングを行い，二つのピーク(N1, N2)を確認した．

6 最終 DNAP

腫瘍摘出終了時点でのモニタリング画面である．DNAP は 53% と 40% 以上に維持することができた．また，ABR の V 波も回復した．なお，顔面神経機能も完全に温存された(眼輪筋 91%，口輪筋 103%)．

見逃しやすいポイント

顔面，頭部皮膚に留置する針電極，音刺激のイヤホンに関するトラブルが最も多い．これらを手術開始後に設置し直すことは極力避けなければならないので，術野の消毒が始まる前に以下の点は必ず確認し，準備することがポイントである．

①音刺激が確実に入っているか，イヤホンからの音刺激を直接確認すること．

② ABR が術前のものと同様の波形が得られているかを確認すること．ABR の関電極(A1, A2 電極)の不具合が生じたときの対策として，術側には予備を含めて 2 本設置し，切り替えられるようにしておくこと．

③開頭(ドリリング)時に，乳突洞の air cell へ水が入らないように骨蝋などでパッキングをこまめに行うこと．中耳腔に水が貯留することによる伝音難聴を避けるためであるが，聴力が悪い例ではこれによってモニタリング自体ができなくなることもあるので，細心の注意を払わねばならない．

□文献
1) Møller AR, Jannetta PJ : J Neurosurg 1983 ; 59 : 493-499
2) Kileny PR, Niparko JK, et al. : Am J Otol 1988 ; 9 Suppl : 17-24
3) 宮崎日出海，中冨浩文ほか：Otol Jpn 2008 ; 18 : 675-681

4. 中枢神経系の障害

1）脳幹障害

[東京医療センター・感覚器センター，国際医療福祉大学三田病院耳鼻咽喉科] 加我君孝

脳幹の聴覚伝導路に損傷があると，その部位に対してABR（聴性脳幹反応）は波形異常を示す．たとえばWave Iのみ，Wave IIのみ，Wave V-Iの延長などである．逆にABRの波形異常から脳幹障害の局在診断が可能となる．そのためにABRの各波の起源を知っておく必要がある．

A 脳幹障害のABR

1 脳幹の聴覚伝導路障害を呈する疾患名と波形異常

脳幹の腫瘍，出血，変性などにより脳幹聴覚伝導路が障害されると，ABRは障害の部位に対応しWave Iのみ，Wave IIのみ，Wave I, II, IIIのみ，Wave V-I間隔の延長などの波形異常を示す．表1に波形異常と代表的な疾患名を示した．

B ABRの各波形の起源について

波形異常による局在診断をするには，各波の起源を知ることが基本となる．以下に解説する．

1 ABRの各波の起源

ABRが脳幹に起源があることを示す筆者らのネコの脳幹全体（whole brainstem）のフィールドポテンシャル記録を図1に示した．この記録から，脳幹の聴覚伝導路に沿ってしか反応が出現しないことがわかる[1,2]．

a) Wave I, II（図2）

蝸電図のN_1とN_2と同一のものである．Wave I, IIが消失するのは聴神経腫瘍やauditory nerve diseaseすなわちauditory neuropathy（A.N.）である．聴神経腫瘍は内耳道にあるものと延髄側すなわち小脳橋角部にあるものに分かれる．腫瘍が内耳道底にあるとABRは平坦になるが，蝸電図

表1 ABRの波形異常と神経疾患

1	無反応	Charcot-Marie-Tooth病，聴神経腫瘍
2	Wave Iのみ	聴神経腫瘍
3	Wave I, IIのみ	聴神経腫瘍，Pelizaeus-Merzbacher病，Gaucher病，橋腫瘍，脳幹出血
4	Wave I, II, IIIのみ	橋腫瘍，脳幹出血
5	Wave I, II, III, IV, Vのみ	中脳腫瘍（松果体腫瘍）
6	Wave V-I間潜時延長	多発性硬化症，脳幹腫瘍，脳幹出血
7	正常波形	皮質聾，聴覚失認

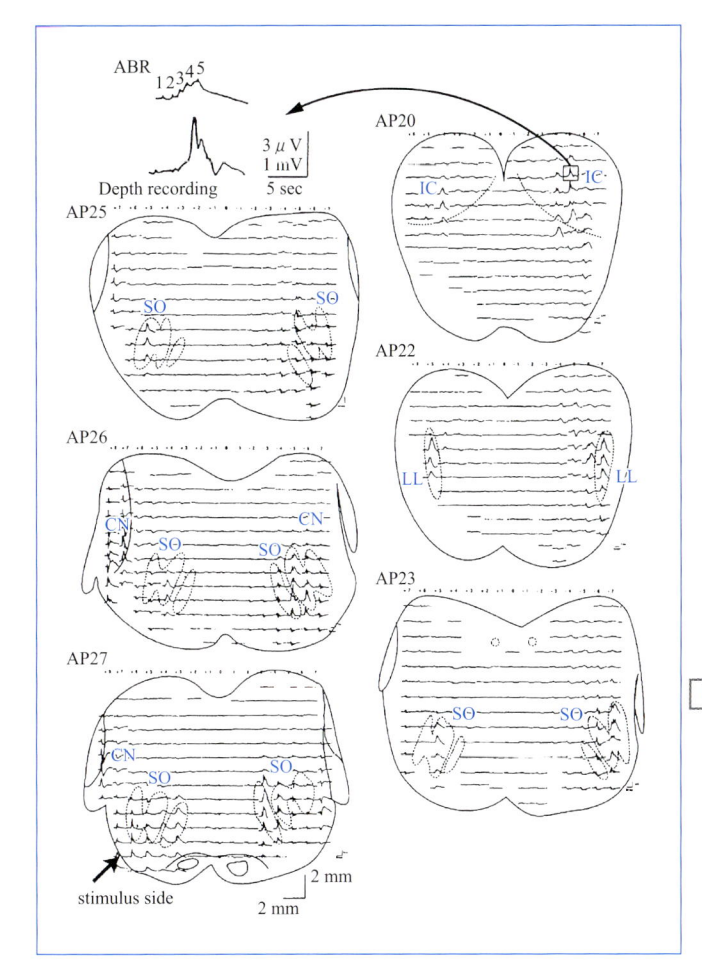

図1 ネコの脳幹全体の音刺激に対するフィールドポテンシャルの分布

図の右上が下丘，左下が蝸牛神経核レベル．
IC：下丘，LL：外側有毛様体核，SO：上オリーブ核，CN：蝸牛神経核．
神経核に局在して出現していることがわかる．

は振幅の小さい N_1 が出現し N_2 は出現しない．このことは蝸牛軸(modiolus)内のラセン神経節は Wave I の成分であるがその波形が目で見えるほど大きい振幅にはならないことを示している．小脳橋角部に腫瘍があると Wave I，II が出現することが多いのは，蝸牛神経の内耳道から中枢端にある部分が Wave I，II の大きな部分を占めることを示唆している．

Wave II の潜時は Wave I の頂点潜時が約 1.5 msec であり，ニューロン 1 個分の反応潜時に近い．Wave II は動物実験で蝸牛神経核に起源をもつとされている．臨床例では Wave I，II が一つの単位のようであり，Wave III 以降の波が全く消失しても Wave I，II が保存されている場合が多く，代謝疾患の Gaucher 病，変性疾患の leukodystrophy，Pelizaeus-Merzbacher 病，脳幹の腫瘍や出血，脳死などがその代表である．

b) Wave III（図 3）

新生児・乳児では Wave III が Wave V よりも大きい場合が多い．臨床例では Wave III までの波が保存されるのは橋部の腫瘍や出血の場合である．起源は上オリーブ核にある．小動物では上オリーブ核は大きいがヒトでは小さい．上オリーブ核は，上行した左右の音情報が上行して初めて統合処理される両耳融合現象を考える際の参考になる．脳幹の腫瘍で Wave I～III のみの場合である（図 3）．

図2 Wave I・II のみの症例

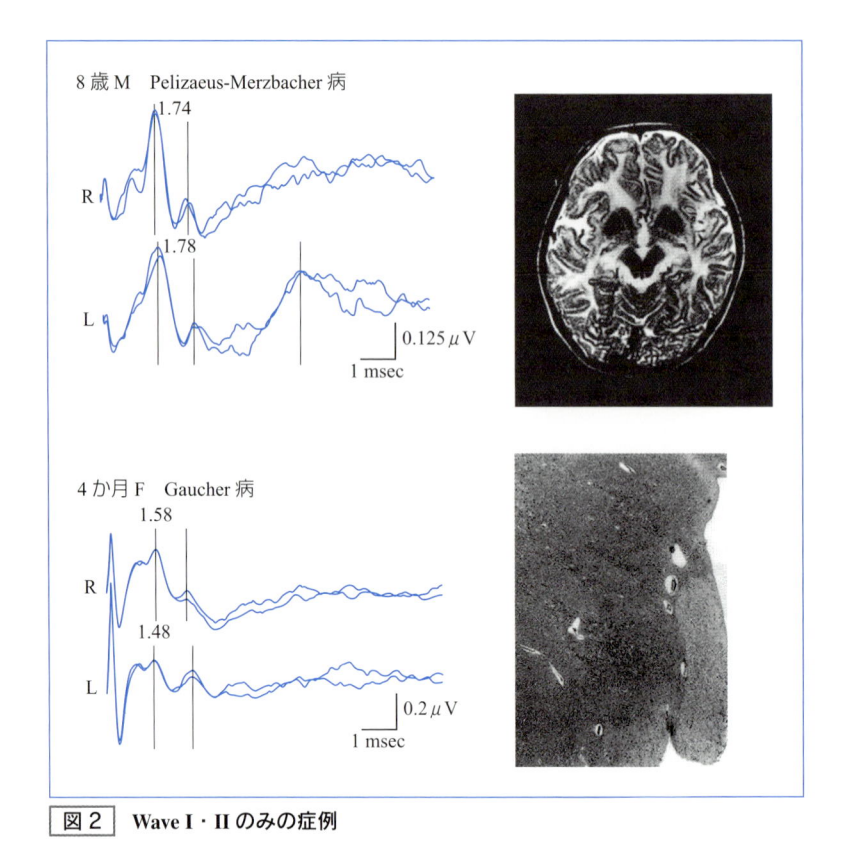

図3 橋グリオーマ(20歳，女性)症例
a. ABR は左耳刺激では，Wave I は明瞭に認めるものの以降の波は明瞭ではない．右耳刺激では，Wave I，Wave III と思われる波形が認められるものの波形は全般的に不明瞭である．なお，この症例の純音聴力は正常，最高語音明瞭度は，左右とも 60 dB で 90% であった．
b. MRI．橋に巨大な腫瘍を認める．

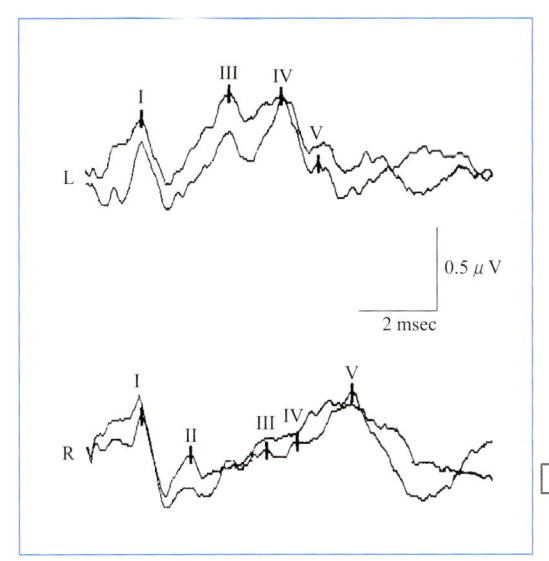

図4 多発性硬化症(30歳,女性)症例
純音聴力には異常なかったが,ABRでは,右耳刺激にてWave V～I間潜時の延長を認めた.

c) Wave I～Vのみ

Wave VはABRのなかでも最も大きな波で,Wave IIIより約1.0 msec遅れて出現する.Wave IV,Vは音刺激を小さくしても出現し,自覚的閾値の5～15 dBが閾値となることを利用し,聴力検査に使用される.この特徴を生かしたのが新生児聴覚スクリーニングのための自動聴性脳幹反応(automated auditory brainstem response:AABR)である.これはWave Vの閾値の自動判断機能が備えられ35 dBの音刺激の反応があれば合格,反応がなければ再検査として判断の結果が出てくるが,波形そのものは描出されない.Wave Vのみの振幅の低下は脳障害を呈する松果体腫瘍で生じる.

d) Wave V～Iの延長(図4)

脳幹の聴覚伝導路に変性や腫瘍,出血などがあると,Wave V～Wave I間隔が延長する.

Wave Vの起源は下丘とみなされている.ヒトではIV,Vが一つのcomplexとなっている.下丘のサイズはヒトでも小動物でも非常に大きい.脳幹の小さな損傷でWave V-Iの潜時がのびることが多い.

e) Wave VIとWave VII

ヒトのWave VIは,独立したピークとして出現することもあるが,多くはWave Vに続くノッチのように出現する.

下丘腕が起源である可能性がある.下丘腕とは下丘から内側膝状体への投射線維が形成する構造のことで,それまでの上行線維が垂直的かつ階層的な投射線維で連絡しているのと異なり,方向を左右に広がるようにして投射する.下丘や下丘腕の障害は松果体腫瘍による圧迫で生じうるが,真の起源は不明である.

⊞ 文献
1) 加我君孝:神経進歩 2002;48:110-127
2) 加我君孝:Clinical Neuroscience 2007;25:455-459

4. 中枢神経系の障害

2）先天性大脳白質形成不全症

[埼玉県立小児医療センター神経科] 田中　学

　先天性大脳白質形成不全症とは，大脳をはじめとする中枢神経系の白質の髄鞘形成が遺伝的要因により先天的に不完全(低形成)な疾患群と定義されている[1]．これらは髄鞘の構成成分や髄鞘化に必要な因子などの遺伝的な異常が原因で起こる，中枢神経系の髄鞘化の広範かつ著明な低下あるいは停止を特徴とする疾患群である．ここでは，脱髄性疾患および代謝異常に伴う二次的な髄鞘化障害による疾患は除外される．代表的疾患である Pelizaeus-Merzbacher 病(PMD)のほかにも，10近くの疾患が知られている[2]．

　PMD は生後の発達の遅れとともに，多くは1か月以内に気付かれる水平眼振と頭部の揺れが特徴的である．生後半年～数年の間には筋緊張が低下し，その後に痙性四肢麻痺が目立ってくる[3]．臨床型として，最重症型の先天型，最も頻度の高い古典型，そしてより軽症な痙性対麻痺2型に分類される．

病態生理

　病態と ABR およびその他の聴力検査所見との関連性がはっきりしている Pelizaeus-Merzbacher 病を中心に稿をすすめる．PMD は X 染色体上にある proteolipid protein 1(PLP1)遺伝子の異常による中枢神経の髄鞘形成異常が原因である[3]．PLP1 遺伝子は，オリゴデンドロサイトが産生する髄鞘構成蛋白のうち最も量が多い phospholipidprotein1 をコードしている．このために，PMD では髄鞘が正常に形成されない[2]．PLP1 遺伝子のコード領域にミスセンス変異が見つかるのは PMD 全体の 20～30％ のみで，その多くは最重症型とされる先天型 PMD の経過をとる．臨床的にある程度の発達を獲得する古典型 PMD では，遺伝子重複の頻度が最も高い[3]．

　ABR 検査では III 波以降の消失が特徴的である．しかし，純音聴力検査(pure tone audiometry：PTA)や ASSR(auditory steady-state response：聴性定常反応)では聴覚は保たれ，異常を呈さない症例も多く存在する[4]．PMD で ABR の II 波または III 波以降が消失する理由として，脳幹白質の髄鞘形成不全のため神経伝導速度にばらつきが生ずるためと考えられている．剖検例では，軸索を含む神経細胞の構造は保たれており，通常よりも薄い髄鞘の島状構造が斑状に認められている．

検査法とその組み合わせ

　冒頭で述べた徴候に対して，頭部 MRI 検査を施行する．月齢(あるいは年齢)不相応な大脳髄鞘化の遅延が認められた際に，その他の部位(小脳，脳梁や大脳基底核)に関する異常の有無を確認する．髄鞘化遅延を判断する際には，他の白質脳症の除外が必要である．

　ABR 検査は必須であるが，その他の検査として PTA あるいは ASSR 検査もあわせて行う．他

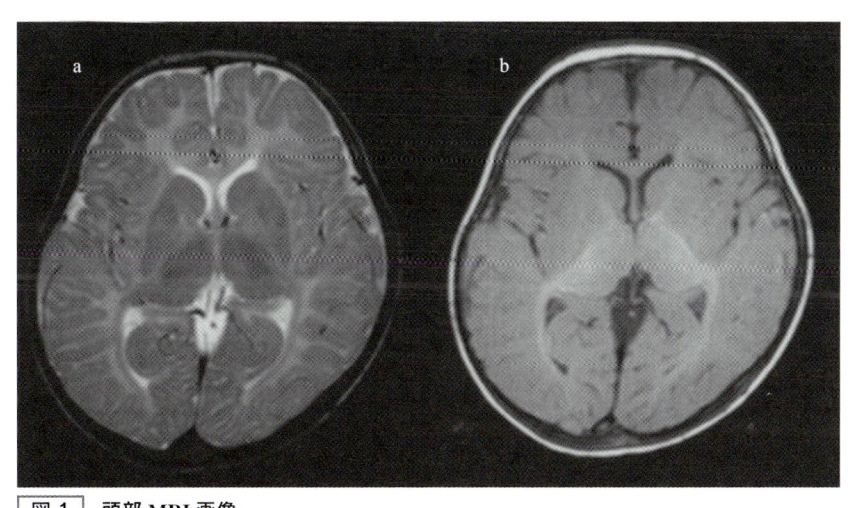

図1 頭部 MRI 画像
a. T2 強調，b. T1 強調

の要因による聴力障害あるいは ABR 異常の鑑別のために，OAE 検査も有用である．

症例呈示

A 患者プロフィールと検査

年齢・性別	8歳，男児
検査法	ABR，COR（条件詮索反応聴力検査），ASSR，頭部 MRI，PLP1 遺伝子検査
検査のコツ	ABR 検査および ASSR 検査は，通常の方法で十分である．ほとんどの症例で精神発達遅滞を伴うため，COR では十分な反応が表出されないことがある．時間をかけて条件づけを行うことが必要である．

B 検査所見

1歳時に施行された頭部 MRI（図1）では，大脳髄鞘化が内包後脚から視放線までであった（4〜7か月レベル）．2歳7か月時に施行された ABR 検査（図2a）では，両側ともに III 波以降の波形が認められなかった．COR（conditioned orientation response audiometry）では，平均 50 dB 程度の聴力であった．ASSR は，COR とほぼ同様の聴覚閾値を呈した（図2b）．遺伝子検査では，PLP1 遺伝子の重複が認められた．

C 鑑別診断のポイント

経過および各種の検査所見を組み合わせていけば診断はむずかしくない[5]．

見逃しやすいポイント

髄鞘化遅延の判断には，正常小児の髄鞘化パターン[6]を知ることが必要である．また，信号異

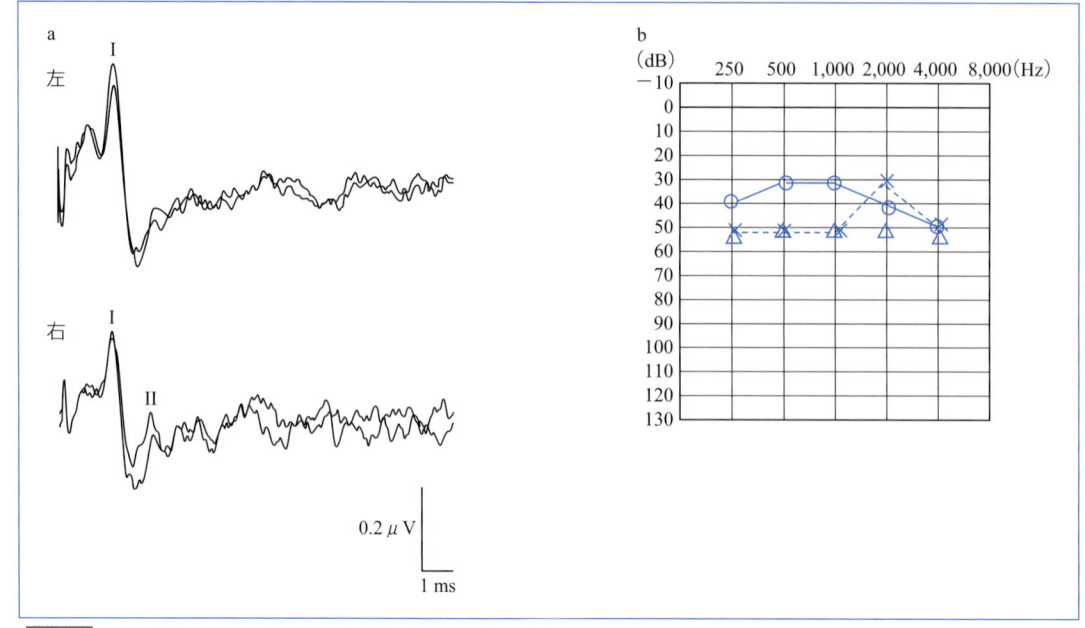

図2 ABR(a), ASSR と COR を重ね合わせたもの(b)
3つの検査ともに,同時期に施行した

常のパターンの違いから脱髄性疾患との鑑別をすすめる.
　特徴的な ABR 所見だけで,難聴であると判断してはならない. PTA および語音聴力検査では,音場の問題なく日常の語音の聞き取りに支障は生じない[7].

文献
1) 井上　健, 岩城明子ほか：脳と発達 2011；43：435-442
2) Koeppen AH, Robitaille Y：J Neuropathol Exp Neurol 2002；61：747-759
3) Inoue K, Osaka H, et al.：Ann Neurol 1999；45：624-632
4) Tanaka M, Hamano S, et al.：Auris Nasus Larynx 2008；35：404-407
5) Garg BP, Markand ON, et al.：Neurology 1983；33：955-956
6) Barkovich AJ, Raybaud C：Pediatric Neuroimaging. 5th ed, Lippincott, Williams & Wilkins, 2012
7) 玉井ふみ, 加我君孝ほか：Audiol Jpn 1998；41：731-739

4. 中枢神経系の障害

3）先天性代謝異常

[国立精神・神経医療研究センター精神保健研究所] 加我牧子

病態生理

　先天性代謝異常は遺伝的要因により，基質の分解酵素や特定の物質の合成酵素，または合成や分解の過程における補酵素の不足，機能的異常のため生体に不都合が生じる疾患群を総称したものである．分解酵素が欠損すれば余分な物質が蓄積するなど好ましくない作用を起こし，合成酵素が欠損すれば必要な物質が生成されずに機能障害をきたす．先天性代謝異常はアミノ酸代謝異常症，尿素サイクル異常症，有機酸代謝異常症，炭水化物代謝異常症，リソソーム代謝異常症，ペルオキシゾーム代謝異常症，エネルギー代謝異常症，金属代謝異常症などに分けられているが，疾患の病態が明らかになるにつれて，たとえば酵素異常が明らかになれば〇〇酵素欠損症などの病名を用いることも一般化してきている．また，〇〇病の本態は〇〇遺伝子機能異常によるという説明も増えてきている．

検査法とその組み合わせ

　OAE（耳音響放射）やABR（聴性脳幹反応）がこの疾患群に応用される場合は，①聴覚障害の有無あるいは聴覚伝導路の障害の有無の診断のため，②疑われた疾患の進行度の評価，③治療が行われた場合の効果判定のために，使用される．新生児期・乳幼児期の聴覚スクリーニング検査で異常が見つかった場合に，難聴を伴う先天性代謝異常を含む全身性疾患の診断のプロセスに入る場合がありうる．

　代謝異常症は通常進行性であり，神経学的病変に基づくABRの異常所見は白質病変では検出しやすいが，灰白質変性症では疾患がかなり進行するまでは異常が検出しにくいこともあり，出生早期からABRの高度の異常を検出できるのは白質変性症のうち先天型Pelizaeus-Merzbacher病（PMD）に限られる．しかし小児副腎白質ジストロフィー（adrenoleukodystrophy：ALD），異染性白質ジストロフィー（metachromatic leukodystrophy：MLD, arylsulfatase欠損症），Krabbe病（globoid cell leukodystrophy：GLD, galactosylceramidase欠損症），Alexander病，Canavan病（aspartoacylase欠損症）など白質変性症では疾患の進行とともに遅かれ早かれABRの異常は必発である[1]．灰白質病変が主となる疾患のうちでは乳児型Gaucher病などの蓄積性疾患にもABRに異常が現れやすい．この疾患の治療については酵素補充療法が現実的になっており，早期診断あるいは発症前診断が重要な時代を迎えている．セロイドリポフスチノーシスやTay-Sacks病も長期的には異常を認めるが，白質変性症ほどドラマチックな変化を示さない．

　また難聴の合併が主たるABRの異常の理由である疾患の代表はムコ多糖症のうちHurler病，Hunter病などとミトコンドリア脳筋症である．いくつかの疾患について症例とABR所見を以下

に例示する．

1 神経学的異常によるABR異常を示す疾患例

症例呈示——PMD

A 患者プロフィールと検査

月齢・性別	4か月，男児
主訴・既往歴	発達についての精査[2]．満期正常分娩．生後6日から回転性眼振に気づかれた．3か月で全身強直発作出現．4か月で四肢を回す不随意運動が出現した．頸定なく全身筋緊張は低下しているが，後弓反張位を取りやすい．追視せず全方向性に回転性眼振を認めた．音への反応ははっきりしなかった．経口哺乳ができず経管栄養．

B 検査所見

MRIでは髄鞘化が認められず，ABRはⅠ波のみ(図1)．OAEはほぼ正常(図2)であった．9か月頃から音源定位，笑顔がみられるようになった．

C 鑑別診断のポイント

PMDでは低緊張であり，早期の眼振に続き，頭部の振戦，運動失調，不随意運動が出現する．次第に痙性が明らかにな

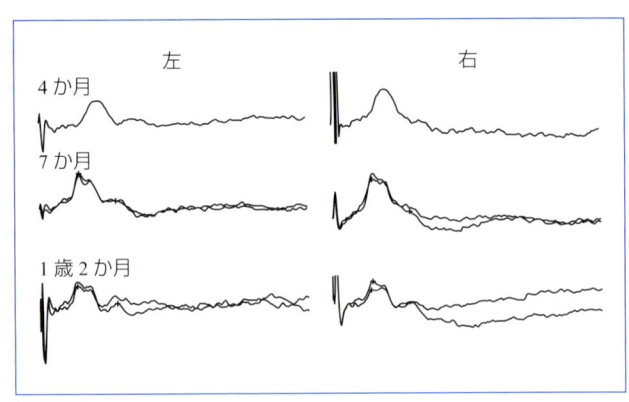

図1 PMD男児のABRの経時的変化
(昆かおり，加我牧子ほか：臨床脳波 1998；40：615-619)

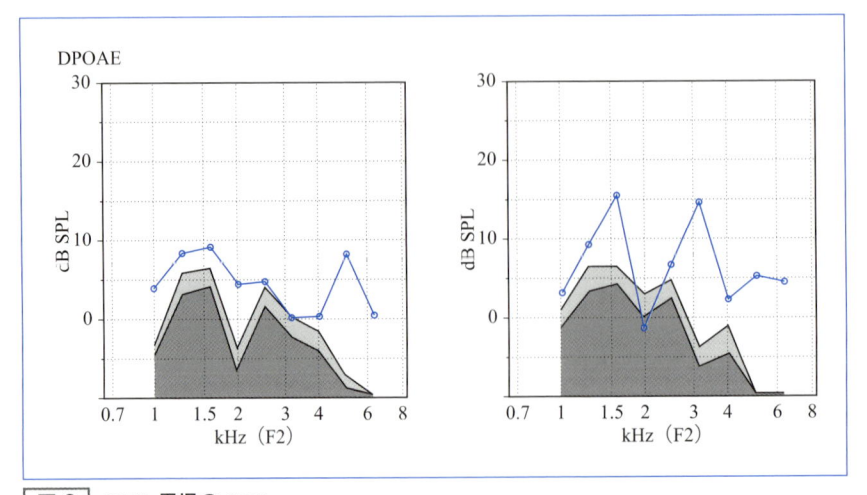

図2 PMD男児のOAE
(昆かおり，加我牧子ほか：臨床脳波 1998；40：615-619)

り，タイプによるが遅かれ早かれ死亡する．先天型は出生早期から発症し，重度の低緊張，哺乳障害やけいれんも生じ，早期に死亡する．髄鞘形成障害を呈する伴性劣性遺伝性疾患であり，X染色体 q22 上にある proteolipid 蛋白 1（*PLP1*）遺伝子異常による．

症例呈示――ALD

A 患者プロフィールと検査

年齢・性別	11 歳，男児
主訴・既往歴	神経症状の精査．発症までの発育発達に問題はなく，成績もよかった．10 歳 10 か月頃から先生の話が聞こえにくい，話を聞くと疲れるという訴えがあった．2 か月くらいして友だちに声をかけられても無視しているようだとの指摘があり，書字の乱れもみられるようになり，某病院小児科を受診した．

B 検査所見

MRI 検査の異常から ALD の診断を受けた．11 歳 5 か月時の ABR は潜時閾値とも正常．純音聴力検査（pure tone audiometry：PTA）も正常であったが，語音聴力検査は異常で語音認知の低下，環境音認知の低下を認めた．MRI は後頭葉白質を中心に広汎な異常を示していた．

C 鑑別診断のポイント

ALD は小児期に運動障害，視力障害，聴覚障害，多動などの行動異常，性格変化，学業成績低下などで気づかれる．脱髄は後頭葉皮質下白質からはじまることが多く（80％強），前頭葉からはじまるもの（15％程度）がそれに次ぐ．顕性あるいは非顕性の副腎皮質機能低下を示すことに注意が必要である．原因遺伝子は X 染色体 q28 上の ALDP 変異によるが，同じ変異でも臨床型が異なるなど病態はまだ不明である．血液中極長鎖脂肪酸高値により診断する．発症早期の幹細胞移植が有効であり，発端者の兄弟やいとこなど未発症者の治療も現実化している．早期診断には定期的な MRI 検査のほか，神経心理学的検査ならびに誘発電位が有用である．聴覚障害が疑われても発症早期には純音聴力検査も ABR も正常なため，かえって診断を遅らせる結果になる場合があることに注意する．

症例呈示――GLD

A 患者プロフィールと検査

月齢・性別	11 か月，女児
主訴・既往歴	精神運動発達の退行[3]．4 か月時 体が硬く，甲高い声で泣き，音に過敏であった．入院時，自発運動はほとんどなく，易刺激性で，水平性眼振が認められた．腱反射は消失し病的反射が認められるほか，瞳孔は縮小し，視神経萎縮がみられた．

B 検査所見

T2 強調 MRI では大脳および小脳にびまん性の高信号がみられた．19 か月から無呼吸発作がみ

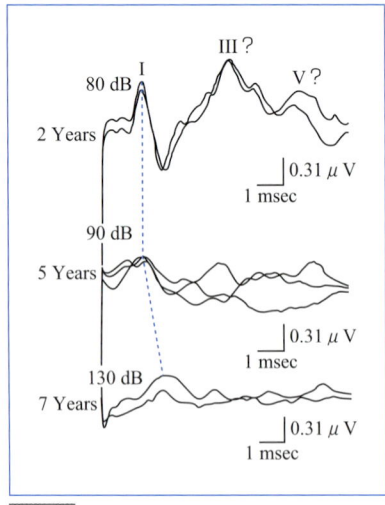

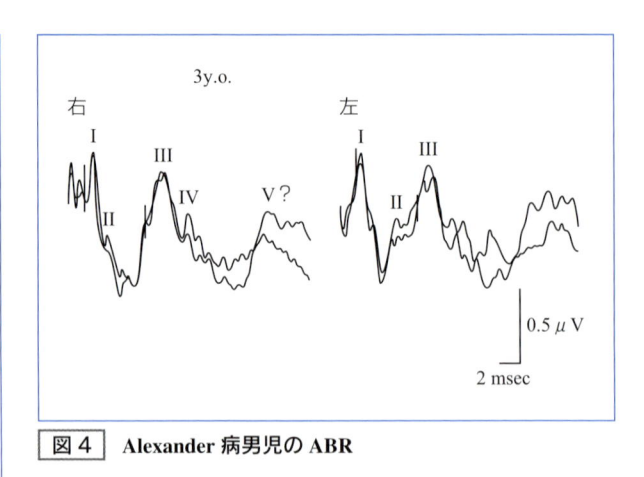

図3 GLD 女児の ABR の経時的変化

図4 Alexander 病男児の ABR

られるようになり，人工呼吸器を装着している．2歳時からの ABR の変化を図示する（図3）．

C 鑑別診断のポイント

GLD は常染色体劣性遺伝の病気で，常染色体 14 番長腕 31 に原因がある．Galactocerebrosidase が欠損し神経線維の脱髄が起こり，中枢および末梢神経線維が障害される．生後半年までに発症する乳児型では易刺激性，精神運動発達遅延および退行がみられる．造血幹細胞移植の効果は様々である．

症例呈示——Alexander 病

A 患者プロフィールと検査

年齢・性別	1 歳，男児
主訴・既往歴	発達の退行．10 か月頃から発達が停止し，精神運動発達の退行が目立ち，てんかん発作も出現してきた．体が硬く，頭が大きい．

B 検査所見

T2 強調 MRI で前頭部優位に大脳白質全体の高信号がみられた．Canavan 病との鑑別診断を行っている．

C 鑑別診断のポイント

Alexander 病では 3 か月から 2 歳頃に頭囲が拡大し，発達が遅れ，痙性麻痺，てんかんで発症する乳児型が多い．Glial fibrillary acidic protein（GFAP）遺伝子変異による常染色体（17q21）劣性遺伝性疾患である．大脳白質の脱髄が進行し病理学的には，線維性グリオーシスと特徴的な多数の Rosenthal 線維がある．図4に 3 歳の Alexander 病症例の ABR を示す．極端な潜時延長を示す．

症例呈示——Gaucher病

A 患者プロフィールと検査

月齢・性別	6か月，男児
主訴・既往歴	発達の退行[4]．周生期から乳児期早期の発育発達に異常はみられなかったが，3か月より体重増加が不良となり，鼠径ヘルニアと内斜視が出現してきた．6か月には体が硬く後弓反張位をとり，努力呼吸となっていた．眼球運動麻痺，巨大肝脾腫が認められた．

B 検査所見

1歳4か月死去．本症例のABR所見を図5に示す．

C 鑑別診断のポイント

Gaucher病は常染色体劣性遺伝性疾患で，Glucocerebrosidaseが欠損しているため肝臓や脾臓，骨などにグルコセレブロシド（glucocerebroside：糖脂質）が蓄積する．乳児型では脳の神経細胞にも糖脂質が蓄積されるため発達の退行やけいれんを生じ，上記症例のように乳児期早期に死亡する．酵素補充療法や骨髄移植が行える場合も出てきている．

症例呈示——ミトコンドリア脳筋症

A 患者プロフィールと検査

月齢・性別	4か月，男児
主訴・既往歴	無呼吸発作[5]．生後3か月から体が柔らかくなり，無呼吸発作が始まり，呼吸管理を必要としたが軽快した．7か月になると呼吸は不整となり，常時呼吸管理が必要となった．意識が障害され頻回のけいれんがみられた．

ミトコンドリア脳筋症は種々の形が知られている．たとえばMELAS（mitochondrial myopathy, encephalopathy, lactic acidosis, and strokelike episodes）というタイプは若年者に脳卒中を発症し，血液検査上，高乳酸血症が認められるミトコンドリアミオパチーで，70％が15歳未満に発症する．脳卒中のほか，けいれん，進行性知的障害，視野・視力障害，感音難聴を合併する．小脳失調を呈する症例もある．ミトコンドリアDNAのロイシン転移RNAに変異が認められる．ミトコンドリアDNAは母系遺伝するが，通常母親の症状はないかあっても軽い．しかし母子で難聴を呈した例もあり，以下の項目に分類すべき病型も多い．

図6に本症例のABR所見を示す．

先天性代謝異常における留意点

A 鑑別診断のポイント

原疾患によって全く異なるので臨床症状の推移から十分鑑別を行い，早期治療をめざす．

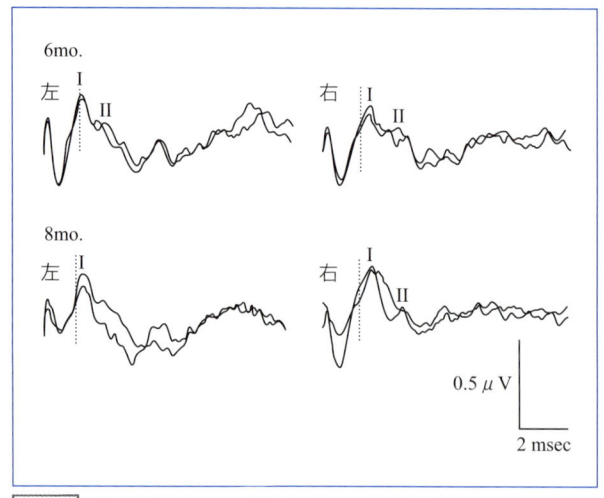

| 図5 | 乳児型 Gaucher 病児の ABR の経時的変化 |

(Kaga M, Azuma C, et al.：Neuropediatrics 1982；13：207-210)

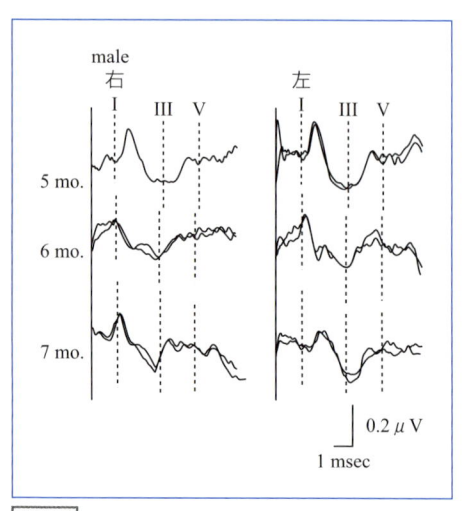

| 図6 | ミトコンドリア脳筋症児の ABR の経時的変化 |

(Kaga M, Naitoh H, et al.：Acta Paediatr Jpn 1987；29：254-260)

B 見逃しやすいポイント

こどもは基本的に成長発達が進んでいくものであり，とどまることはあっても能力が逆向することは通常の発達ではありえない．能力の退行には必ず理由があるので，早期治療のためにも早急に原因診断を行う必要がある．

文献

1) Inagaki M, Kaga Y, et al.：Suppl Clin Neurophysiol 2006；59：251-263
2) 昆かおり，加我牧子ほか：臨床脳波 1998；40：615-619
3) Yamanouchi H, Kaga M, et al.：Pediatr Neurol 1993；9：387-390
4) Kaga M, Azuma C, et al.：Neuropediatrics 1982；13：207-210
5) Kaga M, Naitoh H, et al.：Acta Paediatr Jpn 1987；29：254-260

4. 中枢神経系の障害

4）Landau-Kleffner 症候群

[国立精神・神経医療研究センター精神保健研究所] 加我牧子

　Landau-Kleffner 症候群は，1957年に Landau WM と Kleffner F[1]により Syndrome of acquired aphasia with convulsive disorder in children として初めて報告された小児神経疾患である．この病気は就学前後の小児に発症し，聞き返しが増え，聴力が悪いような感じで気づかれることが多い．発症後，まもなく発話量が減少する一方で，逆に多弁になることもある．脳波では高度のてんかん性異常を示すが，臨床的なてんかん発作を生じるのは70％程度である．てんかん発作のコントロール自体は比較的容易なことが多いが，聴覚言語症状は必ずしも容易には改善しない．これらの聴覚言語症状は人により，また病期や重症度によって，感覚性失語症，聴覚失認，語聾と評価される時期[2]があり，異なった名前で診断されてきた．中核症状は言語性聴覚失認であることが多い．大部分の症例は思春期までに症状が改善し，後遺症なく治癒する．しかし，治癒することなく，成人に至るまで障害が残ることもある．この疾患では基本的に知能は正常で，音も聞こえており，一見障害がないようにみえるため，誤解されて不自由な生活を余儀なくされる．特に成人になるまで症状が残っても，福祉の手が届きにくいことが大きな問題となる．

病態生理

　臨床的てんかん発作の頻度が高いこと，高度の脳波異常を示すため従来からてんかんと同様の発症機序が考えられてきた．しかし臨床発作と聴覚言語症状が必ずしも並行しないため上記の考え方は必ずしも受け入れられていない．脳磁図所見から Sylvius 裂近傍の発作性異常を指摘するものもあるが[3]まだ確定はしていない．

　歴史的には，失語症，聴覚失認という高次脳機能障害を示す点に着目し，脳腫瘍や血管障害また免疫的機序による障害が示唆されたこともあった．

検査法とその組み合わせ

　典型的な臨床症状が存在しているときに検査を考慮する．通常の純音聴力検査(pure tone audiometry)を行うが，大部分の場合結果は正常である．必ず脳波検査を実施して高度の異常が認められるのを確認することが重要である．確定診断と治療教育のため，語音聴力検査を行うことは必須であるが，急性期には十分な評価ができることは多くない．厚生労働省の研究班[4]で作成した Landau-Kleffner 症候群のホームページ(http://www.lks-japan.jp/)で，聴覚失認診断用の課題をダウンロードできる(http://www.lks-japan.jp/tejun.html)ので参考にしていただきたい．聴性脳幹反応(ABR)や耳音響放射(OAE)は正常な結果を示すことを確認すべきである．

図1 症例の書き取りの例
聞き間違いによると思われる書き間違いがみられる.

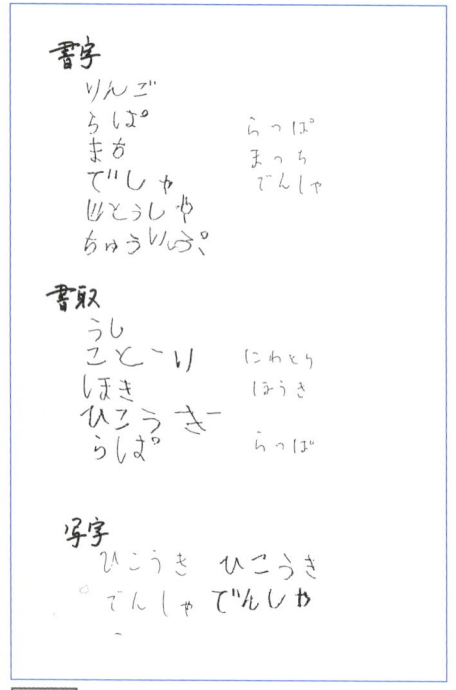

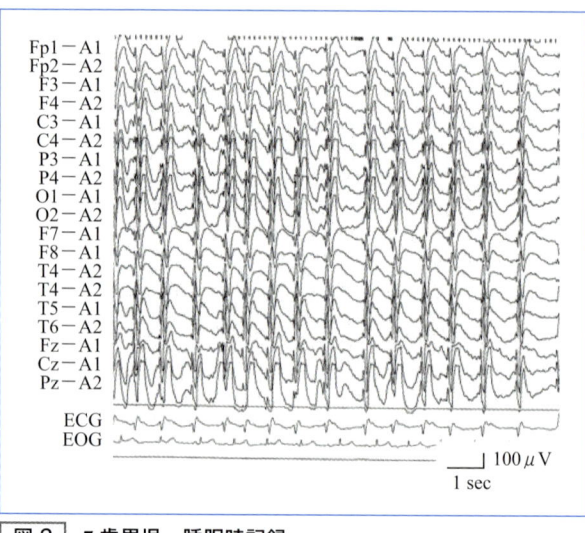

図2 7歳男児　睡眠時記録

症例呈示 [2,5]

A　患者プロフィールと検査

年齢・性別	初診時 10 歳, 男児
既往歴	7歳時に話が聞き取れなくなり, ろれつがまわらなくなった. 某大学病院で脳波異常を伴う小児の後天性失語症と診断された. その後半年ごとに 2 週間程度継続するエピソードがあった. 間欠期も完全に回復することはなく, 10 日の間に全く理解できなくなった. 状況判断は正確で病識もあり, 環境音の弁別, 音の方向定位は可能であった. 運動機能に問題はなかった. 自発書字, 書き取りには音の聞き間違いによると思われる書き間違いがあったが写字は正確であった (図1). 11 歳時の WISC 知能検査では VIQ101, PIQ124, FIQ115 と正常であった. 次第に改善したが中学 1 年生頃まで日常的に会話の不自由があった. その後, 高校までに完全に回復し有名大学を卒業後, 就職し自立している. 図2 に急性期の脳波を示す.

B　検査所見

　脳波検査は臨床的てんかん発作の有無にかかわらず, 発症時にすでに高度のてんかん性異常を示す. 特に睡眠時に異常がより顕著になる特徴を有する. 徐波睡眠時持続性棘徐波結合 (continuous spike wave during slow wave sleep), 電気的てんかん重積 (electrical status epilepticus during slow wave sleep) といわれる状態を示す. 発作波の局在は様々であり, 両側あるいは片側で側頭部, 前

頭部に多いと報告されているが症例により異なる．棘徐波結合は全般化するが局在所見のあることが多い．

ABR，OAE は正常．純音聴力検査は基本的に正常であるが，閾値が不安定で，検査のたびに変動することがまれではない．検査が可能であれば語音聴力検査は成績が低下している．知能検査は基本的に正常であるが動作性 IQ は正常で，言語性 IQ が低値を示し，失語症者などにみられる所見を示すこともある．

C 鑑別診断のポイント

音は聞こえているようなのに，言葉の意味がわかっていないようだという勘が重要である．このひらめきを臨床症状と検査所見で確認していくことにより確定診断を行う．最も間違えやすいのは心理的要因によるものという思い込みで，ふざけている，人を馬鹿にしている，反抗しているなどと勘違いしてしまうことである．末梢性難聴との鑑別は初期に行われることが多いが，純音聴力検査，ABR，OAE が正常なことから簡単に否定されてしまうことが多い．脳波検査を行うことと語音弁別検査を行うことが重要である．学習障害と間違えられることもあるので注意する．聴覚失認よりは語聾の症状が目立つ場合，筆談の有用性と依存度が増すこともある．さらに発症初期にみられる多幸・多動な様子や落ち着きのなさから AD/HD（attention-deficit / hyperactivity disorder：注意欠陥多動性障害）を疑われる子どももいるようである．中途発症の AD/HD はありえないことを肝に銘じる必要がある．また時期によって寡黙となり外部の刺激や対人関係への反応が鈍くなる時期があって，自閉性障害との鑑別を強調する者もいるが，これも中途発症はありえず，基本的に自閉症とは全く異なる疾患である．中枢性聴覚障害，聴覚失認についてはそのような病態の存在を知っていて，疑診をおくことにつきる．なお鑑別診断としては発達性言語障害のうち，言葉の意味理解が悪い状態[6]（specific language impairment ともいわれる），auditory neuropathy/auditory nerve disease[7] などがある．

見逃しやすいポイント

よくしゃべるのでわかっていると勘違いしやすい点に注意することが重要である．聴覚失認，Landau-Kleffner 症候群を知っていることが何よりも大切である．本症の好発年齢は学齢前後の 6〜8 歳頃が多いが，若年発症として 2 歳程度のこともあるので注意する必要がある．

文献

1) Landau WM, Kleffner F：Neurology 1957；7：523-530
2) Kaga M：J Child Neurol 1999；14：118-122
3) Sobel DF, Aung M, et al.：Am J Neuroradiol 2000；21：301-307
4) 平成 21 年度厚生労働科学研究費難治性疾患克服研究事業．Landau-Kleffner 症候群の実態把握のための症例研究（研究代表者　加我牧子），総括・分担研究報告書．2010
5) 西野朋子，阿部敏明ほか：東京女子医科大学雑誌 1977；47：709-714
6) 佐々木匡子，稲垣真澄ほか：脳と発達 2003；35：167-170
7) Kaga M, Kon K, et al.：Brain Dev 2002；24：197-202

4. 中枢神経系の障害

5）聴覚失認

[東京医療センター・感覚器センター，国際医療福祉大学三田病院耳鼻咽喉科] 加我君孝

　両側の大脳聴皮質あるいは聴放線が損傷されたために聴覚認知障害を呈する場合を聴覚失認という．小児ではヘルペス脳炎，もやもや病による2度の脳内出血や，leukodystrophy（白質ジストロフィー）のような変性疾患などを生じる．このような症例でのABR（聴性脳幹反応）は，内耳にも脳幹の聴覚伝導路にも障害がないことを示す重要な役割をする．

A 聴覚失認とは

　両側の聴皮質が損傷されると純音聴力検査では閾値が軽度低下するのに対し，語音の認知も音楽の認知も，環境音の認知もほとんどできない状態になる．補聴器の効果はない．聴覚失認は皮質聾ともいう．世界で最初の報告はWernickeである．両側の聴放線あるいは内側膝状体の両側損傷では純音聴力検査（pure tone audiometry：PTA）上でも閾値が著しく上昇するので皮質聾という診断名がふさわしい[1〜3]．

B 小児の聴覚失認

1 ヘルペス脳炎後遺症

　ヘルペス脳炎によりしばしば両側の聴皮質が損傷され聴覚失認状態を呈する．図1に代表的なヘルペス脳炎の4症例のMRI像と図2にABR，図3にオージオグラムの結果を示した．MRIでは両側の聴皮質を含む上側頭回の損傷がわかる．ABRは正常である．聴力検査では閾値は中等度〜高度上昇している．このような症例の教育は聾学校となるが，他の生徒が全員補聴器か人工内耳を装用しており，自分だけがそうでないため孤独になりやすい．

2 もやもや病による2度の出血後遺症

　もやもや病で2度にわたる出血がそれぞれ聴皮質を含む上側頭回が損傷されて生じることがある．その結果聴覚失認を呈する．最初の脳出血は中学生のときで右半球で無症状，2度目の出血は高校生のときに左半球に出血が生じ，以後聴覚失認となった例がある．

3 Leukodystrophy

　Adrenoleukodystrophy（副腎白質ジストロフィー）のように白質の変性が大脳レベルから始まる初期に聴覚失認障害によって気づかれる．しかし変性が脳幹にも及ぶとABRの波形も正常から脳幹障害型に変化し，最後に延長したI波のみを認めるだけになった（図4）．

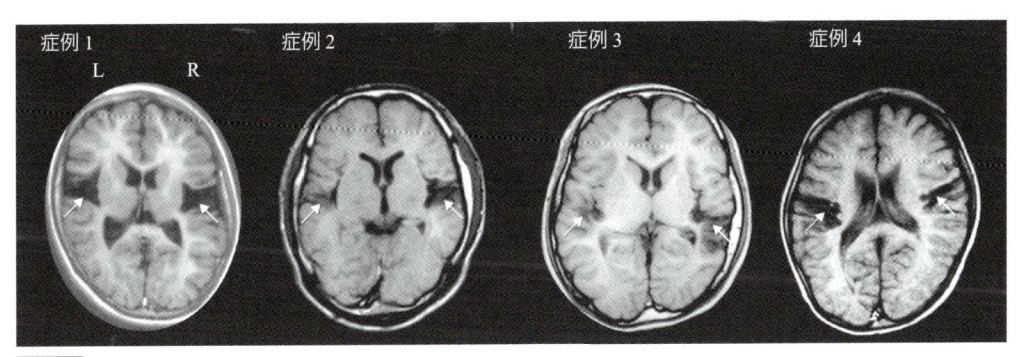

図1 聴覚失認を呈したヘルペス脳炎後遺症の4例のMRI（小児例）
聴皮質が両側とも損傷されている．

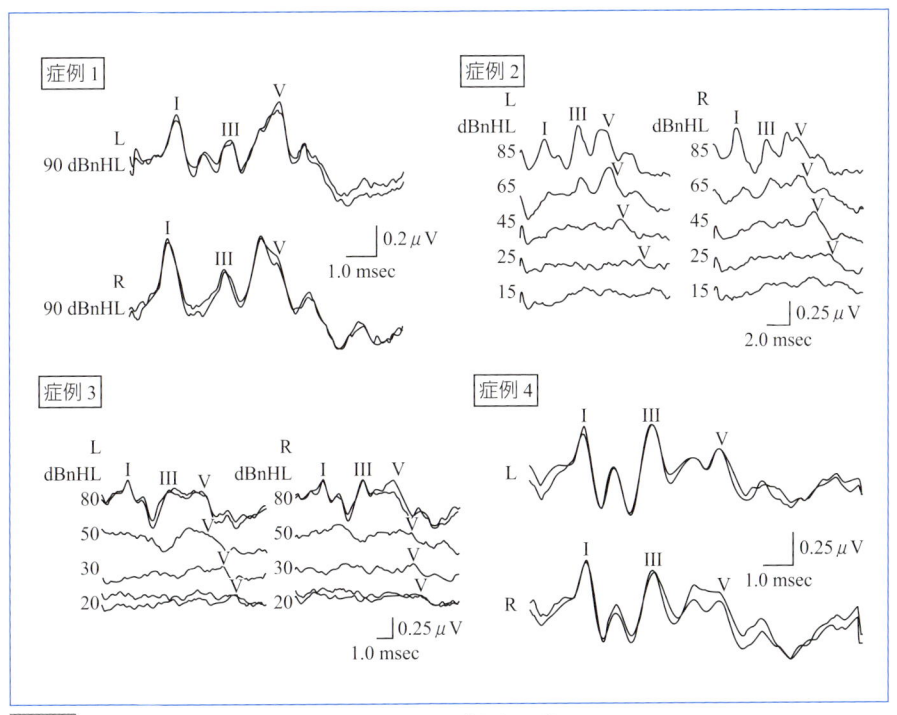

図2 図1のヘルペス脳炎4症例のABR．いずれも正常

文献
1) 加我君孝：神経研究の進歩 2002；46：110-127
2) 加我君孝（編）：中枢性聴覚障害の基礎と臨床．金原出版，2000
3) Kaga K：Central Auditory Pathway Disorders. 1st ed. Springer, 2009

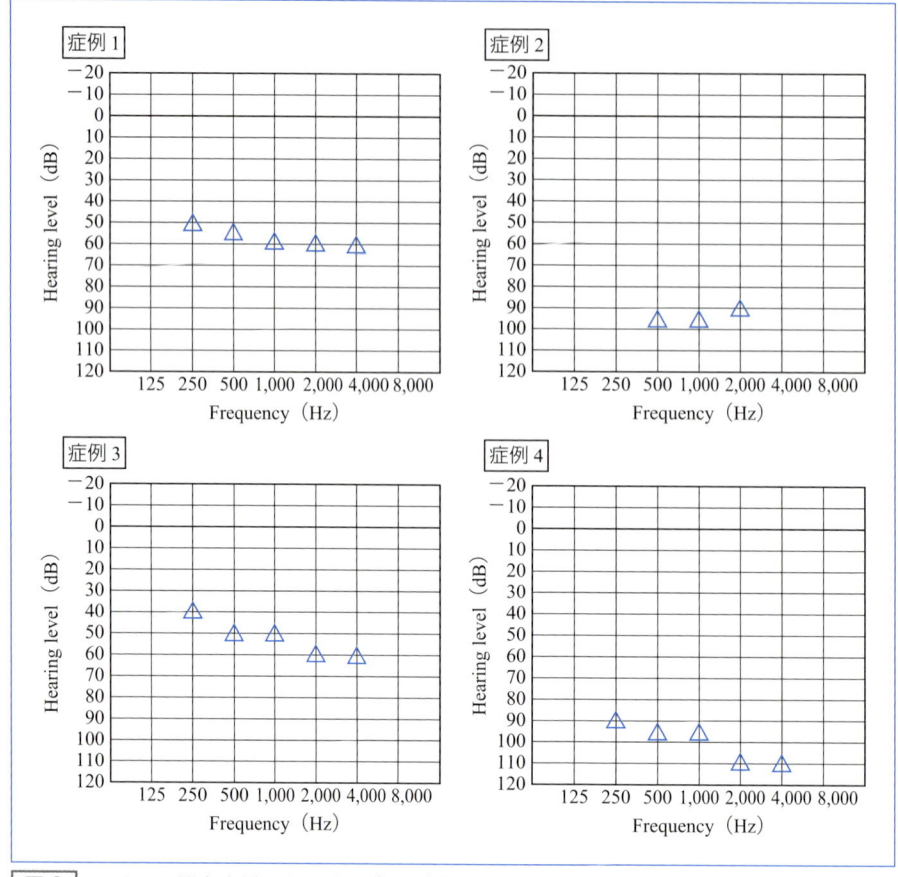

図3 ヘルペス脳炎症例のオージオグラム（条件詮索反応聴力検査）
いずれも閾値が上昇している．

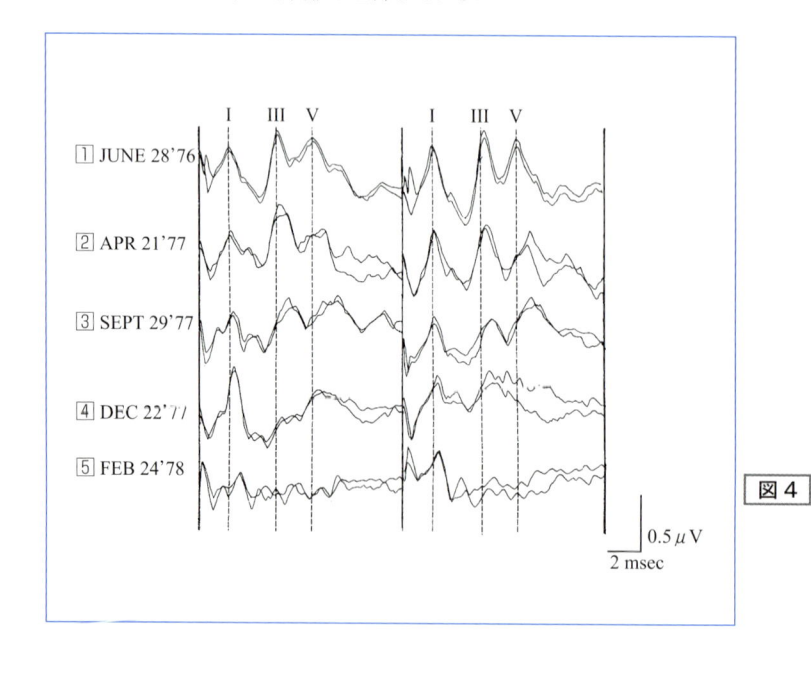

図4 Adrenoleukodystrophy の1例の ABR の変化
初期は両側正常波形であったが，最後にはⅠ波のみに変化している．

索 引

和文

あ
悪性聴神経腫瘍　143
アブミ骨筋反射　20
　　──，電気的　23

い
逸脱刺激　62
イヤープローブ　8

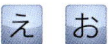

え
エストロゲン　114

お
オージオグラム　94
オージオロジスト　5
音と声への反応　75
音圧レベル　29
音響性耳小骨筋反射　20
音場検査　77

か
外耳道　8
灰白質変性症　157
蝸牛基底板　41
蝸牛神経　134
　　──管　133
　　──狭窄　116
　　──低形成　132
　　──背側核　144，145
　　──複合活動電位　25
　　──マッピング　146
　　──無形成　39
　　──，前庭　132，134
蝸牛マイクロホン電位　24
角質軟化剤　70
仮死　106，107
加重電位　25
下前庭神経　134
活動電位　144
蝸電図　141

　　──検査　24
感音難聴　33，118
　　──，中等度　33
感覚性失語症　163
感電極　47
顔面神経　134
　　──機能　149
眼輪筋　147

き
気導 ABR　29
球形囊 - 下前庭神経機能検査　56
驚愕反射　6
共通腔　101
記録上の注意　67
筋弛緩剤　108

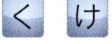

く
クリック　29
血管腫　143
言語・コミュニケーションの発達　73
減衰検査　22

こ
後 S 状静脈洞法　145
口蓋裂　80
行動観察　77
高ビリルビン血症　106
後迷路性難聴　88
口輪筋　147
語音聴力検査　165
鼓室外誘導法　26
鼓室内誘導法　26
骨導 ABR　35，94
骨導 ASSR　94
骨導補聴器　35
ことばと概念の理解　75

コネキシン　26　87
鼓膜　82
　　──穿孔　10
語彙　163
コンプライアンス　8

さ
サイトメガロウイルス感染症　87，99

し
シールドルーム　32
耳音響放射　2，12，67，140，165
　　──，歪成分　12，14，88
視機能検査　125
耳硬化症　9
事象関連電位　62
耳小骨連鎖離断　9
自動聴性脳幹反応　2，45，153
自発耳音響放射　12，13
脂肪腫　143
遮断特性　33
集団保育　81
上オリーブ核　146
松果体腫瘍　153
条件詮索反応聴力検査　6，77，86
条件付け　77
常染色体劣性遺伝　119
上前庭神経　134
小児　56
小児副腎白質ジストロフィー　159
小脳橋角部　148
徐波睡眠時持続性棘徐波結合　164
神経線維腫症 2 型　39，139
神経反応テレメトリ　105

人工内耳　39, 120
滲出性中耳炎　10, 113
新生児重症黄疸　107
新生児遷延性肺高血圧症　93
新生児聴覚スクリーニング　8, 45
　　──検査　86
　　──費用　4

す
髄鞘化　90, 154
　　──遅延　113
髄膜炎　98, 124
　　──後遺症　39
髄膜腫　143
睡眠時検査　51

せ
正弦波的振幅変調音　50
精密聴力検査機関　5
染色体異常　112
前庭蝸牛神経　132, 134
前庭神経　134
前庭水管拡大症　99
前庭誘発筋電位　56, 128
先天性代謝異常　157
先天性大脳白質形成不全症　154
先天性風疹症候群　99
測定周波数　14

た
帯域通過フィルタ　43
ダウン症候群　80, 91, 92, 112
他覚的聴力検査　67
探索反応　77

ち
チャープABR　41, 147
チャープ音　42
中耳　8
　　──奇形　85
中等度感音難聴　33

聴覚検診　2
聴覚行動発達　73
聴覚失認　163, 166
聴覚スクリーニング　45
聴神経腫瘍　139, 144
聴性行動反応　74
　　──聴力検査　74, 86
聴性定常反応　49, 67
聴性脳幹インプラント　39
聴性脳幹反応　2, 67, 86, 140, 144, 165
　　──, 自動　2, 45, 153
　　──, 電気刺激　38, 102
超低出生体重児　111
重複障害　123
聴力検査
　　──, 語音　165
　　──, 条件詮索反応　6, 77, 86
　　──, 他覚的　67
　　──, 聴性行動反応　74, 86
聴力レベル　29

て と
定位反射　77
低酸素脳症　106
低出生体重児　91, 92
ティンパノグラム　20
ティンパノメトリー　8, 82
伝音難聴　33
電気刺激聴性脳幹反応　38, 102
電気的アブミ骨筋反射　23
電気的てんかん重積　164
電極の配置　39
トーンレベル　29

な
内耳奇形　100
内耳道　139, 148
　　──狭窄　133
難聴
　　──診断　90
　　──リスクファクター　89

　　──, 感音　33, 118
　　──, 後迷路性　88
　　──, 中等度感音　33
　　──, 伝音　33
　　──, 非症候群性　122

に
乳児の聴覚発達チェックリスト　73
乳幼児(0〜24か月)用の発達質問紙　73
乳幼児コミュニケーション発達質問紙　75
　　──のプロフィール　76
乳幼児聴力検査　73, 115
乳幼児の聞こえの観察記録　77

の
脳幹障害　150
脳幹の未熟性　94
脳性麻痺　106

は
ハイリスクファクター　7
白質ジストロフィー　151, 166
白質変性症　157
波形　30
搬送周波数　50

ひ
非症候群性難聴　122
歪成分耳音響放射　12, 14, 88
標準刺激　62
標的刺激　63

ふ
フィルタ帯域　33
不関電極　47
副腎白質ジストロフィー　159, 166
プローブ　16, 68

へ ほ
平均加算　65

平衡機能検査　124
ヘルペス脳炎　166
変調周波数　50
防音室　32

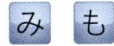

み

ミトコンドリア脳筋症　99，161

網膜色素変性症　118
網膜電図　121
盲聾児　123
モザイク型　114
モニタリング　144
もやもや病　166

も

や　ゆ

薬剤耐性菌　81
誘発耳音響放射　12，13

ら　り

ラセン神経節　151
両側外耳道閉鎖症　36

欧文

A　B

AABR（automated auditory brainstem response）　2，45，153
ABR（auditory brainstem response）　2，67，86，140，144，165
——，気導　29
——，骨導　35，94
——，チャープ　41，147
ALD（adrenoleukodystrophy）　159，166
Alexander 病　160
A.N.（auditory neuropathy）　55，127
ANSD（auditory neuropathy spectrum disorder）　88
AP（action potential）　25
AR（acoustic reflex）　20
ART　105
ASSR（auditory steady-state response）　49，67
——，骨導　94
Auditory Nerve Disease　127
Auditory Neuropathy Spectrum Disorder　127
BOA（behavioral observation audiometry）　74，86

C

CAP（compound action potential）　25

CF（carrier frequency）　50
Charcot-Marie-Tooth 病　127
CM（cochlear microphonics）　24
CMV（*Cytomegalovirus*）感染症　87，99
CN（cochlear nerve）　134
CNAP（cochlear nerve action potential）　144
cochlear aplasia　100
Cockayne 症候群　99
common cavity　101，102
conductive hearing loss　33
continuous spike wave during slow wave sleep　164
COR（conditioned orientation response audiometry）　6，77，86
Cx26　87

D

DCN（dorsal cochlear nucleus）　144，145
delay model　42
difference score　52
DNAP（dorsal cochlear nucleous action potential）　144，145
DP-gram　14，18
DP-I/O 曲線　18
DPOAE（distortion product otoacoustic emission）　12，14，88
——の判定　17

E

EABR（electrically evoked auditory brainstem response）　38，102
eESRT（electrically Evoked Stapedius Response Threshold）　23
electrical status epilepticus during slow wave sleep　164
electrocochleogram　141
electrocochleography　24
ERG（electroretinogram）　121

F

FN（facial nerve）　134
FREMAP（facial nerve root evoked muscle action potentials）　147

G

Gaucher 病　151，161
GLD（globoid cell leukodystrophy）　159
Gold　12

H

HL（hearing level）　29
hypoplastic cochlea　101
——type III　104

I

I/O 曲線　18

IP-I　103
IVN（inferior vestibular nerve）　134

K L

Kemp　12
Landau-Kleffner 症候群　163
leukodystrophy　151, 166
LVAS（large vestibular aqueduct syndrome）　101

M

malignant triton tumor　143
MASTER®（Multiple Auditory Steady-State Response）　52
MF（modulation frequency）　50
Michel 奇形　100
MMN（mismatch negativity）　62
MPZ 遺伝子　128
Mondini 奇形　101
Moro 反射　6
MRI　141
Myelin protein zero 遺伝子　128

N

NFII（neurofibromatosis type 2）　39, 139
NHS（newborn hearing screening）　86
NRT　105

O

OAE（otoacoustic emission）　2, 12, 67, 140, 165
　——スクリーナー　12, 13
oddball 課題　64
OPA1 遺伝子　128
Otoferlin　128

P

P300　63
P3a　63
P3b　63
PLP1（proteolipid protein 1）遺伝子　154
PMD（Pelizaeus-Merzbacher 病）　151, 154, 158
PPHN（persistent pulmonary hypertension）　93

R

RP（retinitis pigmentosa）　118
RSA（retrosigmoid approach）　145

S

SAM（sinusoidally amplitude modulated tone）　50
sensorineural hearing loss　33, 118
SHOX（short stature homeobox-containing）　114
single sweep P300　64
SOAE（spontaneous otoacoustic emission）　12, 13
SP（summating potential）　25
SPL（sound pressure level）　29
SR（stapedial reflex）　20
SVN（superior vestibular nerve）　134

T U

TEOAE（transient evoked otoacoustic emission）　12, 13
　——の判定　18
TG（tympanogram）　20
Usher 症候群　118

V W

VCN（vestibulocochlear nerve）　132, 134
Velocardial 症候群　114
VEMP（vestibular evoked myogenic potential）　56, 128
　——の神経経路　57
　——の振幅　59
vestibular neuropathy　128, 129
VN（vestibular nerve）　134
VRA　96
William E. Brownell　12

数字

18 トリソミー　114
21 番染色体　112
22q 11.2 欠失症候群　114
I 波潜時　112

- 本書の複製権・翻訳権・上映権・譲渡権・公衆送信権（送信可能化権を含む）は株式会社診断と治療社が保有します．
- JCOPY〈㈳出版者著作権管理機構 委託出版物〉
本書の無断複写は著作権法上での例外を除き禁じられています．複写される場合は，そのつど事前に，㈳出版者著作権管理機構（電話 03-3513-6969，FAX03-3513-6979，e-mail：info@jcopy.or.jp）の許諾を得てください．

新生児・幼小児の耳音響放射と ABR
新生児聴覚スクリーニング，精密聴力検査，小児聴覚医学，小児神経学への応用

2012年9月25日　初版第1刷発行

ISBN978-4-7878-1968-0

編　集　者	加我君孝
発　行　者	藤実彰一
発　行　所	株式会社　診断と治療社
	〒100-0014　東京都千代田区永田町2-14-2　山王グランドビル4階
	TEL：03-3580-2750（編集）　03-3580-2770（営業）
	FAX：03-3580-2776
	E-mail：hen@shindan.co.jp（編集）
	eigyobu@shindan.co.jp（営業）
	URL：http://www.shindan.co.jp/
	振替：00170-9-30203
表紙デザイン	保田　薫（Hillbilly graphic）
印刷・製本	広研印刷　株式会社

©Kimitaka KAGA, 2012. Printed in Japan.　　　　　　　　　　［検印省略］
乱丁・落丁の場合はお取り替えいたします．